高职高专"十一五"规划教材

★生物技术系列

微生物学与免疫学基础

黄贝贝　陈电容　主　编

凌庆枝　翁鸿珍　副主编

WEISHENGWUXUE YU

MIANYIXUE JICHU

化学工业出版社

·北京·

本书是高职高专"十一五"规划教材★生物技术系列之一。全书分为微生物学及免疫学两部分，共十七章。免疫学部分包括免疫学基础概述、抗原、免疫分子、主要组织相容性复合体及其编码分子、免疫细胞、免疫应答、超敏反应、免疫学应用；微生物学部分包括细菌、放线菌、其他原核细胞型微生物概述、病毒、真菌、微生物与药物变质、与微生物有关的药物制剂、药物制剂的微生物学检验。本教材较为系统地讲述了免疫学、微生物学的基本原理和基本技术，注重理论联系实际。

本书可作为高职高专院校生物技术、生物制药、微生物技术、药学等专业教材，也可供高等医药院校临床医学、检验和护理等各专业的本、专科学生使用，还可供从事生物化学和生物制药研究及生产的实验技术人员参考。

图书在版编目（CIP）数据

微生物学与免疫学基础/黄贝贝，陈电容主编. —北京：化学工业出版社，2009.1（2023.2重印）
高职高专"十一五"规划教材★生物技术系列
ISBN 978-7-122-04435-8

Ⅰ. 微…　Ⅱ.①黄…②陈…　Ⅲ.①医药学：微生物学-高等学校：技术学院-教材②医药学：免疫学-高等学校：技术学院-教材　Ⅳ.R37　R392

中国版本图书馆 CIP 数据核字（2008）第 206487 号

责任编辑：李植峰　梁静丽　郎红旗　　　　　装帧设计：张　辉
责任校对：李　林

出版发行：化学工业出版社（北京市东城区青年湖南街 13 号　邮政编码 100011）
印　　装：涿州市般润文化传播有限公司
787mm×1092mm　1/16　印张 15¾　字数 445 千字　2023 年 2 月北京第 1 版第 9 次印刷

购书咨询：010-64518888　　　　　　　售后服务：010-64518899
网　　址：http://www.cip.com.cn
凡购买本书，如有缺损质量问题，本社销售中心负责调换。

定　价：45.00 元

高职高专生物技术类"十一五"规划教材
建设委员会委员名单

高职高专生物技术类"十一五"规划教材
编审委员会委员名单

高职高专生物技术类"十一五"规划教材
建设单位名单
（按汉语拼音排序）

安徽第一轻工业学校　　　　　　　湖北荆门职业技术学院

安徽万博科技职业学院　　　　　　湖北荆州职业技术学院

安徽芜湖职业技术学院　　　　　　湖北三峡职业技术学院

安徽医学高等专科学校　　　　　　湖北生态工程职业技术学院

北京城市学院　　　　　　　　　　湖北十堰职业技术学院

北京电子科技职业学院　　　　　　湖北咸宁职业技术学院

北京吉利大学　　　　　　　　　　湖北中医学院

北京协和医学院　　　　　　　　　湖南省药品检验所

北京医药器械学校　　　　　　　　湖南永州职业技术学院

重庆工贸职业技术学院　　　　　　华中农业大学

重庆三峡职业学院　　　　　　　　江苏常州工程职业技术学院

甘肃农业职业技术学院　　　　　　江西景德镇高等专科学校

广东科贸职业学院　　　　　　　　江西应用技术职业学院

广西职业技术学院　　　　　　　　开封大学

广州城市职业学院　　　　　　　　山东滨州职业技术学院

贵州轻工职业技术学院　　　　　　山东博士伦福瑞达制药有限公司

河北承德民族师范专科学校　　　　山东东营职业学院

河北承德职业技术学院　　　　　　陕西杨凌职业技术学院

河北旅游职业学院　　　　　　　　上海工程技术大学

河南安阳工学院　　　　　　　　　四川工商职业技术学院

河南工业大学　　　　　　　　　　苏州农业职业技术学院

河南科技学院　　　　　　　　　　武汉软件工程职业学院

河南漯河职业技术学院　　　　　　武汉马应龙药业有限公司

河南濮阳职业技术学院　　　　　　武汉生物工程学院

河南三门峡职业技术学院　　　　　浙江大学

河南信阳农业高等专科学校　　　　浙江金华职业技术学院

黑龙江农业职业技术学院　　　　　浙江经贸职业技术学院

呼和浩特职业学院　　　　　　　　浙江医药高等专科学校

湖北大学知行学院　　　　　　　　郑州牧业工程高等专科学校

湖北恩施职业技术学院　　　　　　郑州职业技术学院

湖北黄冈职业技术学院　　　　　　中国食品工业（集团）公司

《微生物学与免疫学基础》编写人员

主　　编：黄贝贝　　陈电容

副 主 编：凌庆枝　　翁鸿珍

参编人员（以姓名笔画为序）

龙正海　　叶丹玲　　叶剑尔

曲均革　　陈电容　　周双林

凌庆枝　　翁鸿珍　　黄贝贝

曹小敏　　董丽辉　　黎晶晶

出 版 说 明

　　"十五"期间，我国的高职高专教育经历了跨越式发展，高职高专教育的专业建设、改革和发展思路进一步明晰，教育研究和教学实践都取得了丰硕成果。但我们也清醒地认识到，高职高专教育的人才培养效果与市场需求之间还存在着一定的偏差，课程改革和教材建设的相对滞后是导致这一偏差的两大直接原因。虽然"十五"期间各级教育主管部门、高职高专院校以及各类出版社对高职高专教材建设给予了较大的支持和投入，出版了一些特色教材，但由于整个高职高专教育尚未进入成熟期，教育改革尚处于探索阶段，故而现行的一些教材难免存在一定程度的不足。如某些教材仅仅注重内容上的增减变化，过分强调知识的系统性，没有真正反映出高职高专教育的特征与要求；编写人员缺少对生产实际的调查研究和深入了解，缺乏对职业岗位所需的专业知识和专项能力的科学分析，教材的内容脱离生产经营实际，针对性不强，新技术、新工艺、新案例、新材料不能及时反映到教材中来，与高职高专教育应紧密联系行业实际的要求不相适应；专业课程教材的编写缺少规划性，同一专业的各门课程所使用的教材缺乏内在的沟通衔接等。为适应高职高专教学的需要，在总结"十五"期间高职高专教学改革成果的基础上，组织编写一批突出高职高专教育特色，以培养适应行业需要的高级技能型人才为目标的高质量的教材不仅十分必要，而且十分迫切。

　　"十一五"期间，教育部将深化教学内容和课程体系改革作为工作重点，大力推进教材向合理化、规范化方向发展。2006年，教育部不仅首次成立了高职高专40个专业类别的"教育部高等学校教学指导委员会"，加强了对高职高专教学改革和教材建设的直接指导，还组织了普通高等教育"十一五"国家级规划教材的申报工作。化学工业出版社申报的200余本教材经教育部专家评审，被列选为普通高等教育"十一五"国家级规划教材，为高等教育的发展做出了积极贡献。依照教育部的部署和要求，2006年化学工业出版社与生物技术应用专业教育部教改试点高职院校联合，邀请50余家高职高专院校和生物技术相关企业作为教材建设单位，共同研讨开发生物技术类高职高专"十一五"规划教材，成立了"高职高专生物技术类'十一五'规划教材建设委员会"和"高职高专生物技术类'十一五'规划教材编审委员会"，拟在"十一五"期间组织相关院校的一线教师和相关企业的技术人员，在深入调研、整体规划的基础上，编写出版一套生物技术相关专业基础课及专门课的教材——"高职高专'十一五'规划教材★生物技术系列"。该批教材将涵盖各类高职高专院校的生物技术及应用专业、生物化工工艺专业、生物实验技术专业、微生物技术及应用专业、生物科学专业、生物制药技术专业、生化制药技术专业、发酵技术专业等专业的核心课程，从而形成优化配套的高职高专教材体系。该套教材将于2007~2008年陆续出版。目前，该套教材的首批编写计划已顺利实施。首批编写的教材中，《化学》、《细胞培养技术》和《药品质量管理》已列选为"普通高等教育'十一五'国家级规划教材"。

　　该套教材的建设宗旨是从根本上体现以应用性职业岗位需求为中心，以素质教育、创新教育为基础，以学生能力培养为本位的教育理念，满足高职高专教学改革的需要和人才培养的需求。编写中主要遵循以下原则：①理论教材和实训教材中的理论知识遵循"必需"、"够用"、"管用"的原则；②依据企业对人才的知识、能力、素质的要求，贯彻职业需求导向的原则；③坚持职业能力培养为主线的原则，多加入实际案例、技术路线、操作技能的论述，教材内容采用模块化形式组织，具有一定的可剪裁性和可拼接性，可根据不同的培养目标将内容模块剪裁、拼接成不同类型的知识体系；④考虑多岗位需求和学生继续学习的要求，在职业岗位现实需要的基础上，注重学生的全面发展，以常规技术为基础，关键技术为重点，先进技术为导向，体现与时俱进的原则；⑤围绕各种具体专业，制订统一、全面、规范性的教材建设标准，以协调同一专业相关课程教材间的衔接，形成有机整体，体现整套教材的系统性和规划性。同时，结合目前行业发展和教学模式的变化，吸纳并鼓励编写特色课程教材，以适应新的教学要求；并注重开发实验实训教材、电子教案、多媒体课件、网络教学资源等配套教学资源，方便教师教学和学生学习，满足现代化教学模式和课程改革的需要。

在该套教材的组织建设和使用过程中，欢迎高职高专院校的广大师生提出宝贵意见，也欢迎相关行业的管理人员、技术人员与社会各界关注高职高专教育和人才培养的有识之士提出中肯的建议，以便我们进一步做好该套教材的建设工作；更盼望有更多的高职高专院校教师和相关行业的管理人员、技术人员参加到教材的建设工作和编审工作中来，与我们共同努力，编写和出版更多高质量的教材。

化学工业出版社　职业教育分社

前　言

随着生物技术飞速发展，需要更多高等职业技术人才。医药学人才一直是国家紧缺的人才，由于从事行业事关生命健康，对医药人才培养也有较高的要求。如何做好高职高专医药类专业的教学和课程改革，培养既有一定理论知识基础，又掌握先进技术和实用技术，具有较强实践能力的人才是医药教育教学工作者的不可推卸责任和不断追求的目标。

免疫学与微生物学是高职高专生物技术、生物制药及其他相关专业的专业基础课程，该课程既是学习其他专业基础课和专业课的基础，又涉及医药人才必须掌握的现代生物高技术。浙江医药高等专科学校讲授免疫学和微生物学的一线教师，根据教学实际和行业要求，将两门课程有机整合，在总结多年课程改革经验和建设精品课程成果的基础上，征求其他院校和相关行业的意见和建议，编写了此教材。

本教材较为系统地讲述了免疫学、微生物学的基本原理和基本技术，注重理论联系实际。全书共有十七章内容。本着高职高专教育的需求不仅仅在于能用，而更注重适用的目的，在编写的过程中，注重以"必需、够用、实用、适用、先进"为原则，体现高职高专教育的特色，突出工学结合，满足医药、生物技术及相关职业需要、岗位需求。教材内容以基础知识为主体，力求反映免疫学与微生物学的新技术、新工艺和新进展；突出知识面宽、浅显易懂，努力做到教师易教，学生易学；在编写次序上既注意层次分明，又注意知识的连贯性和整体性；在语言文字表述上力求简明通顺，语言流畅，以利学生理解，便于阅读。

本书由浙江医药高等专科学校黄贝贝、陈电容、凌庆枝、龙正海、周双林、董丽辉、曹小敏、黎晶晶、曲均革、叶丹玲、叶剑尔等老师共同编写，包头轻工职业技术学院的翁鸿珍参加了本书的统稿工作。

由于编者水平所限，教材难免存在一些缺点和不足，热忱希望使用本教材的师生及其他读者批评指正。

编　者

2008 年 10 月

目　录

第一篇 免疫学基础

第一章 免疫学基础概述

本章概要

　　免疫是机体识别"自身"与"非己"抗原，对自身抗原形成天然免疫耐受，对"非己"抗原产生排斥作用的一种生理功能。本章从基础免疫学的角度，介绍了免疫的概念、免疫的三大功能以及免疫学与医学免疫学的概念及范畴，简要介绍了免疫学发展史与免疫学的进展。

第一节 免疫的基本概念和功能

一、免疫的概念

　　免疫（immune）是机体识别"自身"与"非己"抗原，对自身抗原形成天然免疫耐受，对"非己"抗原产生排斥作用的一种生理功能。正常情况下，这种生理功能对机体有益，可产生抗感染、抗肿瘤等维持机体生理平衡和稳定的免疫保护作用。在一定条件下，当免疫功能失调时，也会产生对机体有害的反应和结果，如引发超敏反应、自身免疫性疾病和肿瘤等。

二、免疫的功能

　　免疫功能是免疫系统在识别和清除"非己"抗原过程中所产生的各种生物学作用的总称，主要包括以下三个方面的内容。

　　1. 免疫防御

　　免疫防御（immunological defence）是机体排斥外来抗原性异物的一种免疫保护功能。免疫功能正常情况下，机体可抵抗病原微生物及其毒性产物的感染和损害，此功能即为抗感染免疫；异常情况下，免疫防御反应过强会引发超敏反应，反应过弱或缺失可发生免疫缺陷。

　　2. 免疫自稳

　　免疫自稳（immunological homeostasis）是机体免疫系统维持内环境相对稳定的一种生理功能。在免疫自身稳定功能正常的情况下，机体可及时清除体内损伤、衰老、变性的血细胞和抗原-抗体复合物等抗原性异物，而对自身成分保持免疫耐受。若免疫自身稳定功能失调，则可发生生理功能紊乱或自身免疫性疾病。

　　3. 免疫监视

　　免疫监视（immunological survillance）是机体免疫系统及时识别、清除体内突变、畸变的细胞和病毒感染细胞的一种生理保护作用。若此功能失调，机体突变细胞失控，有可能导致肿瘤发生，或因病毒不能被清除而出现病毒持续性感染状态。

　　表1-1概括了免疫系统三大功能的生理与病理表现。

三、免疫学与医学免疫学的概念及范畴

　　免疫学（immunology）是生命科学的一个重要组成部分，是研究机体免疫系统的组织结构和生理功能的一个新兴学科。该学科起始于微生物学，以研究抗感染免疫为主，现已广泛渗透到医学科学的各个领域，发展为一个具有多个分支和其他多个学科交叉的科学。

表 1-1 免疫系统功能的生理和病理表现

功能名称	生理功能	病理表现
免疫防御	清除病原性微生物及其他抗原性异物	超敏反应(强)
免疫自稳	清除损伤或衰老细胞	自身免疫性疾病
免疫监视	清除突变或畸变细胞,防止肿瘤发生,破坏病毒感染细胞	肿瘤发生,病毒持续性感染

医学免疫学（medical immunology）是研究人体免疫系统的组成和功能、免疫应答规律、免疫应答产物，以及有关疾病的免疫学发病机制、诊断和防治的一门生物科学。医学免疫学可分为基础免疫学和临床免疫学两个部分。

基础免疫学研究的内容主要包括：①抗原物质；②机体免疫系统的组成和功能；③免疫应答过程及其调节和产生的效应；④免疫学防治原则和检测方法。

临床免疫学是应用免疫学基础理论和基本方法，研究与人体健康或疾病密切相关的各种免疫现象的一个分支学科。内容主要包括：①抗感染免疫；②超敏反应；③自身免疫和自身免疫性疾病；④免疫缺陷；⑤肿瘤免疫；⑥移植免疫等。

本教材以基础免疫学为主，临床免疫学部分仅介绍超敏反应。

第二节 免疫学发展简史与展望

免疫学发展大致可分为四个时期，即免疫学开创期、传统免疫学时期、近代免疫学时期和现代免疫学时期。

一、免疫学开创期

16～17 世纪。

公元 16 世纪，中国医生首次用人痘苗预防天花。

二、传统免疫学时期

18～20 世纪初。

1. 人工主动免疫和人工被动免疫疗法的建立

（1）Jenner（1798）接种牛痘苗预防天花。

（2）Pasteur（1880）制备炭疽等减毒疫苗，预防炭疽等疾病，获得成功。

（3）Behring 和 Kitasato（1890）用减毒白喉外毒素免疫动物，获得白喉抗毒素血清，治疗白喉病，取得成功。

2. 原始细胞免疫和体液免疫学说的提出和两者的统一

（1）Metchnikoff（1883～1890）提出原始的细胞免疫学说，认为吞噬细胞是执行抗感染免疫作用的细胞。

（2）Ehrlich（1890）提出原始的体液免疫学说，认为血清中存在的抗菌物质在抗感染免疫中起决定作用。

（3）Pfeffer（1894）发现溶菌素（抗体），同年 Border 发现补体及其与抗体的溶菌作用。这些发现支持了体液免疫学说。

（4）Wright 和 Douglas（1903）发现免疫动物能加速吞噬细胞对相应细菌的吞噬，提出免疫血清（含抗体的补体）具有调理吞噬作用，从而将体液和细胞免疫学说统一起来。

3. 免疫病理概念的建立

Riohet 和 Portite（1902）发现接受海葵提取液注射后幸免于难的狗，数周后再次接受极小量海葵提取液有的狗立刻死亡，据此提出过敏反应，即免疫病理概念。

4. 经典血清学技术的建立

（1）Durham 等（1896）发现特异性凝集反应，同年 Widal 建立了诊断伤寒的直接凝集试验——肥达试验。

（2）Kraus（1897）建立了沉淀试验。

（3）Bordet 和 Gengou（1900）建立了补体结合试验。

（4）Landsteiner（1900）建立了检测 ABO 血型抗原的玻片凝集试验。

三、近代免疫学时期

20 世纪中叶。

1. 细胞转移迟发型超敏反应的成功

Chase 等（1942）用结核杆菌感染豚鼠使之致敏，取其淋巴细胞被动转移给正常豚鼠，然后再给该豚鼠作结核菌素试验，结果在注射局部组织坏死，出现阳性反应。鉴于结核菌素反应是由致敏淋巴细胞引起，从而证实了特异性细胞免疫的存在。

2. 免疫耐受和自身免疫耐受学说的提出

（1）Wel（1945）在胎盘血管融合的异卵双生小牛体内发现了天然耐受现象。

（2）Bumet 等分析这一现象提出自身免疫耐受学说。

（3）Madawaur 等（1953）人工诱导免疫耐受获得成功。

3. 克隆选择学说的建立

伯内特在上述研究的基础上，结合 Jeme 等提出的天然抗体选择学说等研究成果，于 1958 年提出了抗体生成的克隆选择学说，该学说对现代免疫学的发展起了巨大推动作用。

4. 免疫球蛋白基本结构的阐明

Porter 和 Ectelman（1959）从多发性骨髓瘤患者血清中获得均质性免疫球蛋白，用酶切和多种化学还原法阐明免疫球蛋白的基本结构。

四、现代免疫学时期

20 世纪 60 年代初至今。

1. 免疫系统的建立

（1）Miller 和 Good（1961）发现胸腺的免疫功能，并证实存在两类不同的小淋巴细胞。

（2）Gowan 等证实淋巴细胞的免疫功能。

（3）Claman 和 Mitchell 等（1968）将小淋巴细胞分为 T、B 两群，并证实抗体产生需要 T 细胞与 B 细胞协同作用。

（4）Cooper 等发现，免疫淋巴细胞在外周淋巴组织（脾和淋巴结）中的分布。

在上述研究的基础上，建立了中枢和外周免疫器官的概念，并逐渐认识到体内存在一个由免疫器官、免疫细胞和免疫分子组成的免疫系统，见图 1-1。

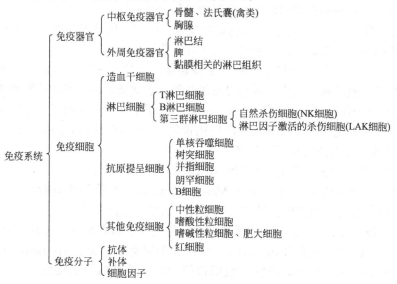

图 1-1 免疫系统的组图

2. 免疫应答的研究

（1）继 Benacerrar 证明载体效应后，Mitchisen（1970）应用载体效应过继转移实验证明在抗体形成过程中，有载体特异性淋巴细胞和半抗原特异性淋巴细胞参与。

（2）Ratt 通过载体效应阻断实验证明 T 细胞是载体特异性淋巴细胞，对抗体产生起辅助作用，B 细胞是半抗原特异性淋巴细胞，是抗体产生细胞。

（3）20 世纪 70 年代 Unanu 等证明巨噬细胞在抗体形成中的重要作用，确认这种细胞是参与免疫应答的第三类细胞。

（4）T 细胞不同亚群的发现：Miller（1968）等发现辅助性 T 细胞（Th），Gershon（1971）发现抑制性 T 细胞（Ts）。

（5）Jeme（1974）根据现代免疫学对抗体分子独特型的认识，提出免疫网络学说。

（6）继 Benacerra（1963）在主要组织相容性复合体（MHC）中发现免疫应答相关基因后，Zinkernagal 和 Doherty（1974）证实在免疫应答过程中，免疫细胞间的相互作用受 MHC 限制。

（7）Haskius 等（1983）证实 T 细胞表面存在抗原受体分子。Davis（1984）等分离出编码 T 细胞受体的基因。Owen 和 Collins（1985）阐明了 T 细胞受体的分子结构。

3. 免疫球蛋白及其基因的研究进展

（1）20 世纪 60 年代统一了免疫球蛋白的分类和名称。

（2）Kohler 和 Milstein（1975）建立了细胞杂交瘤技术，首次制备出大量单克隆抗体，对现代免疫学研究起极大推动作用。

（3）Tonegawa（1978）等用分子杂交生物学技术证明并克隆出编码 Ig 分子 V 区和 C 区的基因。同时进一步阐明了免疫球蛋白的基因结构，解答了抗体多样性的起源问题。

4. 白细胞分化抗原系列（CD 系列）的研究

白细胞分化抗原是用统一为 CD 系列的单克隆抗体检测的细胞表面的抗原。迄今为止，已公布的 CD 抗原序号为 CD1～CD339。

5. 细胞因子的研究

细胞因子研究进展是 20 世纪 80 年代免疫学最为瞩目的成果之一。根据来源和生物学作用，可分为白细胞介素、干扰素、肿瘤坏死因子、集落刺激因子、生长因子和趋化性因子六大类。目前发现的白细胞介素已多达 33 种。

6. 免疫技术的发展

（1）Kohler 和 Milstein（1975）创建了杂交瘤技术，这是一项突破性的生物技术，可用来大量制备单克隆抗体，对基础医学和临床医学起到了巨大推动作用。

（2）Morgan 等（1976）创建了 T 细胞克隆技术，应用该项技术建立了一系列抗原特异性 T 细胞克隆，对细胞免疫学的研究进展起到了巨大促进作用。

（3）Cordon 等（1980）应用转基因技术获得转基因小鼠。这项技术也是一项突破性的生物技术，可使动物不必通过有性杂交就能获得新的基因，表达新的性状和功能性物质。

（4）分子杂交技术的应用　分子杂交技术是现代分子生物学和基因工程中的一项最基本最重要的技术之一，在医学免疫学中也有巨大的应用价值。分子杂交技术常用的方法有 Southern 印迹、Northern 印迹、斑点杂交和原位杂交等。

1970 年至今，免疫学界获诺贝尔奖的学者及其获奖成果如下：

① 1972 年，美国生物化学家 Gerald Maurice Edelman 和英国生物化学家 Rodney Robert Porter，由于在抗体结构上的突出贡献被授予诺贝尔医学及生理学奖；

② 1977 年，Rosalyn Yalow 因对肽激素的放射免疫检定的贡献而荣获诺贝尔奖；

③ 1980 年，美国遗传学家 George Davis Snell、美国免疫学家 Baruj Benacerraf 和法国免疫学家医学家 Jean Dausset，由于对器官和组织移植的相容性基因及免疫强化现象的研究富有成就，被授予诺贝尔医学及生理学奖；

④ 1984 年，丹麦免疫学家 Niels K. Jerne、德国免疫学家 Kohler 和美国著名生物化学家 Cesar Milstein，因在确立免疫抑制机理的理论和单克隆抗体研究中的杰出贡献被授予诺贝尔医学及生理学奖；

⑤ 1987 年，日本分子生物学家利根川进因在探索免疫系统错综复杂的现象方面所取得的卓越成就，被授予诺贝尔医学及生理学奖；

⑥1996 年，Doherty 和 Zinkernagel 因为阐明了细胞毒性 T 细胞识别感染细胞时具有 MHC 限制性，获得诺贝尔医学及生理学奖。

第三节　免疫组织与器官

免疫组织器官按功能不同，分为中枢免疫组织器官和外周免疫组织器官。中枢免疫组织器官包括骨髓、胸腺、腔上囊，它们是免疫细胞产生、分化、成熟的场所，对外周免疫组织器官的发育也有促进作用。外周免疫组织器官包括淋巴结、脾脏、黏膜相关淋巴组织，它们是 T、B 淋巴细胞定居增殖和接受抗原产生特异性免疫应答的部位，同时也是血中淋巴细胞进入淋巴系统完成淋巴细胞再循环的主要场所。

一、中枢免疫组织器官

1.骨髓

骨髓（bone marrow）是造血器官，也是人和哺乳类动物的各种血细胞和免疫细胞的来源。骨髓中的造血干细胞（HSC）具有很大的分化能力，可分化成为红细胞、粒细胞、单核细胞、血小板、NK 细胞等，并能分化出 T、B 淋巴细胞的前体细胞。一部分淋巴细胞前体细胞经血流进入胸腺发育成熟，成为胸腺依赖性淋巴细胞（thymus dependent lymphocytes），简称 T 细胞。另一部分淋巴细胞前体细胞，在人类和哺乳动物，仍留在骨髓中分化成熟，成为骨髓依赖性淋巴细胞（bone marrow dependent lymphocytes）；但在鸟类则进入腔上囊分化成熟，成为囊依赖性淋巴细胞（bursa dependent lymphocytes），两者均简称 B 细胞。骨髓功能缺陷时，不仅严重损害造血功能，也将导致免疫缺陷症的发生。

2.胸腺

胸腺（thymus）是 T 淋巴细胞分化成熟的场所。构成胸腺的细胞包括胸腺细胞和基质细胞两类，前者绝大多数为处于不同发育阶段的未成熟 T 细胞，后者则包括胸腺上皮细胞、巨噬细胞和树突状细胞。

基质细胞表面存在有自身 MHC 分子和自身多肽，在 T 细胞的分化成熟过程中起着极其重要的选择作用。不能识别基质细胞表面自身 MHC 分子的 T 细胞可发生凋亡（阳性选择），能与其表面自身多肽-自身 MHC 分子复合物呈高亲和力结合的 T 细胞也可发生凋亡（阴性选择）。最终发育成熟并进入外周免疫组织与器官的 T 细胞，多为识别非己多肽-自身 MHC 分子复合物的 T 细胞。胸腺对机体免疫功能有极重要的作用。新生动物摘除胸腺后，丧失细胞免疫功能，体液免疫功能也严重受损。

3.腔上囊或类腔上囊器官

腔上囊又称法氏囊（bursa of Fabricius），是位于鸟类泄殖腔后上方的一个囊状淋巴组织，是 B 淋巴细胞分化成熟的场所。腔上囊分泌的囊激素能诱导淋巴干细胞增殖分化成具有免疫应答能力的成熟 B 细胞。人和哺乳动物无此结构。

二、外周免疫组织器官

包括淋巴结、脾脏、黏膜相关淋巴组织和皮肤相关淋巴组织等，分布广泛，是淋巴细胞和其他免疫细胞定居、增殖以及产生免疫应答的场所。

1.淋巴结

淋巴结（lymphoid node）沿淋巴管道分布，主要含 T、B 淋巴细胞和巨噬细胞、树突状细胞。淋巴结是淋巴液的滤器，也是具有免疫活性的 T、B 淋巴细胞移居和接受抗原刺激后产生免疫应答的重要场所。

淋巴结的基本结构分为被膜和实质。在被膜和实质间为膜下淋巴窦，实质又可分为皮质和髓质两部分。

2. 脾

脾（spleen）是人体最大的淋巴器官，具有造血、储血和过滤作用，也是成熟 T、B 细胞移居和接受抗原刺激后产生免疫应答的重要场所。

3. 黏膜相关的淋巴组织

主要包括扁桃体、肠系膜淋巴结、肠集合淋巴结、阑尾，还有呼吸道、消化道和泌尿生殖道黏膜下分散的淋巴小结和弥散的淋巴组织。淋巴小结为致密的淋巴组织，接受抗原刺激后可出现生发中心，内含增殖分化的 B 细胞和少量的 T 细胞。弥散的淋巴组织则由 T、B 细胞和巨噬细胞组成。在黏膜相关淋巴组织中 B 细胞产生的抗体主要是 SIgA 和 IgE 类抗体。

三、淋巴细胞的再循环

各种免疫器官中的淋巴细胞并非定居不动，而是可通过血液和淋巴液的循环进行有规律地迁移。这种规律性的迁移称为淋巴细胞再循环。

淋巴细胞在各淋巴组织和器官中的定位有一定特异性。这与淋巴细胞表面的黏附分子及内皮细胞表面的黏附分子受体有关。

淋巴细胞的再循环使淋巴细胞能在体内各处合理分布，能动员淋巴细胞至病原体入侵处，并将抗原活化的淋巴细胞引流入局部淋巴组织及器官。在该处，T、B 淋巴细胞和 APC 细胞间进行协同的免疫应答作用，产生效应淋巴细胞，再定向地相对集中地迁移定位于炎症部位，发挥免疫作用。

（陈电容）

第二章　抗　　原

本章概要

　　抗原是引起免疫应答的动因，也是决定免疫反应特异性的关键。它是一种异己物质，它可以是生物体也可是非生物体。这些物质一般具有免疫原性和免疫反应性，可刺激机体产生特异性免疫应答，形成抗体或效应 T 细胞等免疫应答产物。抗原一般为具有一定复杂化学结构的大分子异物。本章重点讲述抗原的概念、种类、构成条件、决定抗原特异性的化学基团——抗原决定簇，并简单介绍了有关微生物抗原的内容。

　　抗原（antigen，Ag）是指能刺激机体免疫系统发生免疫应答，并能与其产生的抗体和（或）致敏淋巴细胞在体内或体外发生特异性结合的物质。抗原具有两个基本性质：①免疫原性（immunogenicity），即抗原刺激机体产生特异性免疫应答的能力；②反应原性（reactionogenicity），即抗原与其免疫应答产物［抗体和（或）致敏淋巴细胞］发生特异性结合的能力。

　　具有免疫原性和反应原性的抗原成为完全抗原（complete antigen），如大多数的蛋白质、细菌、病毒等。只具有反应原性，而无免疫原性的物质称为不完全抗原（incomplete antigen）或半抗原（hapten）。半抗原一般是分子量较小的简单有机化合物，如大多数的多糖、类脂及某些药物等，它们本身不具有免疫原性，但一旦与蛋白质载体结合后就可成为完全抗原，诱导免疫应答。

第一节　构成抗原的条件

一、异物性

　　异物性是指抗原与所刺激机体的自身物质的差异，这是构成抗原免疫原性的首要条件。正常情况下，机体的自身物质不能刺激本身的免疫系统，诱导免疫应答。因此，抗原是指非己的异物物质或异体物质，例如病原微生物及动物血清对人体都是良好抗原。生物间种族亲缘关系越远，大分子物质结构差异越大，免疫原性越强。同种异体间，由于个体的遗传差异，组织细胞成分也有不同，因而也具有抗原性。例如人类血型抗原、主要组织相容性抗原等。

　　免疫系统对异物的识别功能，是机体在个体发育中建立起来的。凡胚胎期淋巴细胞与之接触过的物质，免疫系统则视为"自身"物质；反之则视为"异己"物质。在正常情况下，机体自身成分无免疫原性；但在感染或理化因素的影响下，其结构可能发生改变而成为自身抗原。此外，体内有些物质从胚胎发生时即处于隐蔽状态，从未与免疫细胞接触，如甲状腺球蛋白、眼晶体蛋白及精子等，若因外伤、感染等原因误入血流时，也可成为自身抗原，引起免疫应答而导致自身免疫性疾病。由此可见，异物性不是指体外的物质而言，而是以在胚胎期淋巴细胞是否与之接触而定。

二、化学组成

　　抗原物质必须有一定的化学组成。多数大分子蛋白质是良好的抗原，当蛋白质分子中含有大量芳香族氨基酸尤其是酪氨酸时，其免疫原性更强；而以非芳香族氨基酸为主的蛋白质，免疫原性则弱。复杂的多糖才具有免疫原性，如血型抗原（A，B，C，H）、细菌的荚膜多糖、内毒素脂蛋白等均为多糖抗原。核酸及脂类的免疫原性均很差，若与蛋白质结合，其免疫原性则明显增强。

三、分子大小及其结构

抗原的分子量一般较大，通常在 10000 以上，小于 4000 者一般不具有免疫原性。但免疫原性的强弱还与其结构复杂性密切相关。如胰岛素分子量为 5734，因其结构复杂，仍具有免疫原性；明胶的分子量虽高达 100000，但结构简单，缺乏芳香族氨基酸，固其免疫原性很弱。人工合成抗原偶氮苯砷酸与三个酪氨酸组成的化合物分子量仅 400，也能引起抗体的产生。所以，分子大小不是抗原物质免疫原性的决定因素。但是一般来说，分子量愈大，免疫原性也愈强。

四、立体构象与易接近性

抗原分子中一些特殊化学基团的立体构象是决定抗原分子与淋巴细胞表面的抗原受体结合、引起免疫应答的关键。若抗原分子的构象发生改变，就可导致其免疫原性改变或丧失。而易接近性是指抗原分子的特殊化学基团与淋巴细胞表面相应的抗原受体相互接触的难易程度。合成多肽有助于研究抗原的结构要求，如在多聚赖氨酸骨架和多聚丙氨酸侧链的合成多肽上，在侧链末端结合酪氨酸与谷氨酸后免疫动物，可诱导产生相应的抗体；但是，如果将结合了酪氨酸与谷氨酸的侧链颠倒过来，使它不暴露在侧链末端，虽然化学组成并未改变，却丧失了免疫原性，这是因为关键性的化学基团（酪氨酸与谷氨酸）不易与淋巴细胞表面的抗原受体接近。如果将侧链间的距离增大，造成较理想的易接近性，又可恢复其免疫原性（图 2-1）。

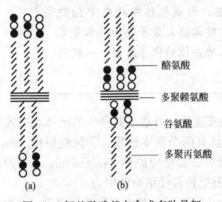

图 2-1　氨基酸残基在合成多肽骨架
侧链上的位置与抗原性的关系

(a) 酪氨酸与谷氨酸暴露在侧链末端，具抗原性；
(b) 酪氨酸与谷氨酸隐蔽在侧链中，无抗原性

（图中标注：酪氨酸、多聚赖氨酸、谷氨酸、多聚丙氨酸）

五、其他条件

决定某物质能否成为抗原，上述条件是相互联系、不可分割的。除具备上述理化条件外，尚受免疫途径、剂量以及机体方面等因素的影响。多数抗原需经皮内、皮下、肌肉、静脉内或腹腔内注射才能诱发免疫应答，而口服抗原常因消化道酶的分解，使其失去抗原性。

通过纯系动物的免疫研究，发现不同品系的动物对相同抗原可出现不同的免疫应答，说明一种物质的抗原性固然决定于该物质的理化特性，但机体的遗传背景也直接影响着免疫应答。

第二节　抗原的特异性和交叉反应

一、抗原的特异性

特异性（specificity）是免疫应答和免疫反应的根本特征，也是免疫学诊断、防治的理论依据。抗原的特异性即表现在免疫原性上，也表现在反应原性上。前者是指抗原刺激机体只引起与它相应的免疫细胞发生免疫应答，产生相应的抗体和致敏淋巴细胞；后者是指抗原只能与相应抗体或致敏淋巴细胞特异性结合而发生免疫反应。例如注射伤寒沙门菌抗原于兔体内，兔的血清里仅出现针对伤寒沙门菌的抗体，伤寒沙门菌抗体只与伤寒沙门菌发生反应而不能与其他细菌反应。

抗原的特异性是由抗原分子表面的抗原决定簇（antigenic determinant）决定的。抗原决定簇或称抗原表位（antigenic epitope）是位于抗原物质分子表面或者其他部位的具有一定组成和结构的特殊化学基团，它能与免疫系统中淋巴细胞上的受体及相应的抗体分子结合，它是免疫原

引起机体特异性免疫应答和免疫原与抗体特异性反应的基本构成单位。抗原决定簇决定着抗原的特异性，即决定着抗原与抗体发生特异结合的能力。一般来讲，蛋白质抗原的 3～8 个氨基酸残基可以构成一个抗原决定簇，多糖抗原中的 3～6 个呋喃环可以构成一个抗原决定簇。

抗原决定簇分布在抗原分子的表面，一个抗原分子可具有一种或多种不同的抗原决定簇，其特异性由抗原决定簇的性质、数目和空间构象决定。例如将化学结构简单的对氨基苯甲酸、对氨基苯磺酸和对氨基苯砷酸分别与鸡血清白蛋白通过重氮化作用结合一起制成人工合成抗原，用这些抗原注射家兔所得到的抗体，分别与这些抗原进行试验。结果表明：这些化学结构的性质、空间位置直接关系着反应的特异性。进一步用立体结构不同而化学组成完全相同的人工抗原做试验，证明化学基团的空间位置决定着抗原的特异性，如有右旋、左旋和消旋的酒石酸制成的人工抗原分别免疫动物所得的抗体，只与其对应的抗原反应。表 2-1、表 2-2、表 2-3 显示这些人工抗原与其相应抗体特异反应的关系。

表 2-1　不同酸根对半抗原-抗体反应特异性的影响

合成抗原物质	苯　　胺	对氨基苯甲酸	对氨基苯磺酸	对氨基苯砷酸
苯胺	+++	—	—	—
对氨基苯甲酸	—	+++	—	—
对氨基苯磺酸	—	—	+++	—
对氨基苯砷酸	—	—	—	+++

表 2-2　化学基团（—COOH）的位置对半抗原-抗体反应特异性的影响

合成抗原物质	苯　　胺	对氨基苯甲酸	对氨基苯磺酸	对氨基苯砷酸
苯胺	+++	—	—	—
对氨基苯甲酸	—	+++	—	—
对氨基苯磺酸	—	—	+++	—
对氨基苯砷酸	—	—	—	+++

表 2-3　抗原决定簇的立体异构对半抗原-抗体反应特异性的影响

合成抗原物质	右旋酒石酸	左旋酒石酸	消旋酒石酸
右旋酒石酸	+++	—	±
左旋酒石酸	—	+++	±
消旋酒石酸	±	—	+++

二、交叉反应

应当注意，抗原除与其抗体发生特异性反应外，也可与其他相关抗体发生反应，这种现象称为交叉反应（cross reaction）。交叉反应是由于两种不同的抗原分子中具有相同的抗原决定簇引起的，这种抗原决定簇称为共同决定簇或共同抗原（common antigen）。

交叉反应不仅在两种抗原决定簇构型完全相同时发生，也可在两种抗原决定簇构型相似时发生，即一种决定簇的相应抗体也可与构型相似的另一决定簇发生交叉反应。但由于两者不能完全吻合，只能引起微弱的交叉反应。

第三节　抗原的分类

关于抗原的分类，迄今尚无统一的意见，一般按以下几种方法分类。

一、完全抗原与半抗原

根据抗原能否诱发免疫应答，分为完全抗原与半抗原。半抗原是一些分子量较小的物质，其本身虽不能诱发免疫应答，但是一旦与大分子载体蛋白偶联在一起，就能转变为免疫原而诱发免疫应答，但应答的产物能与半抗原发生特异性结合。某些药物即为半抗原，用药物-蛋白质偶联物免疫动物，诱生相应的抗药物抗体，可用于检测药物在血液中的浓度（如血浆中地高辛水平的测定）。半抗原-载体的形成亦可解释一些低分子量化合物所引起的超敏反应性药物过敏症。如苯胺类染料、镇静剂司眠脲、退热剂阿司匹林、氨基比林以及多种抗生素的分解产物等，都可能作为半抗原与宿主蛋白结合成完全抗原，从而使机体发生超敏反应。

二、天然抗原与人工抗原

根据抗原的来源可将抗原分为天然抗原和人工合成抗原。天然抗原包括细菌、病毒、外毒素、血细胞以及血清蛋白成分等非己抗原，也包括能引起自身免疫应答的自身组织成分即自身抗原。形成自身抗原的机制有多种，如感染或理化因素使机体自身组织的蛋白分子结构改变；外伤或手术等原因使隐蔽性自身抗原，如脑组织、眼晶状体蛋白及精子等进入血流，均能激发自身免疫应答。

人工抗原是指用化学合成法或基因重组法制备的含有已知化学结构决定簇的抗原，它包括人工合成半抗原（低分子化合物与蛋白质偶联），人工合成抗原和基因重组抗原。

三、胸腺依赖性抗原与胸腺非依赖抗原

根据抗原诱发免疫应答是否必须有 T 细胞（淋巴细胞中的一个亚群）参与，可将抗原分为胸腺依赖性抗原（thymus dependent antigen，TD-Ag）和胸腺非依赖性抗原（thymus independent antigen，TI-Ag）。TD 抗原需在 T 细胞协助下才能刺激 B 细胞产生抗体，绝大多数蛋白质抗原属于此类。TD 抗原刺激机体产生的抗体主要是 IgG 类，还能引起细胞免疫应答和免疫记忆。TI 抗原刺激 B 细胞产生抗体时可不依赖 T 细胞的协助，此类抗原多为大分子多聚体，带有重复出现的同一抗原决定簇，常见的有细菌脂多糖、荚膜多糖等。TI 抗原刺激机体产生的抗体仅为IgM 类，一般只引起体液免疫应答，也无免疫记忆。

四、普通抗原与超抗原

一般抗原只能与少数抗原特异性 T 细胞结合并使之活化，称为普通抗原。超抗原（supper antigen，SAg）是一类能与多数 T 细胞结合并为 T 细胞活化提供信号的抗原。SAg 具有强大的刺激能力，只需极低浓度（1～10ng/ml）即可诱发很强的应答效应。SAg 诱导免疫应答亦有不同于普通抗原的特点。首先 SAg 无需经 APC 加工即可直接与 MHCⅡ类分子的多肽结合槽以外的部位结合，并以完整蛋白的形式被递呈给 T 细胞；其次，SAg-MHCⅡ类分子复合物仅与TCRβ 链的 V 区结合，由于人类 $V\beta$ 基因只有 20 余种，故 SAg 可能激活的 T 细胞克隆数远多于普通抗原，且这种激活作用无 MHC 限制性。SAg 分为内源性超抗原（病毒性）和外源性超抗原（细菌性）。前者是一类逆转录病毒蛋白组成的抗原；后者主要是一类细菌外毒素组成的抗原。SAg 的强大刺激可能是某些微生物的毒素发挥毒性作用的一种机制，也可能是某些自身免疫疾病的发病机制之一。SAg 的研究，为探讨这些疾病的发病机制开辟了新的方向。

第四节　微生物的抗原

细菌、病毒、立克次体等都是很好的抗原，由它们刺激生物机体所产生的抗微生物抗体，一般都有保护机体不再受该种微生物侵害的能力。微生物的各种化学成分如蛋白质及与蛋白质结合的各种多糖和脂类，都可能是抗原，并可产生各种相应的抗体。微生物的抗原结构是微生物分类的依据之一。

一、菌体抗原

一个细菌细胞含有多种抗原，是由不同蛋白质、多糖和脂类组成的复合抗原。不同种或不同型的细菌各有自己特有的菌体抗原（somatic antigen），称为特异抗原，所产生的特异抗体只能与该种或该型的细菌发生反应。有些不同种或不同型之间有相同的抗原，称为类属抗体或共同抗原，它们所产生的类属抗体既能与产生这一抗体的该细菌发生反应，又能与含有相同抗原的其他种细菌发生反应，称为交叉反应。

具有鞭毛的细菌在失去鞭毛后，不能形成云雾状菌落，德语中称为 "Ohne Hauch"，因此把

那些丢失鞭毛后的菌体抗原，称为 O 抗原。

二、鞭毛抗原

具有鞭毛的细菌可形成云雾状菌落，德语中称为"Hauch"，因此将鞭毛抗原（flagella antigen）命名为 H 抗原。

三、表面抗原

表面抗原（surface antigen）是指包围在细菌菌体抗原外表的抗原，它的存在可干扰菌体抗原与相应抗体的结合。如肺炎球菌的荚膜抗原及某些革兰阴性杆菌的表面抗原（如大肠杆菌的 K 抗原、伤寒杆菌的 Vi 抗原）等。

（黎晶晶）

第三章 体液中的免疫分子

本章概要

免疫分子包括体液中的免疫分子和细胞膜表面免疫分子两类。体液中的免疫分子有免疫球蛋白 (Ig)、补体和细胞因子。膜表面免疫分子有 MHC 分子、黏附分子、分化抗原和膜受体等。

Ig 是一类重要的免疫分子,由 B 细胞分化成的浆细胞分泌。其单体由 4 条肽链连接而成,具有可行使各种功能的功能区。通过 Ig 酶解片段的研究,有助于了解 Ig 各功能区的功能。Ig 可分为 5 类,具有各自的特征及作用。

补体是血清中具有酶活性的一组复杂的蛋白质,通常以非活性状态存在,必须通过激活后,才能发挥其扩大和补充抗体的作用。补体的激活途径可分为经典激活途径和旁路激活途径,两者最终都形成攻膜复合物,溶解靶细胞。

细胞因子是一类种类繁多,功能多样的免疫分子,具有多种共同特征。细胞因子及其受体的研究是目前研究较多的一个领域。

本章重点介绍免疫球蛋白和补体。

第一节 免疫球蛋白

B 淋巴细胞在抗原物质刺激下转化为浆细胞时产生的,能与抗原发生特异性结合反应的球蛋白成为抗体 (antibody)。抗体主要存在于血清中,习惯上可将抗体叫做抗血清或免疫血清。抗体在电泳时,大部分存在于 γ 区段,故曾称为 γ 球蛋白 (丙种球蛋白)。抗体的化学本质是球蛋白,1968 年,世界卫生组织决定,将具有抗体活性或化学结构与抗体相似的球蛋白称为免疫球蛋白 (immunoglobulin, Ig)。所有的抗体都属于免疫球蛋白,但有少部分异常的免疫球蛋白 (如骨髓瘤病人血液中的 M 蛋白) 不具有抗体的活性。

一、免疫球蛋白的基本结构

每个免疫球蛋白的单体都是由 4 条肽链构成。以 IgG 为例 (图 3-1),2 条相同的,分子量较大的肽链,大约有 450～550 个氨基酸残基组成,称为重链 (heavy chain,H 链)。重链根据抗原性的差异,可分为 μ、γ、α、δ、ε 五种,相

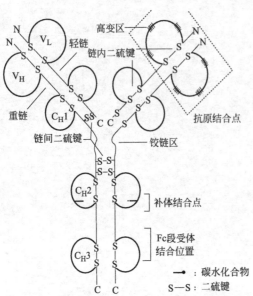

图 3-1 免疫球蛋白分子的基本结构示意图

应的 Ig 成为 IgM、IgG、IgA、IgD、IgE。2 条相同的，大约由 214 个氨基酸残基所组成的短链称为轻链（light chain，L 链）。根据轻链抗原性的不同，分为 κ、λ 两型，各类 Ig 均有 κ 型或 λ 型。2 条 H 链由链间二硫键连接起来，呈 "Y" 字形，2 条 L 链的羧基端以链间二硫键对称性地与相应的重链相连。重链上含有糖基，故 Ig 属糖蛋白。

（一）轻链和重链

1. 轻链

轻链（light chain，L）大约由 214 个氨基酸残基组成，通常不含碳水化合物，分子量约为 24kD。每条轻链含有 2 个由链内二硫键所组成的肽环。L 链共有 2 型：κ、λ，同一个天然 Ig 分子上 L 链的型总是相同的。正常人血清中的 κ : λ 约为 2 : 1。

2. 重链

重链（heavy chain，H 链）大小约为轻链的 2 倍，含 450～550 个氨基酸残基，分子量约为 55kD 或 75kD。每条 H 链含有 4～5 个链内二硫键所组成的环肽。不同的 H 链由于氨基酸组成的排列顺序、含的种类和数量及二硫键的数目和位置不同，其抗原性也不相同，根据 H 链抗原性的差异可将其分为 5 类：μ 链、γ 链、α 链、δ 链和 ε 链，不同 H 链与 L 链（κ 或 λ 链）组成完整 Ig 的分子分别称之为 IgM、IgG、IgA、IgD 和 IgE。γ、α 和 δ 链上含有 4 个肽环，μ 和 ε 链含有 5 个肽环。

（二）可变区和恒定区

通过对不同免疫球蛋白 H 链或 L 链的氨基酸序列比较分析，发现其氨基端（N-端）氨基酸序列变化很大，称此区为可变区（V），而羧基端（C-端）则相对稳定，变化很小，称此区为恒定区。

1. 可变区

可变区（variable region，V 区）位于 L 链靠近 N-端的 1/2（约含 108～111 个氨基酸残基）和 H 链靠近 N-端的 1/5 或 1/4（约含 118 个氨基酸残基）。每个 V 区中均有 1 个由链内二硫键连接形成的肽环，每个肽环约含 67～75 个氨基酸残基。V 区氨基酸的组成和排列随抗体结合抗原的特异性不同有较大的变异。由于 V 区中氨基酸的种类和排列顺序千变万化，故可形成许多种具有不同结合抗原特异性的抗体。

L 链和 H 链的 V 区分别称为 V_L 和 V_H。在 V_L 和 V_H 中某些局部区域的氨基酸组成和排列顺序具有更高的变化程度，这些区域称为高变区（hypervariable region，HVR）。在 V 区中非 HVR 部位的氨基酸组成和排列相对比较保守，称为骨架区（framework region）。V_L 中的高变区有 3 个，通常分别位于第 24～34、第 50～65、第 95～102 位氨基酸。V_L 和 V_H 的这三个 HVR 分别称为 HVR1、HVR2 和 HVR3。经 X 线结晶衍射的研究分析证明，高变区确实为抗体与抗原结合的位置（图 3-2），因而称为决定簇互补区（complementarity-determining region，CDR）。V_L 和 V_H 的 HVR1、HVR2 和 HVR3 又可分别称为 CDR1、CDR2 和 CDR3，一般的 CDR3 具有更高的高变程度。高变区也是 Ig 分子独特型决定簇（idiotypic determinants）主要存在的部位。在大多数情况下 H 链在与抗原结合中起更重要的作用。

2. 恒定区

恒定区（constant region，C 区）位于 L 链靠近 C-端的 1/2（约含 105 个氨基酸残基）和 H 链靠近 C-端的 3/4 区域或 4/5 区域（约从 119 位氨基酸至 C-端）。H 链每个功能区约含 110 多个氨基酸残基，含有 1 个由二硫键连接的 50～60 个氨基酸残基组成的肽

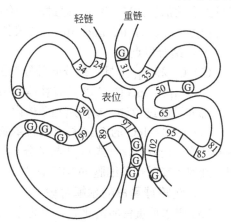

图 3-2 与抗原表位结合的高变区示意图
（G 表示相对保守的甘氨酸）

环。这个区域氨基酸的组成和排列在同一种属动物 Ig 同型 L 链和同一类 H 链中都比较恒定，如人抗白喉外毒素 IgG 与人抗破伤风外毒素的抗毒素 IgG，它们的 V 区不相同，只能与相应的抗原发生特异性的结合；但其 C 区的结构是相同的，即具有相同的抗原性，应用马抗人 IgG 第二体（或称抗抗体）均能与这两种抗不同外毒素的抗体（IgG）发生结合反应。这是制备第二抗体，应用荧光、酶、同位素等标记抗体的重要基础。

3. 铰链区

铰链区（hinge region）不是一个独立的功能区，但它与其客观存在功能区有关。铰链区位于 C_H1 和 C_H2 之间。不同 H 链铰链区含氨基酸数目不等，$\alpha1$、$\alpha2$、$\gamma1$、$\gamma2$ 和 $\gamma4$ 链的铰链区较短，只有 10 多个氨基酸残基；$\gamma3$ 和 δ 链的铰链区较长，约含 60 多个氨基酸残基，其中 $\gamma3$ 铰链区含有 14 个半胱氨酸残基。铰链区包括 H 链间二硫键，该区富含脯氨酸，不形成 α 螺旋，易发生伸展及一定程度的转动，当 V_L、V_H 与抗原结合时此处发生扭曲，使抗体分子上 2 个抗原结合点更好地与 2 个抗原决定簇发生互补。由于 C_H2 和 C_H3 构型变化，显示出活化补体、结合组织细胞等生物学活性。铰链区对木瓜蛋白酶、胃蛋白酶敏感，当用这些蛋白酶水解免疫球蛋白分子时此区常发生裂解。IgM 和 IgE 缺乏铰链区。

二、免疫球蛋白的功能区

Ig 分子的 H 链与 L 链可通过链内二硫键折叠成若干球形功能区，每一功能区（domain）约由 110 个氨基酸组成。在功能区中氨基酸序列有高度同源性。

1. L 链功能区

分为 L 链可变区（V_L）和 L 链恒定区（C_L）两功能区。

2. H 链功能区

IgG、IgA 和 IgD 的 H 链各有 1 个可变区（V_H）和 3 个恒定区（C_H1、C_H2 和 C_H3）共 4 个功能区。IgM 和 IgE 的 H 链各有 1 个可变区（V_H）和 4 个恒定区（C_H1、C_H2、C_H3 和 C_H4）共 5 个功能区。如要表示某一类免疫蛋白 H 链恒定区，可在 C（表示恒定区）后加上相应重链名称（希腊字母）和恒定区的位置（阿拉伯数字），例如 IgG 重链 C_H1、C_H2 和 C_H3 可分别用 $C\gamma1$、$C\gamma2$ 和 $C\gamma3$ 来表示。

Ig 的 L 链和 H 链中 V 区或 C 区每个功能区各形成一个免疫球蛋白折叠（immunoglobulin fold, Ig fold），每个 Ig 折叠含有 2 个大致平行、由二硫键连接的 β 片层结构（beta pleated sheets），每个 β 片层结构由 3 至 5 股反平行的多肽链组成。可变区中的高变区在 Ig 折叠的一侧形成高变区环（hypervariable loops），是与抗原结合的位置。

3. 功能区的作用

（1）V_L 和 V_H 是与抗原结合的部位，其中 HVR（CDR）是 V 区中与抗原决定簇（或表位）互补结合的部位。V_H 和 V_L 通过非共价相互作用，组成一个 FV 区。单位 Ig 分子具有 2 个抗原结合位点（antigen-binding site），二聚体分泌型 IgA 具有 4 个抗原结合位点，五聚体 IgM 可有 10 个抗原结合位点。

（2）C_L 和 C_H 上具有部分同种异型的遗传标记。

（3）C_H2：IgG 的 C_H2 具有补体 C1q 结合点，能活化补体的经典活化途径。母体 IgG 借助 C_H2 部分可通过胎盘主动传递到胎体内。

（4）C_H3：IgG 的 C_H3 具有结合单核细胞、巨噬细胞、粒细胞、B 细胞和 NK 细胞 Fc 段受体的功能。IgM C_H3（或 C_H3 与部分 C_H4）具有补体结合位点。IgE 的 $C\epsilon2$ 和 $C\epsilon3$ 功能区与结合肥大细胞和嗜碱性粒细胞 $FC\epsilon RI$ 有关。

三、免疫球蛋白的水解片段

IgG 用木瓜蛋白酶消化后，可将它从 2 条重链二硫键近 N-端切断为 3 个片段：2 个相同的 Fab 片段即抗原结合片段（antigen binding fragment）和另一个 Fc 片段（crystallizable fragment，可结晶片段），见图 3-3，Fc 片段是抗体吸附某些细胞（如巨噬细胞，NK 细胞）和结合

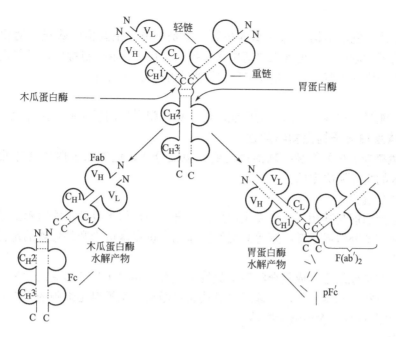

图 3-3　IgG 酶水解片段示意图

补体的部位。

　　用胃蛋白酶水解时，可将 IgG 从重链二硫键近 C 端切断，得到 1 个具有 2 个抗原结合部位的 F（ab′）₂ 片段和 2 条分散的 Fc 片段，后者随后裂解为小分子肽链碎片（pFc′），不具有任何生物学活性。

　　对免疫球蛋白水解片段的研究不仅有助于阐明 Ig 的结构及生物活性，而且对临床应用也有重要意义，如经酶解的免疫球蛋白或抗毒素去除 Fc 段后，不仅可浓缩纯化，提高疗效，还可明显减少超敏反应的发生。

四、免疫球蛋白的种类和特性

人类免疫球蛋白根据其重链抗原性不同可分为五类：IgG、IgM、IgA、IgE、IgD。

1. IgG

　　IgG 是体液中最为主要的抗体，其含量约为血清总 Ig 量的 75%。具有抗细菌、抗毒素、抗病毒等多种免疫功能，是主要的抗感染抗体，亦可通过经典途径激活补体。还是唯一能通过胎盘的 Ig，对新生儿抗感染免疫有重要意义。婴儿出生后 3 个月才开始合成此抗体。IgG 在血清中的半衰期为 16～24d。故临床使用的丙种球蛋白，以每 3 周注射 1 次较适宜。

2. IgA

　　有单体与双体两种结构。单体存在于血清中，含量很少，成为血清型 IgA；双体由 2 个 IgA 加上 1 个分泌型 IgA（SIgA）。分泌型 IgA 是黏膜局部抗感染的重要因素，IgA 缺陷的人易发生黏膜感染。IgA 不能通过胎盘，出生后 4～6 个月开始合成，至青少年时期达成人水平。这也许是新生儿易患呼吸道和胃肠感染的原因。婴儿可从母亲初乳中获得 SIgA，这是一种重要的天然被动免疫。

3. IgM

　　IgM 是由 5 个单体和 1 个 J 链聚合而成的巨球蛋白，是分子量最大的免疫球蛋白。IgM 只存在于血清中，约占血清免疫球蛋白的 5%～10%。在机体初次接触抗原后，体内首先出现的抗体是 IgM，然后才是 IgG，因此检查 IgM 水平可进行传染病的早期诊断。IgM 是一种高效能的抗体，其杀菌能力比 IgG 强，具有多种免疫功能。但由于血内含量低、半衰期短、出现早、消失快、穿透力弱，其保护作用实际上常不如 IgG。IgM 的合成最早开始于胚胎晚期。

4. IgE

又称过敏抗体。它的结构与 IgG 基本相似，也是单体。主要由呼吸道、消化道黏膜固有层及局部淋巴结的浆细胞产生，正常人血清中含量极低。IgE 有亲细胞特性，易与血液中的嗜碱性粒细胞、组织中的肥大细胞结合。IgE 与身体发生 I 型超敏反应有关。

5. IgD

单体，其功能尚不清楚。目前认为可能对防止免疫耐受性的发生有一定作用。

五、免疫球蛋白分子的生物学活性

Ig 是体液免疫应答中发挥免疫功能最主要的免疫分子，免疫球蛋白所具有的功能是由其分子中不同功能区的特点所决定的。

1. 特异性结合抗原

一种免疫球蛋白能与其相应抗原发生特异性结合，但抗体本身并不能溶解或杀伤带特异抗原的靶细胞，通常需要补体或巨噬细胞等共同发挥作用。抗毒素可中和外毒素的毒性。

2. 活化补体

免疫球蛋白与抗原结合形成复合物后构象发生变化，由"T"字形变成"Y"字形。原来被掩盖的补体结合点得以暴露，促使补体通过经典途径激活，发挥对靶细胞的杀伤或溶解作用。此外，某些 Ig 也可通过替代途径激活补体。

3. 结合细胞

不同细胞表面具有不同 Ig 的 Fc 受体，抗体与 Fc 受体结合可发挥不同的生物学作用。

(1) 调理作用　吞噬细胞表面具有 Fc 受体和补体受体，细菌等颗粒性抗原与抗体或补体裂解成分结合后，可加速其被吞噬细胞吞噬（图 3-4）。抗体和补体裂解成分具备的这种作用称为调理作用。

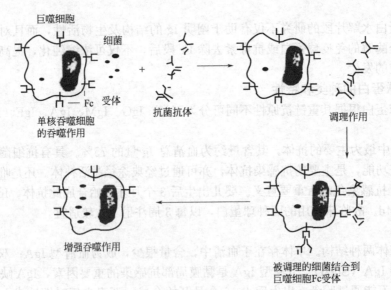

图 3-4　抗体的调理作用

(2) 发挥 ADCC 作用　当 IgG 与带有相应抗原的靶细胞结合后，其 Fc 段可与 NK 细胞、巨噬细胞等的 FcγR 结合促使细胞毒颗粒释放，发挥 ADCC 作用（图 3-5），导致靶细胞的溶解。

(3) 介导 I 型超敏反应　IgE 与肥大细胞或嗜碱性粒细胞的 FcεR 结合，导致 I 型超敏反应。

此外，人的 IgG 分子 Fc 段能非特异性地与葡萄球菌 A 蛋白（SPA）结合，在体内可导致 IgG 对吞噬细胞的调理作用被阻断，在体外可用于 IgG 的纯化及临床检验。

4. 选择性传递

在人类，IgG 是唯一可通过胎盘从母体转移给胎儿的免疫球蛋白。IgG 能选择性地与胎盘母

体一侧的滋养层细胞结合，转移到滋养层细胞的吞饮泡内，并主动外排到胎儿血循环中。IgG 的这种功能与其 Fc 片段结构有关，切除 Fc 段后所剩余的 Fab 并不能通过胎盘。IgG 通过胎盘的作用是一种重要的自然被动免疫，对于新生儿抗感染有重要作用。

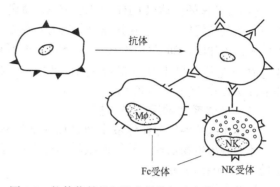

图 3-5 抗体依赖的细胞介导的细胞毒作用（ADCC）

5. 免疫球蛋白分子的抗原性

免疫球蛋白本身具有抗原性，将免疫球蛋白作为免疫原免疫异种动物、同种异体或在自身体内可引起不同程度的免疫性。免疫球蛋白分子抗原性的差异可用血清学方法进行测定和分析，故又称为 Ig 的血清型。免疫球蛋白的血清型可分为同种型、同种异型和独特型。

六、人工制备抗体的类型

1. 多克隆抗体

多数天然抗原具有多种抗原决定簇，注入机体后，可刺激机体内多个 B 细胞克隆发生免疫应答，产生多种相应的抗体。这种由多个克隆产生的多种抗体的混合物称为多克隆抗体（polyclonal antibody，PcAb）。

2. 单克隆抗体

单克隆抗体（monoclonal antibody，McAb）是由一个克隆细胞产生，只作用于某一抗原决定簇的均一抗体。

用人工方法使小鼠骨髓瘤细胞和同系小鼠的抗体生成细胞融合，形成杂交瘤细胞。这种融合细胞既具有肿瘤细胞无限增殖的特性，又具有 B 细胞合成分泌特异性抗体的能力，是单克隆抗体的产生细胞。

单克隆抗体特异性高，质地均一，可避免血清学上的交叉反应，常用于：传染病病原体及肿瘤抗原的检测；各种细胞因子及细胞膜分子的检测；淋巴细胞的分类、鉴定、结构与功能的研究；肿瘤的示踪或导向治疗。抗 T 细胞的单克隆抗体对防治器官移植排斥及某些自身免疫病有一定的应用价值。

3. 基因工程抗体

基因工程抗体（gene engineering antibody，GeAb）可进一步降低鼠源性单克隆抗体的免疫原性。目前已表达成功的基因工程抗体包括嵌合抗体、重构建抗体、单链抗体、重组噬菌体抗体等。

第二节 补体系统

补体（complement，C）是存在于人和脊椎动物正常新鲜血清和组织液中的一组与免疫相关，并具有酶活性的球蛋白。在早期研究中，发现它有扩大和补充抗体作用的功能，故命名为补体。现今已知，补体由多种分子组成，又称补体系统（complement system）。

补体由巨噬细胞、肠道上皮细胞和肝、脾细胞等合成，在正常生理情况下，多以非活化形式存在。一般而言，含量相对稳定，与抗原刺激无关。补体性质很不稳定，易被理化因素所破坏，56℃加热 30min 其活性丧失，成为灭活补体。

一、补体系统的组成与命名

补体系统成分按其功能可分为三类：①补体系统的固有成分（包括 C1～C9、P 因子、B 因子、D 因子等，其中 C1 由 3 个亚单位组成，分别为 C1q、C1r、C1s）；②调控补体系统活化的成分（以其功能命名，如 C1 抑制剂）；③分布于多种细胞表面的补体受体分子（多以结合对象命名，但 C3 片段的受体以 CR1、CR2…CR5 命名）。补体各成分通常是以无活性的状态存在于血清中，当其裂解后，一般在该成分的符号后附加小写字母，以 a 表示裂解后的小分子片段、以 b 表示大分子片段，如 C3a、C3b；C2 激活后刚好相反，C2a 为大片段，C2b 为小片段。具有酶活性的成分在其符号上加一横线表示，如 $\overline{C1}$、$\overline{C4b2a}$。灭活的补体成分则在其符号前加 "i"（imactivated）表示，如 iC3b。

二、补体系统的活化与调控

补体系统的各组分在体液中通常以非活性状态、类似酶原的形式存在，当受到一定因素激活，才表现出生物活性。补体的激活途径主要有两种，即经典途径（classical pathway）和替代途径（alternative pathway）。

1. 经典途径

经典途径是以结合抗原后的 IgG 或 IgM 类抗体为主要激活剂，补体 C1～C9 等 11 种成分全部参与的激活途径。现发现除抗原-抗体复合物外，还有许多因子可激活此途径，如非特异性凝集的 Ig、细菌脂多糖、一些 RNA 肿瘤病毒、双链 DNA、胰蛋白酶、纤溶酶、尿酸盐结晶、c-反应蛋白等。经典活化途径可人为地分成识别、活化和膜攻击三个阶段。

（1）识别阶段　在抗体结合抗原形成复合物后，与 C1q 结合。IgG1、IgG2、IgG3 的补体结合位点在 C_H2 区内，而 IgM 补体结合位点在 C_H3 区内，IgG4、IgA、IgD 和 IgE 不能结合补体。电镜下观察发现，C1q 的球形结构与抗体结合后，进一步激活 C1r 和 C1s，C1s 具有酯酶活性，继之进入下一步的连续反应（图 3-6）。研究还发现激活 C1q 的球形分子必须具有 2 个以上紧密相邻的 IgG 分子，IgM 只需 1 分子即可，故单分子 IgM 比 IgG 激活补体的能力大得多，在补体介导的抗体溶细胞反应中，同量的 IgM 比 IgG 更有效。

（2）活化阶段　此阶段主要形成 2 种重要的转化酶：C3 转化酶 $\overline{C4b2a}$ 和 C5 转化酶 $\overline{C4b2a3b}$。C4 和 C2 均为 C1 酯酶的天然底物，$\overline{C1s}$ 使 C4 裂解成 C4b 和游离的 C4a 两个片段。C4b 的 α 链上暴露的硫酯键高度不稳定，可与细胞表面的蛋白质或糖形成共价酰胺键或酯键，在 Mg^{2+} 存在时 $\overline{C1s}$ 和 C4b 一起将 C2 裂解成大片段 C2a 和游离的小片段 C2b，C2a 和 C4b 结合可形成 $\overline{C4b2a}$（C3 转化酶）；将 C3 裂解成大片段 C3b 和游离的小片段 C3a。继而 C3b 结合至 C4b2a 附着的邻近细胞膜上，形成 $\overline{C4b2a3b}$ 三分子复合物，即 C5 转化酶。

（3）膜攻击阶段　此期形成膜攻击复合物（membrane attack complex，MAC）使靶细胞溶解。C5 转化酶将 C5 裂解为 C5b 和游离的小分子 C5a，C5b 与细胞膜结合，继而结合 C6 和 C7 形成 C5b67 三分子复合物。C5b67 吸附 C8，C8 是 C9 的吸附部位，可以与 1～18 个 C9 分子结合，并催化 C9，使之聚合成内壁亲水的管状跨膜通道，使胞内物质释放出来，水进入细胞，细胞破裂。补体经典途径激活过程见图 3-6。

2. 替代途径

替代途径或称旁路途径，与经典途径的不同之处主要是越过 C1、C4 和 C2，直接激活补体 C3，然后完成 C5～C9 的激活过程；参与此途径的血清成分尚有 B 因子、D 因子、P 因子、H 因子、i 因子等。替代途径的激活物主要是细胞壁成分，如脂多糖、肽糖苷及酵母多糖等。

（1）旁路 C3 转化酶的形成　在生理条件下，血中的 C3 可受蛋白酶的作用水解生成少量的 C3b，C3b 可与邻近的细胞膜结合。如结合的物质是细胞壁上的脂多糖，则 C3b 的半衰期延长，足以使其与 B 因子结合形成 C3bB 复合物。B 因子为 C3 激活剂前体（C3 proactivator，C3pa），与结合在膜上的 C3b 构成 C3pa 复合物后，使其对 D 因子的作用更为敏感。D 因子为 C3pa 转化酶原，炎症时增多，在 Mg^{2+} 存在时转化为活性形式，能使 C3bB 中的 B 因子裂解出无活性的小碎片 Ba，剩余的 $\overline{C3bBb}$ 即旁路 C3 转化酶。$\overline{C3bBb}$ 与正常血清中活化的 P 因子（properdin，P）结合成 $\overline{C3bBbP}$，而使其趋于稳定，减慢衰变。生理条件下 $\overline{C3bBb}$ 和 $\overline{C3bBbP}$ 使补体系统处于准激活状态，对补体的全面激活具有重要意义。

（2）C5 激活　替代途径的激活物如细菌脂多糖或酵母脂多糖出现时，为 C3b 和 $\overline{C3bBb}$ 提供

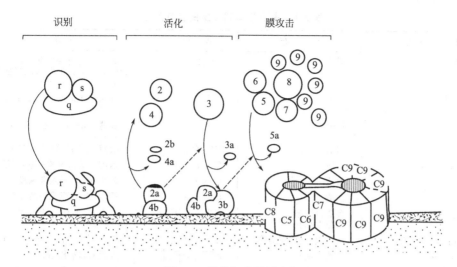

图 3-6　补体经典激活途径

了可结合的表面，并保护它们不受 i 因子和 H 因子的迅速灭活，这时 C3 激活即由准备状态进入激活状态。C3bBb 裂解 C3 产生 C3a 和 C3b，C3b 可与上述的 C3bBb、C3bBbP 形成多分子的复合物 C3bnBb 或 C3bnBbP，此即 C5 转化酶，其作用类似经典途径中的 C4b2a3b，可使 C5 裂解为 C5a 和 C5b，自此以后的补体激活过程与经典途径相同（图 3-7）。

（3）C3 正反馈循环　补体活化过程中形成的 C3 转化酶不断使 C3 裂解，生成大量的 C3b；新产生的 C3b 又可与 B 因子结合，扩大进一步的活化，构成了一个正反馈的循环圈，放大了补体的激活作用。不论是经典途径，还是替代途径，只要有 C3 活化，就可以进入 C3 正反馈循环，产生放大效应。

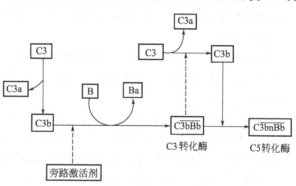

图 3-7　旁路激活途径

3. 补体活化的调控

补体系统被激活后，进行系统有序的级联反应，从而发挥广泛的生物学效应，参与机体的防御功能。但如果补体系统活化失控，可形成过多的膜攻击复合物而产生自身损伤，或过多的炎症介质也会造成病理效应。正常机体的补体活化处于严密的调控之下，从而维持机体的自身稳定。

（1）补体的自身调控　补体激活过程中生成的某些中间产生非常不稳定，成为补体级联反应的重要自限因素。如 C3 转化酶 C4b2a 和 C3bBb 均易衰变，从而限制了 C3 的裂解及其后的酶促反应；与细胞膜结合的 C4b、C3b 及 C5b 也易衰变，可阻断级联反应。此外，只有细胞表面形成的抗原-抗体复合物才能触发经典途径，而旁路途径的 C3 转化酶则仅在特定的物质表面才具有稳定性，故正常机体内一般不会发生过强的自发性补体激活反应。

（2）调节因子的作用　体内的存在多种可溶性膜结合的补体调节因子，它们以特定方式与不同的补体成分相互作用，使补体的激活与抑制处于精细的平衡状态，调节蛋白的缺失有时是造成某些疾病发生的原因。目前发现的补体调节蛋白有十余种，按其作用特点可分为三类：①防止或限制补体在液相中自发激活的抑制剂；②抑制或增强补体对底物正常作用的调节剂；③保护机体组织、细胞免遭补体破坏作用的抑制剂。主要的补体调节因子及其功能见表 3-1。

三、补体系统的生物学作用

补体系统的激活过程中产生的攻膜复合物及多种补体裂解产物等具有多种生物学作用。

1. 溶解或杀伤细菌

表 3-1 主要补体调节蛋白及其活性

调节蛋白	分 布	靶 分 子	功 能
C1 抑制物	血清	$\overline{C1r}$、$\overline{C1s}$	丝氨酸蛋白酶抑制剂，$\overline{C1r}$、$\overline{C1s}$ 与无活性 C1 结合，抑制激肽释放酶、纤溶酶和凝血因子 XIa、XIIa
C4 结合蛋白	血清	C4b	加速 $\overline{C4b2a}$ 衰变，辅助 i 因子介导的 C4b 裂解
H 因子	血清	C3b	加速 $\overline{C3bBb}$ 衰变，辅助 i 因子介导的 C3b 裂解
i 因子	血清	C4b、C3b	裂解 C3 和灭活 C3b、C4b
过敏毒素灭活因子	血清	C3a、C4b、C5a	水解末端精氨酸残基，灭活过敏毒素
s 蛋白	血清	C5b67	防止 MAC 插入细胞膜
sp40,40	血清	C5b~9	调节 MAC 形成膜结合蛋白
CR1(CD35)	多数血细胞肥大细胞	C3b、C4b、iC3b	加速 C3 转化，辅助 i 因子介导 C3b 和 C4b 降解
膜辅助蛋白(MAC,CD46)	血细胞，上皮细胞等	C3b、C4b	辅助 i 因子介导 C3b 和 C4b 降解
促衰变因子(DAF)	多数血细胞	$\overline{C4b2a}$、$\overline{C3bBb}$	加速 C3 转化酶降解
同源限制因子(HRF,C8bp)	多数血细胞	C8、C9	抑制旁观细胞溶解，防止 C9 与 C8 结合，防止 MAC 引起自身细胞溶解
膜反应溶解抑制因子(MIRL)	多数血细胞	C7、C8	抑制旁观细胞溶解，防止 C7、C9 与 C5b、C6 结合，防止 MAC 形成及其溶细胞作用

补体系统激活后能溶解多种靶细胞，如红细胞、白细胞、血小板、细菌、支原体、具有包膜的病毒和某些肿瘤细胞等。补体系统的溶解活性是机体抗体抗感染的机制之一。

2.调理作用

补体裂解产物（C3b、C4b）与细菌或其他颗粒性物质结合，可促进吞噬细胞对其的吞噬，称为补体的调理作用。这与吞噬细胞表面带有的补体受体有关。

3.清除免疫复合物

抗原和相应抗体形成的免疫复合物如过度产生和沉积，会造成组织损失（见超敏反应）。C3b 可嵌入免疫复合物的网格结构，与抗体分子结合，导致抗原、抗体间的亲和力降低，复合物变小，易于排出和降解。此外，免疫复合物可通过补体裂解物（如 C3b、C4b）介导的免疫黏附作用，黏附于红细胞、血小板或某些淋巴细胞（这些细胞表面具有 C3b 的受体 CR1）上，随血液进入肝和脾，被吞噬细胞吞噬和消除。

4.炎症介质作用

补体激活过程中所形成的裂解物如 C3a、C5a 具有过敏毒素的作用，可使肥大细胞、嗜碱性粒细胞脱颗粒释放组织胺、前列腺素等，引起平滑肌收缩，毛细血管通透性增高等过敏反应。

C3a、C5a、C5b67 有趋化因子的作用，可吸引中性粒细胞和巨噬细胞等向炎症部位聚集，发挥吞噬租用，增强炎症反应。

C2 裂解所产生的 C2b 具有激肽样作用，可增强血管通透性，引起炎症性充血。

第三节 细胞因子

细胞因子（cytokine）是由活化的免疫细胞和某些基质细胞分泌的，具有高活性、多功能的低分子蛋白质。

一、细胞因子的特性

细胞因子的种类繁多，作用各异，但具有以下共同特征。

① 绝大多数细胞因子是低分子量（15～30kD）的蛋白或糖蛋白，多数以单体形式存在。天然的细胞因子有抗原、丝裂原或其他刺激物活化的细胞分泌。细胞因子通常以非特异方式发挥作用，对靶细胞的作用无抗原特异性，也不受 MHC 限制。多数细胞因子都以较高的亲和力与其相

应受体结合，很微量（pM）就可对靶细胞产生显著的生物学作用。细胞因子的分泌是一个短时自限的过程。

② 细胞因子可以旁分泌（指作用于邻近的靶细胞）、自分泌（指作用于自身产生细胞）或内分泌（少数细胞因子，如 IL-1 等在高剂量时作用于远处的靶细胞）形式发挥作用。

③ 一种细胞因子可对多种靶细胞发生作用，产生多种不同的生物学效应，这种性质称为多效性；几种不同的细胞因子也可对同一种靶细胞发生作用，产生相同或相似的生物学效应，这种性质称为重叠性。一种细胞因子可以抑制另外一种细胞因子的某种生物学作用，表现为拮抗效应；可以增强另一种细胞因子的某种生物学作用，表现为协同效应。众多细胞因子在机体内存在，相互促进或相互抑制，形成十分复杂的细胞因子网络。

二、细胞因子的种类

细胞因子主要可被分为白细胞介素、干扰素、肿瘤坏死因子、集落刺激因子、生长因子和趋化性细胞因子六类。

白细胞介素（interleulin，IL）最初是指由白细胞产生又在白细胞间发挥作用的细胞因子。后来发现白细胞介素可由其他细胞产生，也可作用于其他细胞。目前报道的白细胞介素已有 33 种，分别命名为 IL-1～IL-33。在免疫细胞间信号传递，激活与调节免疫细胞，介导 T、B 细胞活化与增殖、分化及在炎症反应中起重要作用。

干扰素（interferon，IFN）是最先发现的细胞因子，因其具有干扰病毒感染和复制的能力故称干扰素。此外，IFN 还具有抑制细胞分裂、抗肿瘤和多种免疫调节功能。

肿瘤坏死因子（tumor necrosis factor，TNF）是一类能引起肿瘤组织出血坏死的细胞因子。根据来源和结构分为两种类型，即 TNF-α 和 TNF-β。两种因子具有相同的结合受体，均有抗肿瘤作用，也是重要的致炎因子和免疫调节因子，同时与发热和恶液质形成有关。

集落刺激因子（colony stimulating factor，CSF）是可刺激骨髓未成熟细胞分化成熟，并在体外可刺激集落形成的细胞因子。CSF 也可作用于多种成熟的细胞，促进其功能。目前发现的集落刺激因子有粒细胞-巨噬细胞集落刺激因子（GM-CSF）、单核-巨噬细胞集落刺激因子（M-CSF）、粒细胞集落刺激因子（G-CSF）。此外，红细胞生成素（erythropoietin，EPO）、干细胞生长因子（stem cell factor，SCF）和血小板生成素，也是重要的造血刺激因子。

生长因子（growth factor，GF）是具有刺激细胞生长作用的细胞因子，包括转化生长因子-β（TGF-β）、表皮细胞生长因子（EGF）、血管内皮细胞生长因子（VEGF）、成纤维细胞生长因子（FGF）等。

趋化性细胞因子（chemokine）是一个蛋白质家族，由十余种结构有较大同源性、分子量多为 8～10kD 的蛋白组成。趋化性细胞因子主要由白细胞与造血微环境中的基质细胞分泌，可结合在内皮细胞的表面，具有对中性粒细胞、单核细胞、淋巴细胞、嗜酸性粒细胞和嗜碱性粒细胞的趋化和激活活性。IL-8 是一类重要的趋化因子，对中性粒细胞有趋化作用。

三、细胞因子及其受体与疾病的治疗

细胞因子治疗疾病方法基本可分为两大类，即细胞因子补充和添加疗法及细胞因子阻断和拮抗疗法。目前，已用于临床的细胞因子制品有 IFN-α、IFN-β、IFN-γ，G-CSF、GM-CSF、EPO 等，它们的补充和添加多应用于肿瘤、感染、造血障碍；用于细胞因子阻断和拮抗疗法的方法包括制备细胞因子的单克隆抗体、受体拮抗剂和重组可溶性细胞因子受体等，适用于自身免疫性疾病、移植排斥、感染性休克的治疗等。

由于细胞因子制品在体内半衰期短，需要给患者反复多次注射高剂量细胞因子制品后方能取得一定疗效，因此往往导致严重副作用。目前，开始进行细胞因子的基因疗法研究，将细胞因子或其受体基因通过一定技术方法导入体内，使其在体内长期表达并发挥治疗效应。

（黎晶晶）

第四章 主要组织相容性复合体及其编码分子

本章概要

主要组织相容性复合体是编码主要组织相容性抗原的基因群，是早期从组织器官移植实验中发现的，也是当今免疫遗传的主要内容。本章主要讲述 HLA 复合体的基因组成、HLA 的结构、分布与生物学功能，讨论了 HLA 复合体的遗传特点及其分型技术，对 MHC 在医学上的意义也作了简要介绍。

第一节 概 述

组织相容性（histocompatibility）是指器官或组织移植时供者与受者相互接受的程度：如相容则不互相排斥，不相容就会出现排斥反应——一种免疫应答效应。诱导排斥反应的抗原称为组织相容性抗原，也称为移植抗原。人和各种哺乳动物的组织相容性抗原都十分复杂，但有一组抗原起决定性作用，称为主要组织相容性抗原（major histocompatibility antigen，MHA），其余的称为次要组织相容性抗原。编码 MHA 的基因是一组呈高度多态性的基因群，集中分布于各种动物某对染色体上的特定区域，称为主要组织相容性复合体（major histocompatibility complex，MHC）。MHC 编码的产物称为 MHC 分子，可分布于不同类型的细胞表面，不但决定着宿主的组织相容性，而且与宿主的免疫应答和免疫调节密切相关，其意义已远远超出了移植免疫的范畴。

MHC 的发现主要得益于对近交系小鼠（inbred mice）及同类系小鼠（congenic mice）的研究。近交系小鼠又称纯系小鼠，是通过连续 20 代以上同胞兄弟姊妹交配而育成，同一系内各个体的遗传背景完全相同，同源染色体都是纯体型。同类系小鼠是应用两纯系小鼠不断杂交和回交筛选而育成，同一系内各个体的 MHC 结构有所不同，其他遗传背景完全一致。这种动物对研究 MHC 非常重要。另外，还可用不同的同类系小鼠杂交进一步产生重组体小鼠。

1936 年，R. Gorer 利用近交系小鼠研究发现：小鼠的自发肿瘤移植到同系小鼠体内能够生长，但在不同系小鼠则遭排斥；这种排斥作用不仅针对肿瘤，也针对供者正常的组织、细胞；还发现决定移植物排斥的基因与红细胞抗原 2 的基因一致，故将其称为 H-2 系统。1948 年 C. Snell 用同类系小鼠证明了 H-2 基因复合体（图 4-1），并陆续发现了其他动物的 MHC。1954 年，J. Dausset 利用多产妇血清发现了人类的 MHC——HLA 系统。1963 年，B. Benacerraf 发现了免疫应答（Ir）基因，并发现 Ir 基因与 MHC 紧密连锁。由于他们的突出贡献，Benacerraf、Dausset 和 Snell 分享了 1980 年度的诺贝尔生理学奖。

除了人和哺乳动物之外，很多脊椎动物及两栖动物均有各自独特的 MHC。在迄今为止所研究过的哺乳动物中，除小鼠的 MHC 称为 H-2 外，其他种属多以白细胞抗原（leukocyte antigen，LA）命名，例如人的 MHC 是 HLA（人类白细胞抗原，human leudocyte antigen），恒河猴的为 RhLA，狗的为 DLA，家兔的为 RLA，豚鼠的为 GPLA 等。MHC 的研究开创了免疫遗传学的新领域，许多免疫学的重要问题可望从 MHC 研究中找到答案。

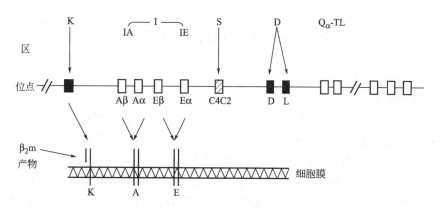

图 4-1 小鼠 H-2 基因结构示意图

第二节 HLA 复合体的基因组成

人类的 MHC 称为 HLA 复合体，位于第 6 对染色体的短臂上，长度为 4 分摩（centimorgan，cM），约为 4000kb。整个复合体上有近 60 个基因座，已正式命名的等位基因 278 个。根据编码分子的特性不同，可将整个复合体的基因分成三类：Ⅰ类、Ⅱ类和Ⅲ类基因（图 4-2）。

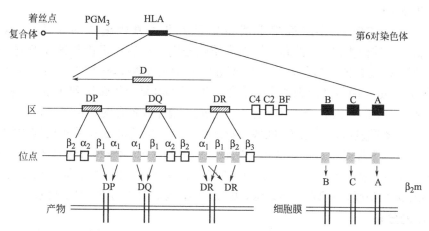

图 4-2 HLA 基因结构示意图

① Ⅰ类基因区位于着丝点的远端，主要包括 HLA-A、HLA-B、HLA-C 三个位点；新近又提出 E、F、G、H、K 和 L 位点。

② Ⅱ类基因区位于着丝点的近端，是结构最为复杂的一个区，主要由 DR、DQ、DP 三个亚区构成，每个亚区又有若干个位点。新近又鉴定了 DO、DZ、DX 三个亚区。

③ Ⅲ类基因区含有编码补体成分 C2、C4、B 因子及 TNF、热休克蛋白和 21-羟化酶的基因。

④ 非 HLA 基因，这些基因位于 HLA 区域内，其功能与 HLA 相关；目前已经命名的有两类：LMP（巨大多功能蛋白酶体，large multifunctional protease，或低分子量多肽，low molecular weight polypeptides）和 TAP（抗原处理相关转运蛋白，transporter associated with antigen processing，或抗原肽转运蛋白，transporter of antigen peptides）。LMP 为蛋白酶体相关基因，由 LMP2 和 LMP7 组成；TAP 为 ABC 转运蛋白基因，包括 TAP1 和 TAP2；它们的功能可能与抗原的处理和递呈有关。

第三节 HLA 的结构和分布

一、HLA 的分子结构

1. HLA Ⅰ类抗原

HLA-A、HLA-B、HLA-C 抗原是由第 6 号染色体相应 Ⅰ 类基因编码的 α 链（44KD）与第 15 号染色体编码的 β_2 微球蛋白（β_2 microglobulin，β_2m，12kD）非共价结合的糖蛋白。α 链由胞外区、跨膜区和胞内区组成。胞外区可进一步分为 α_1、α_2、α_3 三个功能区。跨膜区含疏水性氨基酸，排列成 α 螺旋，跨越脂质双分子层。胞内的氨基酸被磷酰化后有利于细胞外信息向胞内传递。β_2m 无同种特异性，与 α_3 功能区连接，其功能为有助于 Ⅰ 类抗原的表达和稳定性。

根据 X 线晶体衍射资料表明，Ⅰ 类抗原分子顶部 α_1 和 α_2 区组成的抗原肽结合区呈沟槽，α_1 和 α_2 区各含 4 股 β 片层和 1 个 α 螺旋，呈对称排列而连接成一个沟槽，β 片层组成槽底，其两侧由 α 螺旋组成。沟槽大小为 2.5nm×1.0nm×1.1nm，可容纳 8～12 个氨基酸残基组成的短肽。沟槽内氨基酸变化大，是 Ⅰ 类抗原多态性的基础。虽然抗原肽与 Ⅰ 类分子的结合有一定的选择性，但并不像抗原与抗体那样高度特异地结合，只要被结合的多肽有 2～3 个关键的氨基酸能恰当地连接到沟槽内的多肽结合基序（binding motif）的相应位置上，多肽即可与之结合，并被运送到细胞表面递呈给 T 细胞。所以每个 Ⅰ 类抗原分子能与一定广度的多肽谱结合。α_3 与 β_2m 具有 Ig 恒定区样结构。α_3 为 T 细胞 CD8 分子的识别部位。

2. HLA Ⅱ类抗原

HLA-DP、HLA-DQ、HLA-DR 等 Ⅱ 类抗原是由 Ⅱ 类基因编码的 α 链（34kD）和 β 链（29kD）非共价连接的糖蛋白。α 链和 β 链在内质网分别合成后，很快与第 3 条链——γ 链（或称 li 链）结合成 αβγ 复合体，当复合体到达 MⅡC（内体/溶酶体样结构），γ 链解离、降解。γ 链的存在，使 α、β 链不能与其他胞内蛋白结合，并协助 αβ 复合体转运到 MⅡC，使之与抗原结合。α 链和 β 链，均由胞外区、跨膜区和胞内区组成。胞外区各含两个功能区 α_1、α_2 和 β_1、β_2。

X 线晶体衍射图像显示，α_1 和 β_1 区各自盘线成一个 α 螺旋和 β 片层构成沟槽的一个侧壁和半个底面。由于它的末端是开放的，故可容纳较长的多肽（约 12～20 个氨基酸）。该沟槽与多肽结合的特点基本上与 Ⅰ 类抗原相似，但被结合的多肽一般来自外源性抗原经加工处理降解的产物。α_2、β_2 区靠近细胞膜，具有 Ig 样结构，β_2 为 T 细胞 CD4 分子的识别部位。

二、HLA 的分布

经典的 HLA Ⅰ 类抗原（HLA-A、HLA-B、HLA-C 系列）广泛分布于人体各种组织的有核细胞表面，包括血小板和网织红细胞。除某些特殊血型外，成熟红细胞一般不表达 Ⅰ 类抗原，神经细胞和成熟的滋养屋细胞也不表达此类抗原。各种组织胞表达 HLA Ⅰ 类抗原的数量不同，以外周血白细胞和脾、淋巴结、胸腺细胞的含量最丰富，其次为肺、肝、肾、皮肤、主动脉和肌肉。HLA-E、HLA-C、HLA-F 抗原多特异地表达于组织发生时期的细胞。研究证明，滋养层细胞虽不表达经典的 HLA-A、HLA-B、HLA-C 抗原，却表达 HLA-G 抗原，后者可以保护滋养层细胞免受 NK 细胞的杀伤。

Ⅱ 类抗原（HLA-DR、HLA-DP、HLA-DQ 系列）的分布面较窄，主要分布于 B 细胞、Mφ 细胞及其他的抗原递呈细胞（APC）、胸腺上皮细胞及血管内皮细胞等，被活化的 T 细胞及精细胞上亦有 Ⅱ 类抗原表达。有些组织在病理情况下（如病毒感染或 IFN 等细胞因子诱导时）亦可表达 Ⅱ 类抗原。近年研究表明，HLA-DM 并不表达于细胞表面，而局限于胞质 MⅡC 内，它能使 Ⅱ 类抗原的 γ 链与 αβ 链解离，从而促进外源性抗原肽与 Ⅱ 类分子结合。

分布在细胞表面的 HLA Ⅰ、HLA Ⅱ 类抗原，也可以可溶性形式出现在血清、尿液、唾液、精液及乳汁中。

第四节 HLA 的生物学功能

HLA 抗原（分子）最初是作为同种抗原诱发移植排斥反应而被发现的，但很快就认识到它在调节免疫应答和某些疾病的易感性中起重要作用。

一、对蛋白质抗原的处理与提呈

HLA 最主要的功能之一是作为抗原提呈分子。已知两类 HLA 分子所提呈的抗原有不同的特点。细菌、蛋白质等非自身细胞产生的外源性抗原由 APC 吞噬或内化后，在内体中降解成肽段后移行到 MⅡC，并与从内质网转运到 MⅡC 中的 HLA Ⅱ类分子结合成抗原肽-Ⅱ类分子复合体，运动送到细胞表面供 $CD4^+$ T 细胞识别。病毒抗原、肿瘤抗原等内源性抗原，在细胞质内首先经 LMP 降解成肽段，通过 TAP（在内质网膜上）转运到内质网腔中，使之与新合成的 HLA Ⅰ类分子结合成抗原肽-Ⅰ类分子复合体，经高尔基体转运到细胞表面，供 $CD8^+$ T 细胞识别。

最近研究发现，HLA Ⅰ类分子亦可与那些从吞噬小泡进入胞质中的外源性抗原（经 LMP、TAP 作用）结合，转运至细胞表面，引起 $CD8^+$ T 细胞应答。同样，在某些情况下，HLA Ⅱ类分子亦可与内原性抗原结合，引起 $CD4^+$ T 细胞应答。可见，HLA 对抗原的处理与提呈是十分复杂的过程。

二、调节免疫应答

实验证明 MHC 分子在多方面参与免疫应答的调节。

1.抗原肽-MHC-TCR 三分子复合体启动免疫应答

抗原经 APC 处理成肽段后，经配位或抗原限制位与 MHC-TCR 结合成三分子复合体，启动免疫应答。

2. MHC 是协同刺激分子

当抗原肽-MHC 复合体与 TCR 结合的同时，MHC Ⅰ类分子或Ⅱ类分子分别与 T 细胞表面的 CD8 或 CD4 分子结合，以稳定抗原肽-MHC 分子与 TCR 的特异性结合，并使与 CD4/CD8 相关联的酪氨酸激酶 P_{56}^{ICK} 活化。后者是 T 细胞活化的一个重要协同刺激信号，故 MHC 分子是协同刺激分子。

3. MHC 限制性

无论在免疫应答识别阶段 T 细胞与 APC 之间的作用，还是效应阶段 T 细胞与靶细胞之间的作用，都涉及 T 细胞对与其作用细胞的自身 MHC 分子的识别，即只有当相互作用细胞双方的 MHC 分子一致时，免疫应答才能发生。这一现象称为 MHC 限制性（MHC restriction）。这是 Doherty 和 Zinkernagel 于 1974 年最早从动物实验证明的，两学者因此而荣获 1996 年诺贝尔奖。现已明确，细胞毒性 T 细胞（Tc）与靶细胞之间相互作用受 MHC Ⅰ类分子限制，APC 与辅助性 T 细胞（Th）之间、Th 细胞与 B 细胞之间、T 细胞与 T 细胞之间相互作用时受 MHC Ⅱ类分子限制。关于 MHC 限制性的本质，目前认为，T 细胞识别抗原时有两种识别，一是 TCR 识别与 MHC 结合的抗原肽，而 MHC 与抗原肽的结合是有一定选择性的，二是 TCR 尚需识别 MHC 分子的 α 螺旋。因此限制了 TCR 只能识别自身 MHC 分子提呈的抗原。TCR 识别自身 MHC 分子的能力是 T 细胞在胸腺发育中获得的。

4.对免疫应答强弱的影响

不同个体所具有的不同 MHC 分子谱，可能控制着对特异性抗原应答的能力。如果某个体的 MHC 分子与抗原配位的结合具有高度亲和力，则该个体对此抗原的免疫刺激呈高应答；相反，如与抗原配位呈疏松结合，则该个体对此抗原呈低应答。因此免疫应答的强弱直接决定于 MHC 分子与抗原配位结合的紧密性。此外，细胞表面 MHC 分子的密度亦影响免疫应答的强弱程度。

第五节 HLA复合体的遗传特点及分型技术

一、HLA复合体的遗传特点

1.单位型遗传

连锁在一条染色体上的HLA各位点的基因组合称为HLA单倍型（HLA haplotype）。两个同源单倍型构成HLA的基因型（HLA genetype）。由于一条染色体上HLA各位点之间距离非常近，很少发生同源染色体间的交换。当亲代的遗传信息传给子代时，HLA单倍型作为一个单位遗传给下一代。因此，子女的HLA基因型中，一个单倍型与父亲相同，另一个与母亲相同。例如父亲的HLA单倍型为a和b，母亲的是c和d，则其子女可出现ac、bc、ad、和bd四种基因型的组合。这样，亲代与子代间有一个单倍型是相同的。同胞间，HLA基因型完全相同的概率为25%，完全不相同的概率亦为25%，一个单倍型相同的概率为50%。因此，从家庭内寻找器官移植的供者，其供、受者HLA抗原型别相同的概率比在无血缘关系的供、受者中高得多。

2.共显性遗传

HLA复合体为共显性遗传，即每对等位基因都能编码抗原，共同表达于细胞膜上，而不形成ABO血型系统中的隐性基因及免疫球蛋白基因中的等位基因排斥现象，这就大大增加了HLA抗原系统的复杂性和多态性。

3.高度多态性

高度多态性是HLA复合体最显著的遗传特点。多态性是指在随机婚配的群体中，同一基因位点可存在2个或2个以上的基因，有的可多达几十个，甚至百余个基因。由于HLA复合体是多位点的共显性复等位基因系统，故具有高度多态性。到1996年WHO命名委员会公布的HLA I类基因中，已发现HLA-A位点有61个复等位基因，B位点和C位点各有136个和37个复等位基因，HLA-E和G位点各有4个复等位基因。HLA II类基因多态性更为显著，HLA-DPA1、DPB1、DQA1、DQB1、DRA、DRB1位点分别有8、67、16、26、2和141个复等位基因等。因而在远交人群中，有数以百亿计的HLA单倍型和基因型。根据共显性遗传规则，在无血缘关系人群中，可检出各不相同的HLA表现型，这给同种移植时选择供体造成极大困难。但HLA复合体的高度多态性，赋予机体具有能够适应内外环境多变的巨大潜力，因而具有重要的生物学意义。

4.连锁不平衡

单倍型基因非随机分布的现象称为连锁不平衡（linkage disequilibrium）。如某些基因（A_1与B_8）经常在一起出现，其单倍型频率比理论值高，而另一些基因又较少出现。连锁不平衡产生原因尚不清楚。有人认为，连锁不平衡与某些疾病的发生有关。

二、HLA的分型技术

HLA分型不仅能应用于临床，更是免疫遗传学研究所必需的。传统的血清学分型和细胞学分型技术主要侧重于HLA抗原特异性的分型，20世纪80年代建立的DNA分型技术则侧重于基因分析。

1.血清学分型技术

（1）HLA I类抗原的检测　HLA-A、HLA-B、HLA-C抗原型别鉴定均使用微量补体依赖细胞毒试验（complement dependent cytotoxicity，CDC）。基本原理是标准分型血清中含有针对某种抗原特异必的细胞毒抗体，可与待测细胞表面相应HLA抗原结合，激活随后加入补体，使细胞损伤或死亡。利用染料排斥试验判断受检细胞，受损或死亡细胞被染色为细胞毒阳性。细胞毒阳性细胞的HLA抗原型别与标准分型血清所针对的抗原相当。

（2）HLA-DQ、HLA-DR抗原的检测　该两种抗原的检测方法同HLA I类抗原，但所用的抗血清必须经过吸收（通常用多个个体的血小板来吸收）以除去其中的抗I类抗原的抗体，待测细胞须用经过纯化的 B 细胞。标准分型血清多取自经产妇、计划免疫志愿者，或制备的 HLA 单克隆抗体。血清学分型是一项传统的技术，尽管近年来已建立许多新的技术，但它仍是目前 HLA 分型的基本方法。

2. 细胞学分型技术

HLA-DP 抗原特异性可应用纯合子分型细胞（homozygous typing cell，HTC）和预致敏淋巴细胞试验（primed lymphocyte test，PLT）检测。两种方法的原理均是通过单向混合淋巴细胞培养判断淋巴细胞在识别非己 HLA 抗原后的增殖反应。由于分型细胞来源因难以及实验方法繁琐，细胞学分型技术逐渐被淘汰。

3. DNA 分型技术

近年来，国内外已将 HLA 分型技术从抗原水平发展到基因水平。DNA 分型技术是在分子杂交基础上发展起来的，通过分析受检者细胞基因组 DNA 片段的多态性特点来判断抗原特异性型别。

（1）RFLP 技术　即限制性片段长度多态性（restriction fragment length polymorphism，RFLP）分析技术，其基本原理是：个体间抗原特异性来自氨基酸顺序的差别，后者由编码基因的碱基顺序不同所决定；此种碱基顺序的差别造成限制性内切酶识别位置及酶切位点数目的不同，从而产生数量和长度不一的 DNA 酶切片段；经电泳、转膜后，用标记的特异 cDNA 探针与之杂交。根据杂交条带的格局来判定 HLA 的型别。将聚合酶链反应（polymerase chain reaction，PCR）与 RFLP 结合起来，可即显著提高其灵敏度。由于本法仅能反映某限制性内切酶位点的改变，故有一定的局限性。

（2）PCR/SSO 技术　检测细胞 DNA 经 PCR 扩增后，与标记的顺序特异的寡核苷酸（sequence specific oligon nucleotide，SSO）探针进行杂交，从出现的杂交条带来断 HLA 型别。该法能测出等位基因间 1～2 个核苷酸的差异，具有灵敏度高、特异性强和样本用量少等优点。

（3）PDR/SSP 技术　该法的特点是设计一组顺序特异性引物（sequence specific primer，SSP），经 PCR 扩增获得不同型别的 HLA 特异扩增产物，可通过电泳法直接分析带型来判定 HLA 型别，省去了上述方法中使用特异性探针作杂交的步骤，因而大大减少了实验操作复杂性。

此外，PCR 指纹图（PCR-fingerprints）和 PCR 单链构象多态性（PCR-single strand conformation polymorphism，PCR-SSCP）分析等技术，使 HLA 型别分析达到了更精细的水平，并因此发现了更多的 HLA 多态性。目前，DNA 分型法主要用于 HLA Ⅱ类基因的分型，并有可能在不久的将来取代血清学方法。

第六节　MHC 在医学上的意义

1. MHC 与器官移植

前已述及，通过移植排斥的研究发现了 MHC，所以 MHC 的意义首先与器官移植相关。Ⅰ类和Ⅱ类分子是引起同种异体移植排斥反应的主要抗原，供者与受者 MHC 的相似程度直接反映两者的相容性；供-受者间的 MHC 相似性越高，移植成功的可能性越大。同卵双胎或多胎兄弟姊妹之间进行移植时几乎不发生排斥反应；亲子之间有一条 HLA 单倍型相同，移植成功的可能性也较大；而在无任何亲缘关系的个体之间进行器官移植时存活率要低得多。为了降低移植排斥反应，延长移植物的存活时间，移植前的重要工作就是通过 HLA 检测的方法进行组织配型，选择 HLA 抗原与受者尽量相同的供者；在移植后发生排斥反应时进行恰当的免疫抑制。

2. MHC 与免疫应答

（1）免疫调控作用　动物实验证明，不同品质的小鼠对同一抗原的应答能力大不相同：甲小鼠可产生抗体应答和细胞性应答，乙小鼠完全无应答，两者杂交的 F_1 代有应答能力。这说明对某抗原的应答能力受遗传调控，Benacerraf 将这种控制基因称免疫应答基因（immune response gene，Ir基因）；Ir基因的编码产物称为免疫应答相关抗原（immune response associated antigen，Ia抗原）；后来发现实际上就是MHCⅡ类基因及其抗原。Ⅱ类分子调控免疫应答的机制尚未清楚，可能是不同Ⅱ类分子与抗原结合的部位不同，因此提呈给Th细胞的抗原表位也不相同。

（2）MHC限制性识别　当抗原提呈细胞向免疫活性细胞提呈抗原时，免疫活性细胞在识别特异性抗原的同时，必须识别提呈细胞的MHC抗原，这种机制称为MHC限制性（MHC restriction）。CD4$^+$T细胞必须识别Ⅱ类分子的特异性，CD8$^+$T细胞必须识别Ⅰ类分子的特异性。

3. MHC与疾病

近20年来，已发现50余种人类疾病与HLA的一种或数种抗原相关，例如某些传染病和自身免疫病，强直性脊柱炎就是其中一个典型代表。在美国白人中，90%的强直性脊柱炎患者为HLA-B27，而正常人HLA-B27仅为9%，表明HLA-B27与强直性脊柱炎的发生呈高度相关。需要指出的是，这种"相关性"只是一种统计学的概念，并不表明两者之间有绝对的因果关系，因为除了HLA之外，其他基因及许多未知的环境因素都可能影响疾病的发生。HLA与某疾病的相关程度常用相对危险性（relative risk，RR）表示，这是带有某种HLA抗原的人群发生某种疾病的频率与不带该抗原的人群发生某病频率的比值，其公式为：

$$RR = 患者(Ag^+/Ag^-)/对照(Ag^+/Ag^-)$$

RR数值越大，表示某病与该抗原的相关性越强。一般地说，RR值大于3就表示相关性较强；但是如果某抗原在患者中出现的频率低于20%，即使RR值很大，也无较大意义。

MHC在HLA相关疾病中的作用机制目前尚不十分清楚，抗原决定簇选择（determinant selection）学说部分地解释了MHC的作用：①某些自身抗原的抗原片段与某个或几个特定HLA抗原的结合力比与其他HLA分子的结合力高得多，因此带有该特异性HLA分子的个体较易针对此抗原产生MHC限制性的免疫应答，引起自身免疫病；②某些HLA分子与病原体的某些抗原相同（共同抗原）不能有效地产生对该病原体的免疫应答，导致机体对该病原体所致的感染性疾病的易感性增强。虽然决定簇选择学说还未得到证实，但是许多动物实验结果均支持这一学说。

4. MHC与法医学

HLA是体内最复杂的多态性基因系统，其表现型数以亿计，两个无血缘关系的个体很难具有完全相同的HLA，而且HLA终身不变。因此HLA检测至少具有两方面的意义：①由于HLA具有单倍型遗传的特点，每个子代均从其父母各得到一个单倍型，因此可用于亲子关系鉴定。②如用分子生物学方法，尚可对极少量的陈旧性标本进行检测，在法医学上可用于凶犯身份鉴定和死者身份鉴定。

5. MHC与人类学研究

不同民族的种族起源等人类学研究可从多方面进行，如历史、文化、语言、体质和基因等，其中唯基因受外界环境的影响最小，故其意义最大。因为HLA的基因连锁不平衡，某些基因或单倍型在不同种族或地区人群的频率分布有明显差异，故在人类学研究中可为探讨人类的源流和迁移提供有用的资料。

（董丽辉）

第五章 免疫细胞

本章概要

　　机体的免疫功能是在淋巴细胞、单核细胞和其他有关细胞及其产物相互作用下完成的。这些具有免疫作用的细胞及其相关组织和器官构成机体的免疫系统，是执行免疫功能的机构。免疫系统在体内分布广泛，淋巴细胞及其他免疫细胞不仅定居在淋巴器官中，也分布在黏膜和皮肤等组织中。免疫细胞及其产物即免疫分子还可以通过血液循环在体内各处巡游，可执行识别和排除抗原性异物的功能。T 细胞在特异性免疫应答中起关键作用，不仅负责细胞免疫，对 B 细胞参与的体液免疫也起辅助和调节作用。B 细胞的主要功能是产生抗体，负责体液免疫，但对 T 细胞的功能也有重要作用，能将处理的抗原提呈给 T 细胞，并提供协同刺激因子使 T 细胞充分活化。除 B 细胞外，单核吞噬细胞和树突状细胞也是抗原、提呈细胞（APC）。NK 细胞不依据抗原刺激，能自发地溶解多种肿瘤细胞和被病毒感染的细胞。几种粒细胞主要是在炎症反应中发挥作用。

第一节　免疫细胞的分类及其膜表面分子

一、免疫细胞的分类

　　凡参与免疫应答或与免疫应答相关的细胞均可称为免疫细胞（immunocytes）。通常根据免疫细胞的功能特点分为三类。

　　1. 淋巴细胞

　　成人体内的淋巴细胞约有 10^{12} 个，按免疫功能不同，可分为三大类。T 细胞和 B 细胞是最主要的两大类，分别负责细胞免疫和体液免疫。这两类细胞均具有特异性抗原受体，接受抗原刺激后能发生活化、增殖和分化，产生特异性免疫应答，故称免疫活性细胞（immunocompetent cells，ICC），也称抗原特异性淋巴细胞。T 细胞和 B 细胞的主要分布和特性见表 5-1。第三类淋巴细胞不需要预先接触抗原，就能杀伤某些被病毒感染的宿主细胞和某些肿瘤细胞，称为自然杀伤细胞（natural killer cells），简称 NK 细胞，在抗病毒感染和抗肿瘤免疫方面有一定作用。

　　2. 单核-吞噬细胞等抗原提呈细胞

　　外周血中单核细胞和组织中的巨噬细胞及分布在皮肤、其他非淋巴器官和淋巴器官中的树突状细胞，均能捕获和处理抗原并能把抗原提呈给 T 淋巴细胞，称为抗原提呈细胞（antigen presenting cells，APC），简称 APC。B 细胞也是很重要的 APC。因 APC 在免疫应答过程中起重要的辅佐作用，故也称为辅佐细胞（accessory cells，A cells），简称 A 细胞。

　　3. 粒细胞等炎症反应细胞

　　分布在外周血和多种组织中的各种粒细胞、肥大细胞以及血小板等多在免疫应答中发挥作用，参与免疫所致的炎症反应，故亦称炎症细胞。巨噬细胞不仅是 APC，在细胞免疫所致的炎

表 5-1 T 细胞和 B 细胞的主要分布和特性

分布与特性	T 细胞	B 细胞
分布/%		
胸腺/胸导管	100/>95	0/<5
外周血/淋巴结	70~80/75	20/25
脾脏/肠道集合淋巴结	35~50/30	50~65/60
对药物敏感性		
皮质类固醇	+	+
甲基苄肼	+	-
环磷酰胺	-	+
对放射线的敏感性	+	++
生存时间	长,数月至数年(记忆细胞长寿)	短,数天至数周(记忆细胞长寿)
主要功能	细胞免疫	体液免疫

症反应中也起重要作用。

二、免疫细胞的膜表面分子

淋巴细胞的 T 细胞、B 细胞和 NK 细胞在光学显微镜下难以辨别。早先发现人 T 细胞表面具有与绵羊红细胞结合的受体(称 E 受体),B 细胞表面有 SmIg 以及小鼠 T 表面具有能被异性抗体检测出的 Thy 抗原等。经过对淋巴细胞表面标志的研究发现,免疫细胞膜表面存在着大量不同种类的蛋白质分子。这些膜分子可用于区别和鉴定不同的免疫细胞及其亚群,但更重要的意义是它们与免疫细胞的分化成熟和免疫功能密切相关。例如 T 细胞和 B 细胞的膜分子与接受抗原刺激后的细胞活化有关,而不同的膜表面分子在免疫应答过程中有各自独特的作用。免疫细胞的膜表面分子大多为具有跨膜结构的糖蛋白,膜外区通常接受或提呈刺激信号,胞质区则多起传递信号的作用。膜表面分子根据其结构、功能及检测方法不同而分类和命名。能与特异性抗原结合的称抗原受体。能与 Ig Fc 段结合的称 Fc 受体,能被特异性抗体所识别的称表面抗原,与免疫细胞分化发育有关的称为分化抗原,与细胞之间相互接触和黏附作用有关的称黏附分子等。一种膜表面分子可有不同的名称,如 E 受体现称 CD2 分子,又称淋巴细胞功能相关抗原-2(LFA-2),也属于黏附分子。习惯上将免疫细胞的膜表面分子归为分化抗原,黏附分子和膜受体三大类,三者之间并无严格界限,且互相有交叉重又叠。膜受体则包括抗原受体、Fc 受体、补体受体以及细胞因子受体等。下面介绍白细胞分化抗原和黏附分子。

1.白细胞分化抗原——CD 抗原

免疫细胞表面抗原的表达常与分化育有关,故也称为分化抗原。1983 年国际会议商定以分化群(cluster of differentiation, CD),即 CD 加数序号命名细胞表面抗原或分子,一些重要的 CD 分子见表 5-2。

2.黏附分子

在免疫应答过程中不同免疫细胞间需要相互接触才能导致活化。凡是介导细胞与细胞间或细胞与基质间相互接触和结合的膜表面分子,称为细胞黏附分子(cell adhesion molecules, CAMs),简称黏附分子(andhesion molecules, Ams),大多为细胞表面的糖蛋白分子。黏附分子以配体-受体特异性结合的方式介导细胞的黏附,参与细胞分化、活化和细胞迁移等过程,在胚胎发育、维持正常组织结构、免疫应答、炎症与修复和肿瘤的转移等多种生理和病理过程中均有作用。根据黏附分子结构或基因编码特点,可将其分 Ig 超家族、选择素家族、整合素家类、黏蛋白样家族和钙依赖黏附分子(cadherin)家族等五类,尚有一些未归类的黏附分子。与免疫细胞功能较密切的有前四类。钙依赖黏附分子主要分布在上皮组织、神经组织和胎盘组织中,在机体形态发生和维持正常组织结构中有重要作用。

(1)Ig 超家族(Ig superfamily) 这类分子均含有 1 个或几个 Ig 功能区(domains),除了 T 细胞和 B 细胞的抗原受体、MHC I 和 II 类分子,还 CD2、CD4、CD8、CD28 和 CD80 等。Ig 超

表 5-2　一些重要的 CD 分子

CD 分子	单抗命名或其他同义名	分布细胞	功能或作用
CD2	T11,LTA-2E 受体	T 细胞、NK 细胞	黏附分子,与 LFA-3(CD58)结合,信号转导
CD3	T3,Leu-4	T 细胞(独有)	T 细胞抗原受体复合的成分,信号转导
CD4	T4,Leu3,L3T4(小鼠)	Th、T_D	黏附分子,与 MHC Ⅱ 类分子结合 MHC Ⅱ 分子受体,信号转导,HIV 受体
CD8	T8,Leu-8	Tc、Ts	黏附分子,与 MHC Ⅰ 类分子结合 NHC Ⅰ 类分子受体,信号转导
CD16	Fc-R Ⅲ	NK 细胞、粒细胞、巨噬细胞、活化 NK 细胞	低亲和力 IgG Fc 受体,ADCC
CD19	B4	B 细胞	活化和调节 B 细胞
CD21	B2,CR2	成熟 B 细胞,活化 B 细胞	C3d 受体,EBV 受体
CD25	Tac,IL-2 受体的 a 链	活化的 T 细胞和 B 细胞,活化的巨噬细胞	高亲和力的 IL-2 受体,使 T 细胞和 B 细胞增殖生长
CD18	Tp44,协同刺激受体	大绝部分 $CD4^+$ 的 T 细胞,部分 $CD8^+$ T 细胞	协同刺激分子 B7-1、B7-2 的受体,活化 T 细胞
CD40		B 细胞	协同刺激因子 CD40L 的受体
CD45	T200,白细胞共同抗原	白细胞	酪氨酸磷酸酶,信号转导
CD56	Leu-19	NK 细胞	黏附分子
CD80	B7-1	B 细胞	协同刺激因子

家族分子大多参与 T 细胞和 B 细胞识别、结合抗原以及免疫应答的有关过程。

　　(2) 整合素 (integrin) 家族　均由 α 链和 β 链组成异二聚体。至少有 8 种整合素亚家族 ($β_1 \sim β_8$)。与免疫功能密切相关主要为两种:$β_1$ 整合素,也称迟晚期活化抗原 (VLA),由 β 链 (CD29) 和不同的 α 链 (CD49a~CD49f) 结合成 VLA-1~VLA-6,表达在活化后期的 T 细胞表面;$β_2$ 整合素,也称白细胞整合素,由 β 链 (CD18) 与不同的 α 链 (CD11a~CD11c) 结合,其中表达在 T 细胞表面的称 LFA-1 (CD11a/CD18)。这些整合素能促使免疫细胞间的接触,与免疫活性细胞的活化过程有关。该家族成员中其他黏附分子的配体大多是细胞外基质 (ECM) 成分。

　　(3) 选择素 (selectin) 家族　原称外源性凝集素细胞黏附分子 (lectin cell adhesion molecules,LEC-CAM),单链结构。该家族成员又可分三种:L-选择素主要表达在淋巴细胞等白细胞表面,也称归巢受体 (homing receptor);E-选择素表达在淋巴因子激活的内皮细胞上;P-选择素存在于血小板和内皮细胞的分泌颗粒中。选择素的配体多是黏蛋白样分子上的糖基,两者结合使淋巴细胞和其他白细胞能与血管内皮细胞发生黏附,对白细胞的定居、迁移和分布等再循环及炎症反应的发生均有重要影响。

　　(4) 黏蛋白样 (mucin-like) 分子家族　为一组富含丝氨酸并有大量糖基的糖蛋白分子,其中有表达在淋巴结 HEV 内皮细胞上的两种黏蛋白分子,如 CD34 和糖酰化依赖的细胞黏附分子-1 (GlyCAM-1) 是 L-选择素识别的配体。另一种黏蛋白样分子 PSGL-1 在中性粒细胞上,是表达在活化内皮细胞表面的 E-选择素和 P-选择素的配体。

　　还有一些末能归类的黏附分子,如 CD44,分布在包括淋巴细胞在内的大多数细胞表面,作用广泛,可参与淋巴细胞的分化发育、迁移归巢和免疫应答,也与某些肿瘤的转移有关。

第二节　T 淋巴细胞

　　T 细胞在特异性免疫应答中起关键作用,不仅负责细胞免疫,对 B 细胞参与的体液免疫也起辅助和调节作用。

一、T 细胞的膜表面分子

根据其作用可归成三类，与识别抗原有关的抗原受体复合体，与活化相关的膜辅助分子和其他膜表面分子等。

（一）T 细胞抗原受体（TCR）和 TCR 复合体

所有 T 细胞表面均具有能结合特异性抗原的膜分子，称 T 细胞抗原受体（T cell antigen receptor，TCR）。成熟 T 细胞的 TCR 与细胞膜上的 CD3 分子和 ξ 蛋白分子结合形成 TCR-CD3-ξ 分子复合体，或称 TCR 复合体（见图 5-1）。只有完整的 TCR 复合体才能将 TCR 结合抗原的信息传递到细胞浆内，使 T 细胞开始活化。

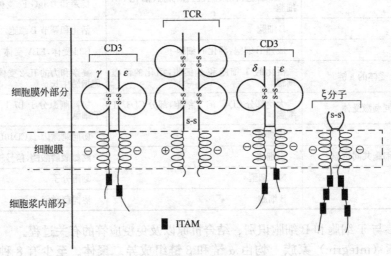

图 5-1　T 细胞抗原受体（TCR）和 TCR 复合体

1. TCR

由 α 链和 β 链经二硫键连接组成异二聚体（heterodimer），每条链又分为 V 区和 C 区。V 区在细胞外侧，是与抗原多肽-MHC 分子复合体结合的部位。C 区与细胞膜相连，其羧基末端约有 5～12 个氨基酸伸入胞浆内（图 5-1）。α 链和 β 链的基因编码分别由 V、J、C 和 V、D、J、C 基因群控制，各自又由许多基因节段组成，如在人的 α 链 V 区约有 50 个，β 链 V 区 57 个。幼稚 T 细胞的 TCR 基因重排后可形成几百万种以上的不同基因序列，可编码相应数量的不同特异性的 TCR 分子；每个成熟 T 细胞克隆内的各个细胞具有相同的 TCR，可识别同一种特异性抗原。在同一个体内，则可能存在几百万种以上的 T 细胞克隆及其特异性 TCR，以适应识别外界各种各样的特异性抗原。可将所的 T 细胞克隆的特异性 TCR 的总和称为 TCR 库（TCR repertoire）。

少数 T 细胞的 TCR 由 γ 链和 δ 链组成，其结构与 TCR α 链和 β 链相似，但 V 区的基因节段数目较少，重排后产生的特异性 TCR 种类的数量有限，即 TCR 库较小。此种 T 细胞称为 γδT 细胞，又称 TCR1；表面具有 TCR αβ 的 T 细胞称为 αβT 细胞，又称 TCR2。

2. CD3

CD3 为 T 细胞所特有的膜表面分子，由 3 种肽链（γ、δ 和 ε）组成 2 对异二聚体（γε 和 δε），均有类似 Ig 的细胞外区、跨膜区及胞浆末端区。胞浆末端区含有免疫受体酪氨酸活化基序（immune receptor tyrocine activation motif，ITAM），曾称为抗原识别活化基序（ARAM），与传导 TCR 结合抗原的信息有关（这种 ITAM 也存在于 ξ 分子、B 细胞抗原受体复合体的 Ig α 和 Ig β 链、NK 细胞的低亲和力 IgG Fc 受体 γ 链以及 IgEFc 受体的 β 链和 γ 链中）。

3. ξ 蛋白分子

由 2 条 ξ 肽链组成同二聚体（少数由 ξ 链与 η 链组成）。肽链的结构与 CD3 分子不同，胞外区仅 9 个氨基酸（CD3 分子约 100 个），而胞浆内末端区则长达 113 个，含有 3 个重复的 ITAM。

CD3 分子和 ξ 分子中的 ITAM 均含有酪氨酸，可与酪氨酸蛋白激酶结合，当 TCR 与抗原结合后，该激酶迅速活化，作用于酪氨酸使其磷酸化，继而启动细胞内的活化过程。因此，CD3 和 ξ 分子起着传导抗原信息的作用（也有人将 ξ 分子作为 CD3 分子的一部分）。TCR 复合体实际上是 4 个二聚体组成，包括 TCR α 链和 β 链。在这 4 个二聚体中，TCR α 链和 β 链带正电荷，而其他二聚体的跨膜区带负电荷，故相互间容易结合形成复合体（参见图 5-1）。

（二）T 细胞的膜辅助分子

称为膜辅助分子（accessory membrane molecules）协助 T 细胞与 APC 相互接触及参与抗原刺激后的活化过程，大多属于 Ig 超家族成员，其中有些是 T 细胞特有标志，可用其相应抗体鉴定和分离 T 细胞。

1. CD4 和 CD8——协同受体

CD4 分子为单体，CD8 分子由 α 链和 β 链组成二聚体，分别出现在不同的成熟 T 细胞表面。因此，T 细胞可分成两大亚群：$CD4^+$ T 细胞和 $CD8^+$ T 细胞，前者具有辅助性 T 细胞的功能，后者具有细胞毒性 T 细胞的活性。CD4 和 CD8 分子有黏附分子活性，能与 MHC 分子的非多态部位结合，以协同 TCR 与抗原多肽-MHC 分子复合物的结合，因此称为 TCR 的协同受体（co-receptor）。CD4 分子能与 APC 上的 MHC II 类分子结合，称为 MHC II 类分子受体；CD8 分子能与 MHC I 类分子结合，称为 MHC I 类分子受体（见图 5-2）。

CD4 和 CD8 分子的胞浆内末端区（约 25 个氨基酸）在 TCR 结合抗原后迅速发生磷酸化，该末端区又与酪氨酸蛋白激酶发生非共价结合，在 T 细胞的活化过程中有传导刺激信号的重要作用。另外，人类免疫缺陷病毒（HIV）通常首先侵犯和破坏 $CD4^+$ T 细胞，它是 AIDS 病人免疫功能缺陷的主要原因之一。

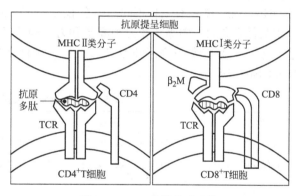

图 5-2 MHC I 类分子受体

2. CD28——协同刺激受体

属于 Ig 超家族成员，由二硫键连接 2 条肽链组成二聚体，其胞浆外区含有一个 Ig 的 V 区样结构。CD28 分子可表达在静止和活化的 T 细胞表面，能与 B 细胞或 APC 表面的相应配体 B7（CD80）结合，这种结合为 T 细胞提供协同刺激信号，使已接受抗原刺激开始活化的 T 细胞进入完全活化状态，如产生白细胞介素 2（IL-2）和其他淋巴因子等。如果没有 CD28 和 B7 的结合，则初步活化的 T 细胞将不充分活化增殖而进入失能（anergy）状态。因此，CD28 与 B7 的结合在 T 细胞（主要是 Th）接受抗原刺激后的活化过程中是必不可少的第二信号，称为协同刺激信号（co-stimulatory signal），CD28 称为协同刺激受体（co-stimulatory receptor）。

3. CD2（E 受体）——LAF-2

CD2 是绵羊红细胞（SRBC）结合的 E 受体，因 B 细胞无此表面受体，曾将其作为人 T 细胞的重要标志。检测方法是取人外周血淋巴细胞与 SRBC 混合后，T 细胞周围结合 SRBC，形成玫瑰花状，称 E 玫瑰花结试验（E rosette rest），简称 E 花结试验。曾用此法检测外周血的 T 细胞数。除 T 细胞外，NK 细胞也表达 CD2。CD2 也称淋巴细胞功能相关抗原-2（lymphocyte function associate antigen-2，LFA-2）。其天然配体是免疫细胞表面分子淋巴细胞功能相关抗原-3，即 LFA-3（CD58）。两者都是黏附分子。T 细胞的 CD2（LFA-1）与 APC 表面 LFA-3（CD58）结合后，可增强 TCR 与抗原多肽-MHC 分子复合体的结合。另外，CD2 也参与 T 细胞活化过程中的信号传导作用。

4. CD45 和 CD45R

CD45 称白细胞共同抗原，存在所有白细胞表面，包括 T 细胞。CD45 为单链糖蛋白，至少

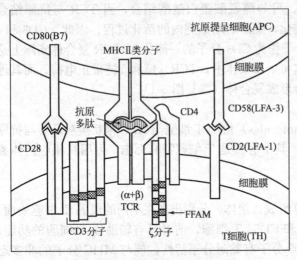

图 5-3　T 细胞和抗原提呈细胞表面的膜分子

有五种异型体。仅表达于某些白细胞表面的异型体，称为 CD45R。如 CD45RA 表达在初始 T 细胞（naive T cells，Tn）CD45RO 表达在记忆性 T 细胞（memory T cell，Tm）。各异型体的结构差别在胞外区，长度从 391～552 个氨基酸不等。而胞浆内末端区均相同，有 705 个氨基酸，序列较保守，具有蛋白酪氨酸磷酸酶的活性，能与胞浆内蛋白激酶相互作用，参与并调节 T 细胞的活化过程。

T 细胞主要的膜表面分子的功能参见图 5-3 和表 5-3。

（三）T 细胞的其他膜表面分子

1. 细胞因子受体

细胞因子受体在 T 细胞接受抗原刺激后的活化过程中起重要作用，主要是 IL-1 受体和 IL-2 受体。IL-2 受体包括 α 链（CD25）、β 链（CD122）和 γ 链，有三种不同的组合形式：单独 α 链、βγ 链或 αβγ 三条肽链结合，对 IL-2 结合分别为低亲和力、中等亲和力和高亲和力。静止 T 细胞仅表达 IL-2 受体 βγ 链。活化 T 细胞表达 α 链，与 βγ 链组成高亲和力 IL-2 受体，可使受抗原刺激活化的 T 细胞对较低水平的 IL-2 也能起增殖反应。

表 5-3　T 细胞和 B 细胞的主要膜表面分子

膜表面分子	T 细胞	B 细胞	功能
抗原受体	TCR（α+β，或 γ+δ）	BCR（SmIgM 和 SmIgD）	结合抗原（多肽），接受第一信号
抗原受体复合体成分	CD3（γ+ε，δ+ε），ξ 分子（ξ+ξ 或 ξ+η）	Igα/Igβ	传导第一信号
协同受体	CD4 分子，CD8 分子	CD19 和 CD21 复合体	协助结合抗原和传导第一信号
协同刺激受体	CD28	CD40	接受并传导活化的第二信号
协同刺激分子	CD40L（CD40 配体）	CD80（B7）	提供给 B（或 T 细胞）活化的第二信号
其他膜分子	CD2（LFA-2，E 受体）	CR1（CD35），Fcγ Ⅱ（CD32）	传导信号及其他作用
MHC Ⅰ 类分子	表达	表达	参与抗原提呈
MHC Ⅱ 类分子	仅在活化后表达	表达	参与抗原提呈

2. CD40L

CD40L 表达于活化的 CD4[+] T 细胞及部分 CD8[+] T 细胞，是 B 细胞表面分子 CD40（B 细胞的协同刺激受体）的配体，故称 CD40L，能促使 B 细胞充分活化。

3. 丝裂原受体

免疫学实验研究中常用有丝分裂原（mitogen，简称丝裂原），代替抗原刺激淋巴细胞。丝裂原刺激淋巴细胞活化过程与抗原所刺激的极其相似，但是某种抗原只能刺激很少数克隆的细胞活化，而丝裂原有多克隆刺激作用，能使淋巴细胞多数克隆活化。丝裂原多属于外源性凝集素（lectin），如植物种子中的糖蛋白、幼苗成分等。T 细胞和 B 细胞对不同的丝裂原刺激起反应（见表 5-4），与其细胞表面不同的丝裂原受体有关。植物血凝素（phytohemaglutinin，PHA）和刀豆蛋白 A（concanavalin A，Con A）可与 T 细胞表面 TCR 和 CD3 等糖蛋白分子上的某些糖基发生结合，能刺激 T 细胞活化。

表 5-4　常用活化淋巴细胞的有丝分裂原

有丝分裂原	缩　写	淋巴细胞增殖反应		有丝分裂原	缩　写	淋巴细胞增殖反应	
		T 细胞	B 细胞			T 细胞	B 细胞
植物血凝素	PHA	++	-	葡萄球菌 A 蛋白	SPA	-	+
刀豆蛋白 A	ConA	++	-	美洲商陆有丝分裂原	PWM	++	+

4. MHC 分子

所有 T 细胞均表达 MHC Ⅰ类分子，受抗原刺激活化后还能表Ⅱ类分子。因此，Ⅱ类分子也可作为 T 细胞的活化标志。T 细胞活化后也有一定的抗原提呈作用，即与其表达 MHC 类分子有关。

5.激素和介质受体

T 细胞表面也存在各种激素和介质的受体，如肾上腺素、皮质激素、组胺和前列腺素等物质的受体，是外界因素和神经内分泌对免疫系统功能产生影响的交接站。

二、T 细胞的亚群

T 细胞是不均一群体，按 TCR 种类可将 T 细胞分为两大类，即 γδT 细胞和 αβT 细胞。αβT 细胞根据其细胞表面分子工功能再进一步分为不同亚群。

(一) γδT 细胞

也称 TCR1 T 细胞。细外周血 T 细胞中 γδT 细胞约占 1%～5%，在肠道黏膜组织的 T 细胞中约占 10%。但某些动物如小鼠的肠道黏膜组织中 γδT 细胞可达 50% 以上，皮肤中也有较多 γδT 细胞。大部分 γδT 细胞为 CD4$^-$CD8$^-$，少数为 CD8$^-$，只是极少数为 CD4$^-$。关于 γδT 细胞功能尚不明确。γδT 细胞对抗原的识别和结合可不受 MHC 分子的限制。还可能识别非多肽类抗原。已知人 γδT 细胞能对某些细菌如结核杆菌的抗原发生增殖反应，也发现某些炎症性病变部位 γδT 细胞数量增多，表明 γδT 细胞在抗感染免疫方面可能起一定作用。

(二) αβT 细胞

也称 TCR 2T 细胞，人外周血 T 细胞＞95% 为 αβT 细胞，负责细胞免疫功能的主要部分。根据表面分子再分为两大群：CD4$^+$CD8$^-$ T 细胞，简称 CD4$^+$T 细胞；CD4$^-$CD8$^+$T 细胞，简称 CD8$^+$T 细胞。

1. CD4$^+$T 细胞

其 TCR 所识别的抗原是由 APC 所提呈的抗原多肽-MHCⅡ类分子复合体，因此 CD4$^+$T 细胞为 MHCⅡ类分子限制性 T 细胞，按功能又可为两个亚群。①辅助性 T 细胞（help T cells，Thcells）简称 Th 细胞，能协助 B 细胞产生抗体，也能协助其他 T 细胞的分化成熟。研究表明，CD4$^+$Th 细胞可根据其产生淋巴因子的种类分为 Th1 和 Th2 两个亚群，其特征见表 5-5。Th1 细胞主要在细胞免疫所引起的炎症反应中发挥作用。Th2 细胞能协助 B 细胞产生 IgE，在抗细胞外微生物或寄生虫感染免疫以及变态反应的发生中有一定作用。②迟发型超敏反应性 T 细胞（delayedhy persensitivity T cells，T_{DTH} 或 T_D cells）简称 T_{DTH} 或 T_D 细胞。在免疫应答效应阶段和迟发型超敏反应中能释放多种淋巴因子导致炎症反应，发挥排除抗原的作用（目前多认为 Th1 细胞具有 T_D 细胞的功能）。

2. CD8$^+$T 细胞

其 TCR 识别的抗原是靶细胞表面的抗原多肽-MHCⅠ类分子复合体，是 MHCⅠ类分子限制性 T 细胞。根据功能可分为两个亚群。①细胞毒性 T 细胞（cytotoxic Tcells，Tc cells 或 CTL）简称 Tc 细胞或 CTL。在免疫效应阶段，Tc 细胞识别带有抗原-MHCⅠ类分子复合体的靶细胞，如被病毒感染的细胞或癌细胞等，与靶细胞接触后，释放胞浆内颗粒，其是有类似补体 C9 作用的穿孔素（perforin）和具有丝氨酸蛋白酶活性的颗粒酶（granzymes），可作用于靶细胞使其溶解和发生凋亡。②抑制性 T 细胞（suppressor T cells，Ts cells）简称 Ts 细胞，能抑制 B 细胞产

表 5-5　两个 Th 细胞亚群主要特性

特　性	Th1	Th2	特　性	Th1	Th2
细胞因子产生			免疫相关功能		
IL-2	+	−	辅助全本抗体的产生	+	++
IFN-γ	++	−	辅助 IgG2a 的产生	++	+
IFN-β	++	−	辅助 IgE 的产生	−	++
IL-3	++	++	诱导巨噬细胞活化	++	−
IL-4	−	++	诱导迟发型超敏反应	++	−
IL-5	−	++	在抗感染免疫中的作用	抗细胞内寄生感染	抗细胞外寄生感染
IL-10	−	++			

生抗体和抑制其他 T 细胞的分化和增殖。Ts 细胞通过其 TCR 识别和结合相应的抗原-MHC I 类分子复合物后发生活化和分化，并能产生可溶性抑制因子作用于其他细胞而发挥抑制作用（由于至今未能分离培养出 Ts 细胞克隆，目前大多数人认为 Ts 细胞是功能上的命名，可能包括某些具有抑制活性的 CD4⁻ 和 CD8⁺ T 细胞）。

一般认为，上述四个 T 细胞亚群中，Th 和 Ts 相互协调和制约，对免疫应答起调节作用，可称为调节性 T 细胞；Tc 和 T_D 在免疫应答阶段发挥作用，可称为效应性 T 细胞。

（三）T 细胞的分化发育与膜表面分子的表达

刚从骨髓进入胸腺浅皮质层的前 T 细胞不表达 TCR 和 CD3 分子，因为也不表达 CD4 和 CD8 分子，称为双阴性（double negative，DN）细胞。在浅皮质层，极少数胸腺细胞表达 CD3 分子和 TCRγ 链和 δ 链，这群细胞输出到外周即为 γδT 细胞，多无 CD4 和 CD8 分子。浅皮质层的绝大部分胸腺细胞不表达 TCR 和 CD3，进入深皮层分化后可同时表达 CD4 和 CD8 分子，称双阳性（doubie positive，DP）细胞，也开始表达 CD3。同时，TCR α 和 β 链基因进行重新排列，在细胞表面表达 TCRαβ 分子。

双阳性细胞继续分化时须经历阳性和阴性选择过程。这是通过胸腺细胞表面的 TCR 分子与基质细胞表面 MHC 分子相互作用实现的。在选择过程发生前，由于 TCR 基因重排和表达的随机性，可产生许多不同特异性 TCR 的胸腺细胞克隆，可与各种 MHC 分子-各种多肽（自身或外来）复合物结合。但胸腺细胞在胸腺内所能遇到的只能是基质细胞表面的自身 MHC 分子-各种多肽。因此，自身 MHC 分子、自身多肽和多种多样的 TCR 对胸腺细胞起了选择作用。

1. 阳性选择

如果胸腺细胞的 TCR 分子能与基质细胞的自身 MHC 分子结合（阳性反应），这些细胞就得到刺激、存活、增殖并继续分化，那些 TCR 不能与自身 MHC 分子结合的胸腺细胞就在原处自行凋亡，这一过程称阳性选择，主要发生在皮质层。大部分双阳性细胞在此过程死亡。经过阳性选择，获得了 MHC 限制性，既产生了能识别自身 MHC 分子-外来抗原肽复合物的 T 细胞，也产生了能与自身 MHC-自身多肽起反应的 T 细胞。

2. 阴性选择

如胸腺细胞表面的 TCR 分子能与基质细胞表面的自身多肽-自身 MHC 分子复合物呈高亲和力结合，这些细胞也发生凋亡；只有那些 TCR 与基质细胞 MHC 分子

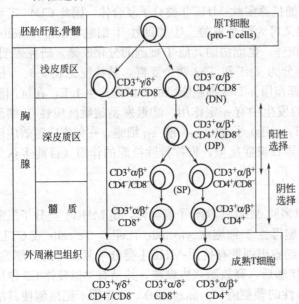

图 5-4　T 细胞分化发育与膜细胞分子表达示意图

上结合的自身多肽无高亲合力（阴性反应）的细胞才能继续存活成熟。这就是阴性选择过程，可除去那些与自身成分起反应的胸腺细胞，获得了对自身成分有耐受性的成熟 T 细胞。

在阳性选择过程以及进一步在髓质分化中，细胞表面的 CD4 和 CD8 分子与基质细胞的 MHC I 类和 II 类分子相互作用，诱导分化为仅表达 CD4 或 CD8 的单阳性（single positive，SP）髓质胸腺细胞；进入外周即为成熟的 CD4$^+$ 和 CD8$^+$ 两大亚群 T 细胞（图 5-4）。

第三节　B 淋巴细胞

B 细胞的主要功能是产生抗体，负责体液免疫。但对 T 细胞的功能也有重要作用，特别在识别时，能将处理的抗原提呈给 T 细胞，并提供协同刺激因子使 T 细胞充分活化。

一、B 细胞的膜表面分子

B 细胞的膜表面分子可分为三类，即与识别抗原有关的抗原-受体复合体、与细胞活化有关的辅助分子，以及其他各种受体等膜分子。

（一）B 细胞抗原受体（BCR）和 BCR 复合体

B 细胞抗原受体（B cell antigen receptor，BCR），就是存在于 B 细胞表面的膜免疫球蛋白（surface membrane immunoglobulin，SmIg 或 mIg）。与 T 细胞相同，B 细胞的 BCR 也与另外的膜分子 Igα/Igβ 结合形成复合体，称为 BCR 复合体。见图 5-5。

1. BCR——SmIgM 和 SmIgD

外周血中多数 B 细胞同时携带 SmIgM 和 SmIgD，少数携带 SmIgG、SmIgA 或 SmIgE。SmIg 均为单体，其 Fab 段可与抗原结合。与血清中 Ig 不同，SmIg 具有跨膜区，各类 Ig 均为 26 个氨基酸残基。但胞浆内末端区的长度因 Ig 种类不同而有差别。

SmIgM 和 SmIgD 的胞浆内末端区仅有 3 个氨基酸残基，与酪氨酸蛋白激酶相连，后者可启动细胞活化过程的信号传导。SmIg 是 B 细胞的特征性标志，常用荧光素标记抗 Ig 做荧光抗体染色法检测 B 细胞。

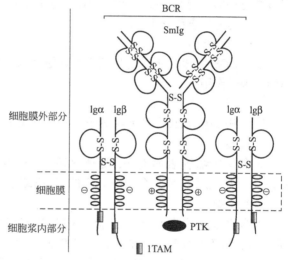

图 5-5　B 细胞抗原受体 BCR 与 BCR 复体

2. Igα/Igβ

Igα 和 Igβ 分别称为 CD79a 和 CD79b，由二硫键组成异二聚体，以 2 对异二聚体与 BCR 结合形成复合体。Igα 和 Igβ 胞浆外区均有 1 个 Ig 的功能区，胞浆内末端区较长，分别有 61 个和 48 个氨基酸，均有 ITAM，含有酪氨酸，当 BCR 与相对应抗原结合形成交联时，其酪氨酸残基磷酸化，启动 B 细胞活化过程的信号传导。

（二）B 细胞的膜辅助分子

B 细胞也有一些膜辅助分子，在 B 细胞结合抗原后的活化过程中有重要作用，如传导抗原刺激的信号，参与 B 细胞与 T 细胞的相互作用等。

1. CD19/CD21——协同受体复合体

CD19 和 CD21 形成复合体，能加强 BCR 与抗原的结合，称为 B 细胞协同受体复合体（B cell co-receptor complex），因具有信号传导作用，也称为信号传导复合体。其作用类似 T 细胞 CD4 或 CD8 分子。CD19 细胞外区有 3 个 Ig 样功能区，胞浆内区较长，含酪氨酸残基，有传导信号作用。CD19 在 B 细胞分化早期到浆细胞前均有表达，可作为 B 细胞特异性标志。CD21 也

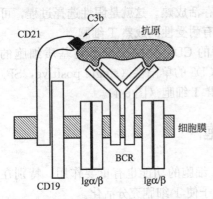

图5-6　B细胞的协同受体复合体

称CR2，能结合补体的裂解产物iC3b和C3dg。CD21的胞外区有60～70个氨基酸，含有15～16个重复同源序列，能与结合在BCR的抗原表面的C3b结合（见图5-6），以增强BCR与抗原的结合，同时将结合的信号导给CD19。CD21也是EB病毒的受体。

2.CD40——协同刺激受体

CD40是由2条肽链组成的异二聚体的糖蛋白，该分子除了表达在B细胞表面外，也表达在单核细胞和树突状细胞等APC表面。CD40的配体是T细胞表面的CD40L。CD40L与CD40发生结合，为B细胞提供了协同刺激信号，使B细胞能进入充分活化、继而细胞培殖、产生Ig等过程。因此，CD40可称为协同刺激受体，其作用与T细胞表面分子CD28相同。

3.CD45——蛋白酪氨酸磷酸酶

与T细胞相同，B细胞表面也有CD45分子，其胞浆内部分具有蛋白酪氨酸磷酸酶的活性，在B细胞的活化过程中参与和调节信号传导过程。

（三）其他膜表面分子

1.B7（CD80）

B7（CD80）表达在活化B细胞和其他APC表面，是T细胞表面分子CD28的配体，具有协同刺激因子作用。

2.MHC分子

B细胞表达MHCⅠ和Ⅱ类分子，其中Ⅱ类分子参与B细胞处理和提呈抗原的过程。

3.Fc受体

大多数B细胞表面有Fc受体（Fc receptor，FcR）FcγRⅡ（CD32），是一种低亲和力FcγR，可与抗原-抗原复合物中IgG的Fc段结合，有利于B细胞对抗原的捕获和结合。

4.补体受体

大多数B细胞表面存在着能与C3b和C3d发生结合的补体受体（complement receptor，CR），包括CR1（CD35）和CR2（CD21）。CR与抗原-抗体-补体复合物结合后可辅助B细胞捕获已经与Ig结合的抗原。正如上述CD21在B细胞的协同受体中的作用。

5.丝裂原受体

B细胞表面的丝裂原受体有脂多糖（lipopolysaccharide，LPS）受体和葡萄球菌A蛋白（staphylococcus protein A，SPA）受体。

B细胞表面还有一些重要的受体，如IL-1、IL-2和IL-4等多种细胞因子的受体。B细胞表面也有激素和神经递质的受体等，在调节B细胞功能方面有一定作用。

二、B细胞的亚群

根据B细胞的表面标志和功能分为B1和B2两个亚群，这两个亚群在分化发育和前体细胞来源等方面也有明显的区别。

1.B1细胞

该亚群B细胞不在骨髓中发育，其前体细胞在胚胎肝脏发生和分化后迁移到腹腔等部位，在外周血和淋巴器官中数量很少，只占5％～10％。B1亚群在成年期不像B2亚群可由骨髓中前体细胞补充更替，而是由其本身自我更新补充。B1细胞的BCR主要为SmIgM，因表达T细胞的CD5分子，也称CD5$^+$B细胞。B1或CD5$^+$B细胞为T细胞非依赖性细胞，识别和结合TI抗原后即可发生活化和增殖，不需T细胞辅助，产生IgM类抗体，多为低亲和力、多特异性的自身抗体，或是针对细菌多糖类抗原的天然抗体。B1细胞可能参与自身免疫性疾病的发生。另外，发现绝大多数的慢性淋巴细胞白血病细胞均属于B1或CD5$^+$B细胞。

2.B2 细胞或普通 B 细胞

该亚群前体细胞也起源于胚胎肝脏，但以后的分化和发育则在骨髓，在发生上晚于 B1 细胞。成熟后输送到外周淋巴器官，占外周淋巴组织 B 细胞的绝大部分。在成年期仍由骨髓中的 B 细胞不断补充更，B2 细胞表面同时有 SmIgM 和 SmIgD，无 CD5。该亚群 B 细胞为 T 细胞依赖性细胞，与 TD 抗原结合而发生免疫应答，需要 T 细胞辅助能产生针对外来抗原的 IgG 等抗体，负责机体体液免疫的主要功能。

两个 B 细胞亚群的特征和区别见表 5-6。

表 5-6　两个 B 细胞亚群的特征

特　征	B1	B2	特　征	B1	B2
表面分子 SmIgM	+	+	抗体产生	IgM	IgM,IgG
SmIgD	—	+	针对抗原	TI 抗原,自身抗原	TD 抗原
CD5	+	—	再次抗体应答	—	+
补充更新	自我更新	由骨髓 B 前体细胞更替			

三、B 细胞的分化成熟

B2 细胞的分化和成熟可分为两个阶段。第一阶段是不依赖抗原刺激的骨髓内分化阶段。由淋巴干细胞分化而来的前体 B 细胞称为原 B 细胞，在骨髓内微环境因素作用下分化成前 B 细胞，其标志是胞浆内现 Ig 的 μ 重链。多数前 B 细胞表面无完整 SmIgM，进一步分化成幼稚 B 细胞时表达 SmIgM，最后发育为成熟 B 细胞时同时表达 SmIgD。第二阶段是依赖抗原刺激的外周分化阶段，带有 SmIgM 和 SmIgD 的成熟 B 细胞从骨髓输出到外周淋巴组织后，如未遇相应抗原仅存活几天。如受相应抗原刺激后发生活化，则细胞表面的 SmIgD 消失，仍保留 SmIgM，有些成为可分泌 IgM 的浆细胞；而大多数在活化增殖过程中发生 Ig 类型转换，即由 SmIgM 转换成 SmIgG（或 SmIgA，或 SmIgE），Th 细胞产生的 IL-2、IL-4、IL-6 和 IFN-γ 在 Ig 类型转换过程中起诱导作用。最后，B 细胞分化过程中停止增殖，变成记忆性 B 细胞（memery B cells，Bm）。见图 5-7。

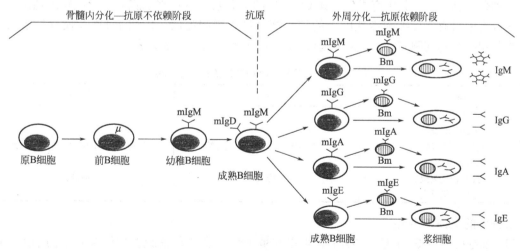

图 5-7　B 细胞的分化与表面标志示意图

第四节　NK 细 胞

NK 细胞是第三类淋巴细胞，其表面缺少 T 细胞和 B 细胞的特异性标志如 TCR 和 SmIg，曾称为裸细胞（null cell）。这类细胞不依赖于抗原刺激，能自发地溶解多种肿瘤细胞和被病毒感染的细胞，称为自然杀伤细胞，主要存在于外周血和脾脏中，在人外周血中占淋巴细胞的 5%～10%。

一、NK 细胞的特征

大多数 NK 细胞为胞浆中含有许多嗜天青颗粒的大型淋巴细胞，也称大颗粒淋巴细胞（large granular lymphocytes，LGL）。这些颗粒内含有溶解细胞的穿孔素（perforin）、具有丝氨酸蛋酶活性的颗粒酶（granzymes）等。NK 细胞表面主要有 CD2（即 E 受体）、CD16（低亲和力 IgG Fc 受体，FcγRⅢ）以及 CD56 等。CD56 分子可视为 NK 细胞特异性标志，抗 CD16 和抗 CD56 可用鉴定和分离 NK 细胞（巨噬细胞和粒细胞也表达 CD16，但 CD56 仅见于 NK 细胞）。NK 细胞表面也有 IL-2 受体（β链和γ链）和干扰素受体，IL-2 和 IFN-γ能活化 NK 细胞，增强其细胞毒活性。

二、NK 细胞的生物活性

1. NK 细胞识别靶细胞的机制

多数人相信 NK 细胞表面也存在着识别靶细胞表面分子的受体，而与靶细胞结合发挥杀伤作用，但该受体的结构一直难以确定。近年研究提示，对 NK 细胞敏感的靶细胞，如被病毒感染的细胞和某些肿瘤细胞，其表面 MHC Ⅰ类分子的表达水平低于正常细胞。NK 细胞表面存在识别 MHC Ⅰ类分子-自身多肽的受体，这种受体与正常细胞表面的 MHC Ⅰ类分子结合后产生抑制作用信号，使 NK 细胞对正常细胞不能产生杀伤效应，称为杀伤细胞抑制受体（killer cell inhibitory receptors，KIRs）。KIRs 属于 Ig 超家族，胞外区有 2～3 个 Ig 样功能区，细胞内区也有 ITAM。单个 NK 细胞可表达 1 种以上的 KIRs，以识别 MHC Ⅰ类分子的等位基因表型。NK 细胞与某些靶细胞接解时，因靶细胞上 MHC Ⅰ类分子和自身多肽异常或丢失而不再与 KIRs 结合，不传入抑制信号，可使 NK 细胞激活而发挥杀伤效应。因此，NK 细胞是通过 KIRs 识别靶细胞上"自身 MHC Ⅰ类分子和自身多肽"的丢失发生活化并产生杀伤效应的。

2. NK 细胞杀伤靶细胞的方式

NK 细胞基本与 CTL 相似，即通过脱颗粒作用或称为颗粒胞外分泌（granule exocytosis）作用损伤细胞膜和裂解 DNA，导致细胞凋亡。NK 细胞与靶细胞接触结合后，胞浆颗粒的内容物释放到靶细胞表面，其中有类似补体 C9 结构的穿孔素，可在靶细胞膜上形成跨膜通道，接着颗粒内容物中具有 NK 细胞毒性因子的颗粒酶可进入靶细胞内，作用于 DNA 使其裂解成小片段，导致靶细胞的细胞凋亡。NK 细胞与 Tc 细胞主要特性的区别见表 5-7。

表 5-7　NK 细胞与 Tc 细胞的主要特性比较

特　性	Tc 细胞	NK 细胞
TCR-CD3	+	-
CD16，CD56	-	+
识别靶细胞表面分子	多肽-MHC Ⅰ类分子复合物	自身多肽-MHC Ⅰ类分子复合物
MHC 限制性	+	-
抗原预先刺激	需要	不需要
免疫回忆反应	+	-

3. 细胞的 ADCC 作用

NK 细胞因具有 FcγRⅢ（CD16），可以与被 IgG 结合的靶细胞发生结合并杀伤细胞，使靶细胞溶解，即 ADCC 作用（曾将由于 ADCC 作用而杀伤靶细胞的 NK 细胞称为 K 细胞）。

外周血淋巴细胞在体外用较高浓度的 IL-2 培养刺激后，可使非特异性杀伤肿瘤细胞的活性大增强，这种具有杀伤活性的淋巴细胞为淋巴因子激活的杀伤细胞（lymphokine activated killer cells，LAK cells），简称 LAK 细胞。与 NK 细胞相比，LAK 细胞的细胞毒活性较高，杀伤肿瘤细胞的范围较广。由于 LAK 细胞的前体细胞与 NK 细胞不能区别，目前多认为 LAK 细胞是由 NK 细胞受 IL-2 刺激所形成的。也有人认为可能还包括部分活化 Tc 细胞等其他有杀伤活性的免疫细胞。LAK 细胞已在临床试用于治疗癌症。方法是取出患者外周血淋巴细胞，用 IL-2 在体外刺激培养后再输回到患者体内，治疗效果尚待观察判定。

NK 细胞在机体的抗病毒感染和抗肿瘤免疫方面起着较重要的作用。在病毒感染的早期就能杀伤被病毒感染的靶细胞，在抗原特异性 Tc 细胞尚未形成前就能清除病毒。已发现 T 细胞和 B 细胞正常而 NK 细胞缺陷的个体，对病毒感染特别敏感，易患威胁生命的病毒感染。已知体内无 T 细胞的无胸腺小鼠的肿瘤自然发生率并不比正常小鼠高，检查发生这些无胸腺小鼠的 NK 细胞数量明显增多，表明 NK 细胞在体内抗肿瘤发生上有一定的作用。

T 细胞、B 细胞和 NK 细胞主要特性的比较见表 5-8。

表 5-8 三类淋巴细胞的主要特征

特 性	T 细胞	B 细胞	NK 细胞
抗原受体	TCR-CD3	BCR	CD94/NKG2A
CD 分子表达	CD2，CD3，CD4/CD8	CD19，CD21，	CD2，CD16，CD56
$Fc\gamma R$	少数有	+	+
C3bR	－	+	
免疫功能	细胞免疫，免疫调节	体液免疫，提呈抗原	自然杀伤，ADCC

第五节　抗原提呈细胞

在疫应答过程中，除 T 细胞和 B 细胞起核心作用外，单核吞噬细胞和树突状细胞也参加发挥作用，主要是处理和提呈抗原，故称抗原提呈细胞（antigen presenting cells，APC），亦可称为辅佐细胞（accessolry cells，Acells）或 A 细胞。

APC 能通过吞噬或胞饮作用摄取和处理抗原，并将经过处理得到的含有抗原决定簇的多肽片段与 MHC Ⅱ类分子结合，然后表达于细胞表面提呈给 $CD4^+$ Th 细胞。具有抗原提呈作用的细胞有单核巨噬细胞、树突状细胞和 B 细胞三类。

虽然有核细胞均表达 MHC Ⅰ类分子，也能将胞浆内的蛋白抗原处理降解为多肽片段，与Ⅰ类分子结合后表达在细胞表面，提交给 $CD8^+$ Tc 细胞，有提呈抗原作用，但习惯上不将这些细胞归类于专职 APC，而称其为靶细胞。

一、单核吞噬细胞

血液中的单核细胞（monocytes）和组织中的巨噬细胞（macrophages，Mϕ）统称为单核吞噬细胞系统（mononuclear phagocyte system）。单核吞噬细胞有较强的黏附玻璃或塑料表面的特性，而淋巴细胞无此能力，可利用该特点分离和获取单核吞噬细胞。

单核细胞和巨噬细胞表面有多种受体。与免疫功能有关的重要受体有 IgG 的 Fc 受体（CD64）和补体 C3b 受体，以及某些淋巴因子受体。巨噬细胞表面有较多的 MHC Ⅰ类和Ⅱ类分子，与抗原提呈有关。单核吞噬细胞在免疫应答中的功能如下。

1.吞噬和杀伤作用

巨噬细胞可吞噬较大的病原微生物和衰老损伤细胞。已被抗体（IgG）和补体 C3b 结合的细菌等抗原异物，更易被巨噬细胞吞噬，称为抗体和补体的调理作用。被巨噬细胞吞噬的细菌等异物在吞噬体内被杀伤或消化降解；也可通过 Fc 受体与被 IgG 抗体结合的靶细胞发生结合，发挥 ADCC 作用杀伤靶细胞。IFN-γ 可激活巨噬细胞，增强其杀伤细胞内寄生菌和肿瘤细胞的活性，但有时巨噬细胞对伤寒杆菌和结核杆菌等杀伤力有限，特别在未经上述细菌免疫的机体内，这些细菌可能存活并在巨噬细胞内增殖，造成感染的扩散或迁延。

2.抗原提呈作用

在免疫应答过程，巨噬细胞首先吞噬、摄取含有蛋白大分子的抗原性异物，经吞噬体内的蛋白水解酶降解处理，产生许多具有抗原决定簇的多肽片段，这些多肽片段与 MHC Ⅱ类分子结合形成抗原多肽-MHC Ⅱ类分子复合物，并移到细胞表面以利于具有相应抗原受体的 T 细胞识别和结合。巨噬细胞是很重要的 APC。

3.合成和分泌各种活性因子

巨噬细胞能合成和分泌的生物活性质至少有 50 种以上。如多种蛋白水解酶（消化已吞噬的病原微生物）和多种补体成分。在免疫应答过程中，巨噬细胞释放的活性因子主要有 IL-1、IFN-α、肿瘤坏死因子（TNF-α）和前列腺素等，可以发挥免疫调节作用和免疫效应作用。巨噬细胞在细胞介导的免疫应答所引起的炎病反应中也起重要作用。

二、树突状细胞

树突状细胞（dendriti ccells，D cells），简称 D 细胞，其细胞膜向外伸出，形成许多很长的树状突起。胞浆内无溶酶体及吞噬体，故无吞噬能力，但可通过胞饮作用摄取抗原异物，或利用其树突捕捉和滞留抗原异物。D 细胞的数量虽少，但分布很广。其中有些不同名称的 D 细胞实际上是同一种细胞处不同分化期或不同部位而已。各种 D 细胞的特性见表 5-9。D 细胞根据其特征和功能可分为两种：与 T 细胞有关的并指状 D 细胞（interdigitating dendriti ccells，TDC）和与 B 细胞有关的滤泡 D 细胞（follicular dendriti ccells，FDC）。

表 5-9　各种树突状（D）细胞的特性

细胞名称	组织或器官分布	MHCⅡ类分子	FcR	CR1	主要功能
朗格罕氏细胞（Langerhans cells）	皮肤的表皮层	+++	+	+	摄取和处理经皮肤进入的抗原
间质 D 细胞（interstitial D cells）	心、肺、肾等非淋巴器官	+++	−	−	携带抗原的迁移形式
外周血 D 细胞（peripheral blood）	外周血	+++			迁移形式
隐蔽细胞（veiled cells）	输入淋巴管	+++			迁移形式
并指状 D 细胞（interdigitating Dcells）	外周淋巴组织的 T 细胞富含区，即淋巴结的深皮质区	+++			提呈抗原给 Th 细胞，激发初始 T 细胞的活化
滤泡 D 细胞（follicular D cells）	外周淋巴组织的 B 细胞富含区，即淋巴滤泡的生发中心	−	++	++	滞留抗原，提供给 B 细胞识别和结合，诱导产生 B 记忆细胞
胸腺 D 细胞（thymic D cells）	胸腺髓质	+++	−	−	诱导自身耐受

1.并指状 D 细胞

并指状 D 细胞（IDC）可直接称 D 细胞，来源于骨髓，包括分布在各个器官的间质 D 细胞、皮肤中的郎格罕氏细胞（Langerhan's cells，Tcells，简称 L 细胞）、输入淋巴管中的隐蔽细胞（veiled cells），以及分布在淋巴结、脾脏等淋巴器官 T 细胞富含区的 IDC。分布在皮肤表皮层的 L 细胞为未成熟 D 细胞，L 细胞摄取和处理经皮进入的抗原后迁移进入淋巴管，即为淋巴液中的隐蔽细胞，最后到达引流区淋巴结深皮质区的 T 细胞富含区，即为成熟的 IDC。与周围的许多 T 细胞并指交叉接触，形成多细胞聚合体，是将抗原多肽-MHC 分子复合体提呈给 T 细胞的有效方式。因此，淋巴结内 IDC 实际上来自皮肤组织的 L 细胞。有些间质 D 细胞也可能来自 L 细胞。IDC 表面丰富的 MHCⅡ类分子能有效地把抗原决定簇以多肽-MHCⅡ类分子复合体的形式提呈给 CD4$^+$Th 细胞。另外，该细胞也表达 B7 抗原（CD80），能有效地刺激已活化的 Th 细胞充分活化。并指状 D 细胞在激发初始 T 细胞（naive T cells）的活化中起关键作用。

2.滤泡 D 细胞

滤泡 D 细胞（FDC）是与 IDC 来源不同的另一类 D 细胞，大多认为不是来源于骨髓。该细胞仅分布在淋巴结、脾脏和黏膜相关淋巴组织中淋巴滤泡的生发中心，即 B 细胞富含区。FDC 不表达 MHCⅡ类分子，但细胞表面有丰富的 FcR 和 CR1，可与抗原-抗体复合体结合，能使抗原滞留于该细胞表面长达几周甚至几个月，有利于周围 B 细胞对这些抗原的识别和结合，以及 B 细胞的活化，FDC 与记忆性 B 细胞的产生有关，也是能迅速有效产生抗体二次反应的因素之一。

胸腺 D 细胞主要分布在胸腺髓质，表达丰富的自身抗原，包括 MHCⅡ类分子。该细胞可能参与对 T 细胞的阴性选择过程，即除去对自身抗原起反应的幼稚 T 细胞，诱导自身耐受。

三、B 细胞

B 细胞是免疫活性细胞，也是很重要的 APC。B 细胞能持续表达 MHC Ⅱ类分子。它能有效地提呈抗原给 CD4$^+$ Th 细胞；也能表达 CD80，对活化的 Th 细胞有协同刺激作用。B 细胞可通过其 BCR 摄入抗原。BCR 与抗原分子表面的抗原决定簇结合后可发生受体介导的内吞作用，使整个抗原分子被吞入胞内，经降解处理后的多肽片段（相当于载体决定簇）与 MHC Ⅱ类分子结合，表达在细胞表面，提呈给 CD4$^+$ Th 细胞。这种摄取和提呈抗原的方式不仅激活 Th 细胞，也同时激活 B 细胞。这在针对 TD-Ag 的抗体反应中起着重要作用。虽然仅少数 B 细胞克隆参与对某种抗原的特异性摄取和提呈，但在局部抗原浓度较低的情况下，这是很有效的抗原提呈方式。在局部抗原浓度很高的情况下，B 细胞也能非特异性地摄取抗原，即通过胞饮将异物性抗原如蛋白质分子摄入胞内，经过降解处理，多肽片段与 MHC Ⅱ类子结合成复合体表达在细胞表面，再提呈给 Th 细胞，这种摄取抗原方式并不涉及 BCR，故不能使 B 细胞本身激活。

四、其他 APC 非专职 APC

APC 最主要的特征是能处理摄入的蛋白抗原和表达 MHC Ⅱ类分子，还表达协同刺激分子（costimulator）如 CD80（B7），以充分活化 Th 细胞。上述的单核巨噬细胞、树突状细胞和 B 细胞即为典型的 APC，也可称专职 APC。有细胞在通常情况下并不表达 MHC Ⅱ类分子，无抗原提呈能力，但在炎症过程中如受到 IFN-γ 的诱导出可表达 MHC Ⅱ类分子，并能处理和提呈抗原，这些细胞可称为非专职 APC（nonprofessional APC），包括血管内皮细胞、各种上皮细胞质间质细胞、皮肤的成纤维细胞，以及活化的 T 细胞等。这通常与炎症反应的发生和某些自身免疫病的发病机制有关。例如，人的静脉内皮细胞受 IFN-γ 诱导可以表达 MHC Ⅱ类分子并能提呈抗原，在细胞介导的迟发型超敏反应中起一定作用。甲状腺滤泡上皮细胞在某种条件下能表达 Ⅱ类分子和提呈甲状腺球蛋白抗原，并激活 Th 细胞。这与自身免疫性 Craves' 甲状腺炎的发病机制有关。

五、APC 处理和提呈抗原的过程

现已明确，T 细胞只识别经过 APC 处理并与 MHC 分子结合的多肽。APC 处理和提呈抗原与 MHC 分子密切有关，并可分为 Ⅰ类分子参与的内源性途径和 Ⅱ类分子参与的外源性途径。

1. 内源性抗原-Ⅰ类分子途径

内源性抗原通常指病毒基因编码的蛋白分子。病毒蛋白在宿主细胞的胞浆内合成后，可受胞内蛋白水解体或称小分子聚合多肽体（low molecular mass polypeptide，LMP）的作用降解成多肽片段（8～12 个氨基酸），随后由抗原加工相关转运体（transporter associated with antigen processing，TAP）转运到粗面内质网中，与该处新合成的 MHC Ⅰ类分子结合成多肽片段-Ⅰ类分子复合体，并粗而内质网移入高尔基体，最后移到细胞表面，将多肽-Ⅰ类分子复合体提呈给 CD8$^+$ Tc 细胞。识别抗原受 MHC Ⅰ类分子的限制。

2. 外源性抗原-Ⅱ类分子途径

所谓外源性抗原是指细胞外的细菌等抗原或蛋白质抗原，由 APC 经吞噬或胞饮作用摄入细胞内，分别在吞噬体（lysosome）或在内体（endosome）的酸性环境下被蛋白水解酶作用降解为多肽片段（12～20 个氨基酸）。同时，在粗面内质网内生成的 MHC Ⅱ类分子 α 链和 β 链与 γ 链（即非变异链，invariant chain，Ii chain，Ii 链）结合成复合体（γ 链可防止 Ⅱ类分子与内源性多肽结合）进入高尔基体，再转入分泌性小泡中。这种富含 Ⅱ类分子-γ 链复合体的分泌性小泡可与含有抗原多肽片段的吞噬体或内体发生融合，γ 链在酸性环境下被水解酶降解，Ⅱ类分子变成开放型，抗原多肽片段可与 Ⅱ类分子结合成复合体。最后，多肽片段-Ⅱ类分子复合体转移到细胞膜表面，提呈给 CD4$^+$ Th 细胞。因此，CD4$^+$ Th 细胞识别抗原受 MHC Ⅱ类分子的限制。APC 能同时表达 MHC Ⅰ类和 Ⅱ类分子。因此可以利用上述两条途径处理抗原，提呈抗原给不同的 T 细胞。由于 MHC Ⅰ类和 Ⅱ类分子具有多态性，抗原特异性 T 细胞只识别抗原多肽-自身

MHC Ⅰ类（或Ⅱ类）分子复合体，因 T 细胞识别外来抗原的同时还须识别自身 MHC 分子。这种特性是 T 细胞在胸腺内分化发育时通过阳性选择得到的。

另外须指出，在生理情况下，许多自身蛋白成分（或称自身抗原）也是通过上述两条途径与 MHC Ⅰ类或Ⅱ类分子结合形成自身多肽-MHC Ⅰ类（或Ⅱ类）分子复合体表达于细胞表面，并占细胞表面的多肽-MHC Ⅰ类（或Ⅱ类）分子复合体的绝大部分，而真正表达外来抗原多肽-MHC Ⅰ类（或Ⅱ类）分子复合体是少数。正常情况下 T 细胞并不对自身多肽-MHC 分子复合体产生应答，而表现为自身耐受，因为对自身抗原成分反应的 T 细胞克隆在胸腺内的发育分化中已被阴性选择过程所淘汰或抵制。

第六节　粒细胞等其他免疫细胞

几种粒细胞对抗原虽然无特异性反应，但在免疫应答效应阶段的炎症反应中发挥重要作用。

一、嗜中性粒细胞

嗜中性粒细胞的胞浆内有大小两种颗粒。大颗粒数量少，为嗜天青颗粒，是溶酶体，含有溶菌酶和各种水解酶。小颗粒数量多，含有乳铁蛋白、丰富的溶菌酶、胶原酶、碱性磷酸酶和阳离子蛋白等。这两种颗粒均可与吞噬体融合，将吞噬体内细菌等异物消化清除。嗜中性粒细胞比巨噬细胞更能杀伤被吞噬的微生物。嗜中性粒细胞进入组织后不断移行，发现异物即捕捉吞噬。局部发生炎症时，组织内和毛细血管内的嗜中性粒细胞受趋化因子作用可迅速移向炎症部位。血管内皮细胞和巨噬细胞产生的 IL-8 即具有粒细胞趋化因子活性。嗜中性粒细胞常是急性炎症发生后首先到达局部的细胞，在吞噬异物或抗原体复合物时，可释放出颗粒中的各种水解酶、阳离子蛋白等，对局部组织造成损伤，是炎症病损的原因之一，在第Ⅲ型超敏反应的炎症过程中起重要作用。

嗜中性粒细胞表面具有 IgG Fc 段受体、补体 C3b 和 C5a 的受体，通过调理作用，易于捕捉和吞噬被抗体和补体结合的细菌等微生物。另外，也可通过其细胞表面的 IgG Fc 受体发挥 AD-CC 作用，杀伤较大的靶细胞。

二、嗜酸性粒细胞

嗜酸性粒细胞在骨髓内生成，进入血液后很快迁移入结缔组织，故血液中数量很少，绝大部分分布在组织中。该细胞也有吞噬能力，但远不如嗜中性粒细胞。胞浆内含有嗜酸性大颗粒，其中有电子密度较高的核心，是主要碱性蛋白（major basic protein，MBP）结晶成分，颗粒基质含有嗜酸性粒细胞阳离子蛋白（eosinophil cationic protein，ECP）、嗜酸性粒细胞神经毒素（eosinophil derived neurotoxin，EDN）、嗜酸性粒细胞过氧化物酶（eosinophil peroxidase，EPO）等。上述 4 种阳离子蛋白（MBP，ECP，EDN，和 EPO）为毒性蛋白，对病原体和机体细胞均有细胞毒性作用。胞浆内也有小颗粒，为溶酶体，含有组胺酶、芳基硫酸酶 B 和磷酸酯酶 D 等，对肥大细胞释放的活性介质有灭活作用。嗜酸性粒细胞表面也具有 IgG 和 IgE Fc 受体，以及补体 C4、C3b、C3b 的受体。

嗜酸性粒细胞的免疫防御作用表现在抗寄生虫感染方面，蠕虫感染时，该细胞虽不能将其吞噬，但可通过 FcR 或 CR 与被抗体或补体结合的虫体发生结合，继而将颗粒内的毒性阳离子蛋白如 MBP、ECP 等释放到虫体上，损伤虫体的膜，杀伤蠕虫。

嗜酸性粒细胞与某些变态反应性疾病的发病有关，在发生Ⅰ型超敏反应的部位常见嗜酸性粒细胞增多，这与肥大细胞释放的嗜酸性粒细胞趋化因子（ECF-A）有关。嗜酸性粒细胞在适当的刺激下可发生脱颗粒，颗粒中的酶如组胺酶和芳基硫酸酶可分别灭活肥大细胞释出的活性介质组胺和白三烯，减低炎症反应。

三、嗜碱性粒细胞和肥大细胞

嗜碱性粒细胞在外周血白细胞中最少（仅 0.5%～1.0%），通常无吞噬能力，其胞浆内有嗜碱性颗粒，含有大量肝素、组织胺及各种酶类。细胞表面有高亲和力的 FcεR Ⅰ，也有 FcγR。嗜碱性粒细胞的 FcεR Ⅰ 可结合游离的 IgE，当相应的抗原与结合在嗜碱性粒细胞表面的 IgE 结合时，可导致细胞脱颗粒，释放颗粒内的组胺等活性介质，引起血管扩张等，造成 Ⅰ 型超敏反应的发生。

肥大细胞的前体细胞也在骨髓中生成，经血液进入组织后分化成熟。肥大细胞分布在皮肤组织、呼吸道和消化道等黏膜组织，以及各器官结缔组织中的小血管周围。该细胞在形态和免疫作用方面与嗜碱性粒细胞极相似。胞浆内有大量嗜碱性颗粒，内含肝素和组织胺等。细胞表面也有大量高亲和力的 FcεR Ⅰ 和 FcγR，可以结合游离的 IgE，当相应抗原与肥大细胞上的 IgE 结合时，也发生脱颗粒和释放活性介质，引起 Ⅰ 型超敏反应。

四、其他血细胞

血小板的胞浆内也有许多颗粒，内含组织胺等血管活性介质；血小板表面存在 IgG 受体（FcγR Ⅱ，CD32）和低亲和力 IgE 受体（FcεR Ⅱ CD23），以及 C3b 受体。趋化因子和某些黏附分子等可刺激血小板活化，发生黏附和聚集，并释出血管活性介质，这与 Ⅲ 型超敏反应的炎症反应密切相关。在某些情况，血小板的免疫黏附的作用可能有利于清除血液循环中的免疫复合物。

红细胞与免疫功能的关系已受到研究者的注意。红细胞膜表面有 C3b 受体（CR1），能吸附抗原-抗体复合体，通过免疫黏附作用易被吞噬细胞清除。虽然单个红细胞上的 CR1 数量不多，但由于红细胞在血液中的数量很大，故可能在清除血液循环的免疫复合物方面有一定作用。

（董丽辉）

第六章 免疫应答

本章概要

免疫应答在于识别"自己"与"非己",从而清除体内"非己"的抗原性异物,以保持内环境相对稳定。免疫应答可分为非特异性免疫应答和特异性免疫应答,后者又包括 T 细胞介导的细胞免疫应答、B 细胞介导的体液免疫应答以及免疫耐受。产生免疫应答的主要场所是外周免疫器官,分感应阶段、反应阶段和效应阶段。在感应阶段对抗原的识别、加工和提呈,针对内源性和外源性抗原分别经 MHC Ⅰ类途径和 MHC Ⅱ类途径进行。T 细胞介导的细胞免疫应答又称细胞免疫,其效应主要有抗感染、抗肿瘤、免疫损伤作用以及参与移植排斥反应。B 细胞介导的体液免疫应答又称体液免疫,其效应主要有中和作用、免疫调理作用、激活补体、抗体依赖性细胞介导的细胞毒作用(ADCC)、分泌型 IgA 的局部抗感染作用以及免疫损伤作用等。

第一节 免疫应答概述

免疫应答是指机体免疫系统受抗原刺激后,淋巴细胞特异性识别抗原分子,发生活化、增殖、分化或无能、凋亡,进而表现出一定生物学效应的全过程。免疫应答最基本的生物学意义是识别"自己"与"非己",从而清除体内"非己"的抗原性异物,以保持内环境相对稳定。

一、免疫应答的类型

体内存在两种类型的免疫应答。一种是机体遭遇病原体后,首先迅速起防御作用的天然免疫应答,亦称为非特异性免疫应答,参与的细胞主要包括皮肤黏膜上皮细胞、吞噬细胞、NK 细胞、$\gamma\delta T$ 细胞和 B1 细胞。另一种是接受抗原刺激后产生的特异性免疫应答,是在非特异性免疫应答的基础上建立的,又称获得性免疫应答,参与的细胞主要包括 T 细胞、B 细胞和抗原提呈细胞。本章主要介绍特异性免疫应答。

特异性免疫应答根据其效应机制,可分为 T 细胞介导的细胞免疫应答和 B 细胞介导的体液免疫应答。在某些特定条件下,抗原也可诱导免疫系统对其产生特异性不应答状态,即形成免疫耐受。

机体免疫应答的类型取决于抗原的质和量,以及机体免疫功能状态和反应性。正常情况下,机体对"非己"抗原产生正应答,以免遭外源性抗原侵害;机体对自身抗原则产生负应答(即免疫耐受),以保护组织器官不受自身免疫系统攻击而发生损伤。上述两种情况均属于生理性免疫应答(免疫保护)。某些情况下,机体免疫应答发生异常:若对非己抗原应答过强,可导致超敏反应;应答过弱,或产生负应答,则导致免疫功能低下或缺失,易发生严重微生物感染或肿瘤;若对自身抗原产生正应答,则导致自身免疫病。此均为病理性免疫应答(免疫损伤)。

二、免疫应答的场所和基本过程

外周免疫器官(主要是淋巴结和脾脏)是产生免疫应答的主要场所。抗原进入机体后,先通过淋巴循环进入引流区的淋巴结。在淋巴结中，由 APC 摄取、加工处理抗原，并提呈给 T、B 淋巴细胞使之在淋巴结内被活化、增殖和分化为效应细胞。此外，活化细胞产生各种细胞因子，导致局部血管扩张、渗出增加、细胞聚集，淋巴器官迅速增大（如淋巴结肿大），随着免疫应答的消退，增大的淋巴结逐渐恢复到原来的大小。

免疫应答的基本过程可人为地分为 3 个阶段，如图 6-1 所示。

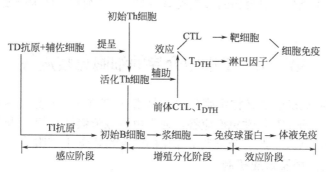

图 6-1　免疫应答的基本过程

（1）感应阶段　即抗原的识别和提呈阶段，是指 APC 摄取、加工、处理、提呈抗原给 T、B 细胞，以及 T、B 细胞的抗原受体特异性识别抗原的阶段。

（2）反应阶段　即活化增殖和分化阶段，是指 T、B 细胞特异性识别抗原后，活化、增殖、分化为效应 T 细胞或浆细胞，并分泌免疫效应分子（各种细胞因子和抗体）。该过程通过免疫细胞间的相互作用及细胞因子的影响而完成，并有部分 T、B 细胞分化成为记忆细胞。

（3）效应阶段　是指免疫效应细胞和效应分子共同发挥作用，产生体液免疫和细胞免疫，对结合的抗原发挥清除效应的阶段。

三、抗原提呈

APC（最重要的为树突状细胞）或靶细胞将胞浆内自身产生或摄入胞内的抗原消化降解为一定大小的抗原肽片段，以适合与胞内 MHC 分子结合，此过程称为抗原加工或抗原处理。抗原肽与 MHC 分子结合成抗原肽-MHC 分子复合物，并表达在细胞表面，以供 T 细胞识别，此过程称为抗原提呈。T 细胞在识别抗原肽时须同时识别与抗原肽结合的 MHC 分子，这一现象称为 MHC 限制性。

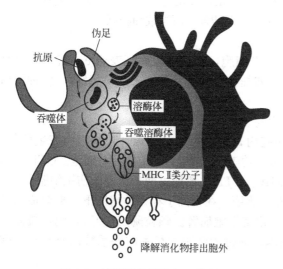

图 6-2　外源性抗原的加工处理：
溶酶体途径（MHC Ⅱ 类途径）

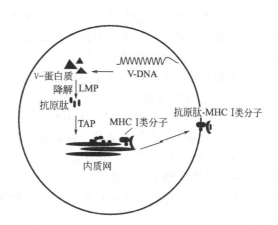

图 6-3　内源性抗原的加工处理：
胞质溶胶途径（MHC Ⅰ 类途径）

其中，外源性抗原（来源于细胞外的抗原，如被吞噬或吞饮的细胞、细菌、微生物蛋白分子或某些自身成分等）可在淋巴组织被 APC 摄取、加工、处理，并以抗原肽-MHC Ⅱ类分子复合物的形式表达于 APC 表面，供特异性 CD4$^+$ Th 细胞识别，此为溶酶体途径或 MHC Ⅱ 类途径，如图 6-2 所示；内源性抗原（细胞内合成的抗原，如病毒感染细胞所合成的病毒蛋白、肿瘤细胞合成的蛋白以及胞内某些自身正常成分等）在胞内加工后形成的抗原肽，与 MHC Ⅰ 类分子结合，以抗原肽-MHC Ⅰ类分子复合物的形式提呈给 CD8$^+$ T 细胞，此为胞质溶胶途径或 MHC Ⅰ 类途径，如图 6-3 所示。

第二节　T 细胞介导的细胞免疫应答

T 细胞介导的细胞免疫应答又称细胞免疫，是指 T 细胞接受抗原刺激后，活化、增殖、分化成为效应 T 细胞所发挥的特异性免疫应答，通常由胸腺依赖性（TD）抗原引起。参与细胞免疫应答的细胞主要包括 APC、具有免疫调节作用的细胞和效应 T 细胞等。

一、免疫应答的过程及效应机制

1. T 细胞的抗原识别阶段

初始 T 细胞进入淋巴结皮质区深部，与该处 APC 接触，T 细胞表面的黏附分子与 APC 表面相应配体结合，TCR 则与抗原肽-MHC 分子复合物特异性结合（其中 CD4 和 CD8 可分别与 APC 或靶细胞表面 MHC Ⅱ类和 MHC Ⅰ类分子结合），并由 CD3 分子向胞内传递特异性识别信号，诱导抗原特异性 T 细胞激活和增殖，直至分化为效应细胞。

2. T 细胞的活化、增殖和分化阶段

初始 T 细胞在识别并与抗原肽-MHC 分子复合物特异性结合后，在 IL-1、IL-2、IL-6、IL-12 等细胞因子参与下被激活。激活的 T 细胞迅速进入细胞周期，通过有丝分裂而大量增殖，并在 IL-2、IL-4、IL-12、IL-14 等细胞因子参与下分化为效应 T 细胞，然后离开淋巴器官随血循环到达感染部位。其中 IL-12 可促进 Th0（CD4$^+$ T 细胞）细胞分化为 Th1 细胞，而 IL-4 可促进 Th0 细胞分化为 Th2 细胞；Th1 细胞主要介导细胞免疫应答，Th2 细胞主要介导体液免疫应答。CD8$^+$ T 细胞则可在 IL-2 的参与下自身或在 APC、CD4$^+$ T 细胞的辅助下增殖、分化为细胞毒 T 细胞等效应 T 细胞。

机体对特定抗原产生初次免疫应答后，部分活化的 T 细胞可转变为记忆 T 细胞（Tm），参与再次免疫应答。当抗原再次进入机体，少量抗原即可激活 Tm，并迅速产生强烈、持久的应答。此外，激活的 T 细胞可高表达死亡受体 Fas 及 Fas 配体，二者结合后可导致细胞凋亡。

3. T 细胞应答的效应及其机制

初始 T 细胞接受抗原刺激后增殖、分化为效应 T 细胞，其细胞表面高表达 Fas 配体，可介导靶细胞凋亡；效应 T 细胞可分泌多种活性分子，如细胞毒素（穿孔素、颗粒酶等）、各种蛋白酶、细胞因子等，发挥不同的生物学效应。

不同类型效应 T 细胞作用于不同靶细胞，其生物学效应及机制各异。

（1）CTL 介导的细胞毒效应　CTL 主要杀伤胞内寄生病原体（病毒、某些胞内寄生菌等）的宿主细胞、肿瘤细胞等。CTL 多为 CD8$^+$ T 细胞，约 10% 的 CTL 为 CD4$^+$ T 细胞。CTL 可高效、连续、特异性地杀伤靶细胞，而不损害正常组织。CTL 主要通过两条途径杀伤靶细胞。

① 穿孔素/颗粒酶途径：穿孔素单体可插入靶细胞膜，在钙离子存在的情况下，聚合成内径为 16nm 的孔道，使水、电解质迅速进入细胞，导致靶细胞崩解。颗粒酶则随 CTL 脱颗粒而出胞，循穿孔素在靶细胞膜所形成的孔道进入靶细胞，通过激活凋亡相关的酶系统而介导靶细胞凋亡。

② TNF 与 Fas 配体途径：效应 CTL 可分泌 TNF-α、TNF-β 及表达膜 Fas 配体。这些效应分子可分别与靶细胞表面 TNFR 和 Fas 结合，通过激活胞内 Caspase 系统，介导靶细胞凋亡。

效应 CTL 杀死靶细胞后即与之脱离，并可再次与表达相同特异性抗原的靶细胞结合，对其发动攻击，从而高效、连续、特异性地杀伤靶细胞。

（2）Th1 细胞介导的细胞免疫效应　　Th1 细胞可激活巨噬细胞，诱生并募集巨噬细胞；产生 IL-2 等细胞因子，可促进 Th1 细胞、CTL 等增殖，从而放大免疫效应；产生淋巴毒素和 TNF-α，可活化中性粒细胞，促进其杀伤病原体的作用。

二、免疫应答的免疫效应

1. 抗感染

T 细胞效应主要针对胞内寄生的病原体，包括某些细菌、病毒、真菌及寄生虫等，从而成为机体抗感染的主要防御机制。

2. 抗肿瘤

T 细胞介导的细胞免疫在机体抗肿瘤效应中发挥关键作用，其机制包括 CTL 的特异性杀伤效应、巨噬细胞及 NK 细胞的杀伤效应以及细胞因子直接或间接的杀瘤效应等。

3. 免疫损伤作用

Th1 细胞可介导迟发型超敏反应、移植排斥反应、某些（器官特异性）自身免疫病等病理过程的发生和发展。

4. 参与移植排斥反应

包括宿主抗移植物反应和移植物抗宿主反应。

第三节　B 细胞介导的体液免疫应答

B 细胞介导的免疫应答又称体液免疫，是指 B 细胞接受抗原刺激后，活化、增殖、分化成为浆细胞，浆细胞产生和分泌抗体而发挥清除病原体（或其抗原）效应。B 细胞介导的特异性免疫应答可由非胸腺依赖性（TI）抗原（如细菌多糖、多聚鞭毛蛋白、脂多糖等）引起。由 TD 抗原引起时必须有 APC 和细胞参与，TI 抗原引起的体液免疫应答则不需要 APC 和细胞参与。

一、免疫应答的过程及效应机制

1. B 细胞的抗原识别阶段

TI 抗原能直接激活初始 B 细胞，而无需 Th 细胞辅助，不受 MHC 限制，所产生的抗体主要为 IgM。一般而言，由于无特异性 T 细胞辅助，TI 抗原不能诱导抗体类型转换、抗体亲和力成熟和记忆性 B 细胞形成，即无免疫记忆。

B 细胞针对 TD 抗原的应答则需抗原特异性 T 细胞辅助。

2. 细胞的活化、增殖和分化阶段

B 细胞在其 BCR 与特异性抗原表位结合后，在效应 Th 细胞的辅助和细胞因子 IL-1、IL-4 等的参与下被激活。活化的 B 细胞在 IL-2、IL-4、IL-5 和 IL-6 等细胞因子的作用下，增殖、分化为能产生抗体的浆细胞。

其中一部分 B 细胞迁移至淋巴组织髓质，继续增殖、分化为可产生抗体的浆细胞。浆细胞多在 2 周内发生凋亡。此条途径通过产生特异性抗体，提供即刻的防御性反应。

另一部分 B 细胞（包括 T 细胞）迁移至附近的 B 细胞区（即初级淋巴滤泡），继续增殖并形成生发中心（次级淋巴滤泡）。生发中心主要由增殖的 B 细胞组成，约 10% 为抗原特异性 T 细胞。生发中心的重要性在于为 B 细胞提供一个合适的发育微环境。生发中心的 B 细胞经历克隆增殖、抗体可变区的体细胞高突变和抗体类别转换，最终分化为抗体亲和力成熟的浆细胞（可高效合成、分泌抗体）及长寿命记忆性 B 细胞。记忆性 B 细胞为长寿命、低增殖细胞，其表达膜 Ig，但不能大量产生抗体。它们离开生发中心后参淋巴细胞再循环，一旦再次遭遇同一特异性抗原，即迅速活化、增殖、分化，产生大量高亲和力的特异性抗体。

3. 抗体产生的一般规律——初次应答和再次应答

机体初次接受抗原刺激后，产生抗体所需潜伏期较长，抗体含量低，持续时间短，这种现象称为初次应答（图 6-4）。在 TD 抗原诱导的初次应答中，血清抗体 IgM 为主，IgG 出现相对较晚，抗体与抗原的结合强度较低，为低亲和力抗体。

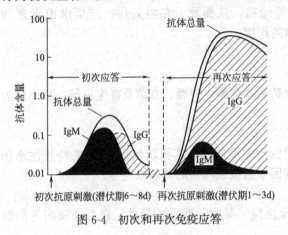

图 6-4　初次和再次免疫应答

初次应答后，当抗体下降恢复正常时，再用相同抗原进行免疫，则抗体产生的潜伏期明显缩短，抗体含量大幅度上升，且维持时间长久，这种现象称为再次应答或回忆应答（图 6-4）。再次应答时，IgM 产生的数量和在体内持续的时间与初次应答时大致相同；而 IgG 类抗体出现较初次应答时快，且含量显著升高，此类抗体与抗原的结合强度较高，为高亲和力抗体。免疫应答的这一规律已广泛应用于传染性疾病的预防。例如有些疫苗在初次免疫一段时间后，进行再次免疫。其目的就是刺激机体产生再次应答，从而获得对某种传染病更强、更持久的免疫力。

二、免疫应答的免疫效应

B 细胞应答的主要效应分子为特异性抗体，它可通过多种机制发挥免疫效应，以清除非己抗原。

1. 中和作用

高亲和力 IgG 和 IgA 可与细菌外毒素、昆虫和蛇毒等毒素的结合亚单位或病毒、细菌的表面蛋白结合，阻止其进入宿主细胞。具有此中和作用的抗体称为中和抗体。

2. 免疫调理作用

IgG、IgA 抗体借助其 Fab 段与病原体结合，借助其 Fc 段与吞噬细胞表面 FcR 结合，从而促进吞噬细胞吞噬病原体，此效应即抗体介导的调理作用。

3. 激活补体

IgG 和 IgM 类抗体与抗原结合形成免疫复合物，可通过经典途径激活补体系统，从而发挥补体介导的杀菌、溶菌作用和调理作用。

4. 抗体依赖性细胞介导的细胞毒作用（ADCC）

抗体 IgG 的 Fab 段与抗原结合，Fc 段与 NK 细胞、巨噬细胞、中性粒细胞和嗜酸粒细胞的 FcγRⅢ结合，介导效应细胞杀伤携带特异性抗原的靶细胞。

5. 分泌型 IgA 的局部抗感染作用

分泌型 IgA 分泌至呼吸道、消化道和生殖道黏膜表面，可阻止细菌、病毒和其他病原体入侵。

6. 免疫损伤作用

B 细胞应答所产生的抗体也可能参与某些病理过程，如超敏反应、自身免疫病、移植排斥反应、促进肿瘤生长等免疫损伤作用。

（周双林）

第七章　超　敏　反　应

本章概要

　　超敏反应是机体受某种抗原的再次刺激后，引起的一种伴有组织、细胞损伤或生理功能紊乱的免疫反应。超敏反应实质上是一种病理性的特异性免疫应答。现今多将超敏反应分为四种类型：即Ⅰ型、Ⅱ型、Ⅲ型和Ⅳ型。Ⅰ型、Ⅱ型和Ⅲ型超敏反应由抗体介导，Ⅳ型超敏反应由效应 T 细胞介导。Ⅰ型超敏反应为临床上常见的过敏反应；Ⅱ型超敏反应多见于血型不合等原因引起的溶血反应，以及药物半抗原所致的各种血细胞减少症；Ⅲ型超敏反应又称免疫复合物型或血管炎型超敏反应，引起的疾病种类多，如复合型肾炎、类风湿性关节炎和系统性红斑狼疮等；临床上常见的Ⅳ型过敏反应有传染性超敏反应、接触性皮炎和移植物排斥反应等。

　　超敏反应是机体受某种抗原的再次刺激后，引起的一种伴有组织、细胞损伤或生理功能紊乱的免疫反应。超敏反应实质上是一种病理性的特异性免疫应答。现今多将超敏反应分为四种类型，即Ⅰ型、Ⅱ型、Ⅲ型和Ⅳ型。

第一节　超敏反应的概念与分型

一、概念

　　超敏反应（hypersensitivity）亦称变态反应（allergy），是指机体受同一抗原（或半抗原）物质再次刺激时，发生的一种表现为组织、细胞损伤或生理功能紊乱的免疫反应，实质上是异常或病理性的特异性免疫应答。免疫应答有抗御病原体的防护功能，而超敏反应常常造成有害的病理后果。超敏反应的发生与抗原的种类、性质、纯度、注入机体的途径，尤其和机体的反应性有很大的关系。

　　引起超敏反应的抗原物质称为变应原（allergen）或过敏原（anaphylactogen）。变应原可为完全抗原或半抗原，前者如异种动物血清，某些微生物与寄生虫、食物、花粉、屋尘、动物皮毛等；后者如青霉素、磺胺、奎宁等药物，以及生漆等低分子物质。变应原主要是外源性的，也可以是内源性的，在某些情况下发生变化的自身成分也能成为变应原。

　　大多数超敏反应的发生具有明显的个体差异性。例如，有的人用青霉素治疗，可能发生强烈的超敏反应，但大多数人却不发生。容易发生超敏反应的机体，临床上习惯称为"过敏体质"。关于过敏体质的本质尚不明了。

二、分型

　　按照抗原与抗体或抗原与细胞反应的方式、补体系统是否参与以及临床表现的不同，Gell和Coombs将超敏反应分为四型：Ⅰ型——速发型（或称过敏反应型、反应素型）、Ⅱ型——细胞毒型、Ⅲ型——免疫复合物型、Ⅳ型——迟发型。后来，Roitt将抗体与细胞膜抗原特异结合，刺激细胞分泌增加或功能亢进的超敏反应称为Ⅴ型；Irvine又将由K细胞参与的抗体依赖的细胞毒反应（ADCC）列为Ⅵ型。但一般认为Ⅴ型与Ⅵ型超敏反应都可视为Ⅱ型超敏反应的不同表现。所以本章仍将超敏反应分为四型论述。

前三种超敏反应是由抗原与抗体反应引起的，反应发生较快；第四型是由T细胞引起的，反应发生慢。四型超敏反应的主要区别及特征见表7-1。

表 7-1　四型超敏反应的比较

超敏反应类型	Ⅰ型	Ⅱ型	Ⅲ型	Ⅳ型
变应原	外源性	外源性或内源性	外源性或内源性	外源性
参与的抗体种类	IgE	IgE 或 IgM	IgE 或 IgM	无
补体是否参与	否	是	是	否
参与细胞	肥大细胞和嗜碱性粒细胞	红细胞、白细胞、血小板、Mφ、NK细胞	中性粒细胞，机体组织细胞	效应T细胞
发生机制	过敏性休克（青霉素、血清），支气管哮喘，食物超敏反应等	输血反应，新生儿溶血及药物引起的免疫性溶血	Arthus反应，血清病，肾小球肾炎，类风湿性关节炎等	传染性超敏反应，接触性皮炎，移植物排斥反应

第二节　Ⅰ型超敏反应

Ⅰ型超敏反应是临床上常见的超敏反应，又称过敏反应。它的发生是变应原（过敏原）与固定在细胞（肥大细胞或嗜碱性粒细胞）上的特异性抗体结合，使期释放过敏介质，引起效应器官生理功能紊乱。它具以下特点：①反应发生迅速，一般在接触变应原后数秒至几小时内就出现反应，故又称速发型；②通常使机体出现功能紊乱性疾病，而不发生严重组织细胞损伤；③由抗体IgE介导；④发病有明显的个体差异及遗传倾向，只有少数过敏体质的人才能发生，遗传关系非常明显。

一、临床实例

引起Ⅰ型超敏反应的变应原很多，动、植物蛋白（如食物中的鱼、虾、乳、蛋）；空气、屋尘中的花粉、昆虫、羽毛、真菌孢子和菌丝、动物皮屑以及异种动物血清；药物或化学物质（如青霉素、普鲁卡因、阿司匹林、有机磺等）。它们可通吸入、食入、注入或直接接触等途径使机体致敏，引起的病种和症状极多。

1.青霉素过敏性休克

青霉素过敏性休克是临床上最常见、病情最严重的一种超敏反应。据统计青霉素过敏的发生率在0.7%～10%之间，发生过敏性休克者为0.004%～0.15%。当某些患者注射青霉素时，可迅速出现心慌、气短、哮喘、出冷汗、脸色苍白、呼吸困难、血压下降甚至休克，少数病人如抢救不及时，将于短时间内窒息死亡。青霉素引起的过敏性反应主要是其分解产物青霉烯酸和青霉噻唑酸所致，它们均为半抗原，能与人体蛋白质结合成为完全抗原，从而刺激机体产生IgE抗体，使机体致敏。

青霉素过敏者常有其他过敏病史。值得注意的是，有些人在初次注射青霉素时就发生过敏性休克，这可能是患者曾吸入过青霉菌或青霉素样物质，或曾使用过被青霉素污染的注射器或其他器械而致敏。为了避免青霉素过敏的发生，应在使用青霉素前询问病人有无过敏史，并作皮肤试验。

除青霉素外，链霉素、先锋霉素、普鲁卡因、有机碘、氨基比林、呋喃妥因以及中草药针剂穿心莲、板蓝根等也能引起药物性过敏性反应，应予以警惕。

2.血清过敏性休克

白喉抗毒素、破伤风抗毒素来源于马的免疫血清。而马血清对人来说是抗原，使用后人体将对其发生免疫应答。精制的免疫血清，用胃蛋白酶消化除去了Fc段，血清过敏性休克大为减少。

在使用抗毒素前也必须作皮肤试验。

3.呼吸道超敏反应

少数人因吸入了花粉（特别是豚草花粉）、尘螨、真菌、动物皮屑等过敏原而诱发呼吸道超敏反应，如过敏性鼻炎和过敏性哮喘。

4.食物性超敏反应

少数人吃了鱼、虾、奶、蛋后，出现呕吐、腹痛、腹泻等过敏性胃肠道症状，个别严重者可发生过敏性休克。

5.皮肤过敏性反应

主要是由药物、食物（鱼、虾、蛋、奶）、羽毛、花粉、油漆等引起的荨麻疹（俗称风疹块）。其中药物引起者又称药疹。

二、发生机制和过程

1.致敏阶段

指 IgE 型抗体产生并转移、结合到肥大细胞和嗜碱性粒细胞膜上的过程。当变应原进入体内后，刺激机体 B 细胞产生 IgE 类抗体，IgE 以其 Fc 段与肥大细胞和嗜碱性粒细胞膜上的 IgE Fc 受体结合，使机体对该变应原处于致敏状态。致敏状态能维持半年至数年。

IgE 主要由呼吸道、消化道的黏膜以及扁桃体等处的浆细胞产生。而肥大细胞也分布于这些部位的黏膜和皮下疏松结缔组织，尤其多见于血管周围，所以，这些部位较易发生超敏反应。

2.发敏阶段

当同一变应原再次进入体内，即与结合在致敏细胞上的 IgE 发生特异性结合。1 个变应原可与 2 个以上的 IgE 搭桥连接，使细胞膜上 Fc 受体因 IgE 搭联而移位、变构，使细胞膜失去稳定性，引起靶细胞内的嗜碱性颗粒脱出，释放多种生物活性介质。如组胺、白三烯、前列腺素、激肽、嗜酸性粒细胞趋化因子等多种物质，它们是引起临床症状的介质。

3.效应阶段

靶细胞释放多种生物学活性物质，如组胺、白三烯、前列腺素、激肽、嗜酸性粒细胞趋化因子等多种物质，是引起临床症状的介质。这些介质均有使平滑肌痉挛、毛细血管扩张、通透性增加以及腺体分泌增加等作用。如果反应发生在皮肤黏膜，可引起荨麻疹；发生在呼吸道，可引起过敏性鼻炎或支气管哮喘；发生在消化道，可引腹痛，腹泻；若全身受到影响，则可引起过敏性休克。Ⅰ型超敏反应的发生机制和过程见图 7-1。

三、防治原则

Ⅰ型超敏反应的防治应从变应原与机体的免疫状态两方面考虑。

1.确定和避免接触变应原

可以通过询问病史、家庭过敏史和皮肤试验来确定变应原，并采取相应措施，尽量避免再次接触。

2.改变机体的反应性——脱敏治疗

对难以避免接触的患者，可用人工脱敏疗法。例如，在注射异种动物免疫血清时，如出现皮肤试验阳性者，可采用小剂量、短间隔、连续多次注射的方法，如此可逐步脱去过敏性，称为脱敏疗法。其机制是微量变应原注射所引

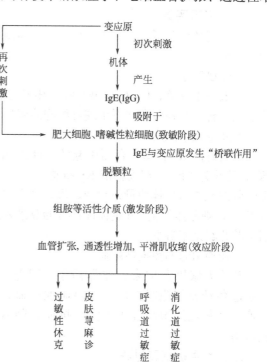

图 7-1 Ⅰ型超敏反应的发生机制和过程

起的活性介质释放量少，不致引起临床症状。而短时间内的多次注射可逐渐消耗体内已有的IgE，使机体处于暂时的脱敏状态，最终大量注入免疫血清就不致发病。但这种脱敏是暂时的，经一段时间后 IgE 能再生，机体重建致敏状态。

3. 抗过敏药物治疗

用药物切断或干扰超敏反应的某个环节，可以防止或减轻反应的发生。临床上常用的有以下几类药物。

(1) 抑制生物活性介质合成和释放的药物　肾上腺素、异丙肾上腺素、甲基黄嘌呤、麻黄碱、氨茶碱、前列腺素 E 等药物均能提高细胞中 cAMP 浓度，阻止生物活性介质的释放；色氨酸二钠可稳定细胞膜，阻止致敏细胞脱颗粒释放生物活性介质；阿司匹林为环氧合酶抑制剂，可抑制前列腺素等介质合成。

(2) 生物活性介质拮抗药　苯海拉明、异丙嗪、扑尔敏等可同组胺竞争效应器官细胞上的受体，从而起到拮抗组胺活性的作用；乙酰水杨酸为缓激肽拮抗剂；多根皮苷酊磷酸盐对白三烯具有拮抗作用。

(3) 改善效应器官反应性的药物　肾上腺皮质激素对超敏反应的疗效比较肯定，是一类常用的免疫抑制剂，在抢救过敏性休克时具有重要作用。钙制剂（葡萄糖钙、氯化钙）、维生素 C 等除可解痉外，还能降低毛细血管通透性和减轻皮肤与黏膜的炎症反应。

第三节　Ⅱ型超敏反应

Ⅱ型超敏反应又称细胞溶解型或细胞毒型超敏反应。其针对的抗原存在于细胞膜上（包括吸附或结合在细胞膜上的抗原或半抗原），通过细胞膜上抗原与抗体相互作用而导致靶细胞损伤。Ⅱ型超敏反应的特点是：①与 IgG 或 IgM 抗体有关；②有补体、Mφ 及 NK 细胞的参与，能引起以各型血细胞溶解或损伤为主的病理性免疫反应。

刺激型超敏反应是Ⅱ型超敏反应的特殊形式，抗体与自身细胞结合后刺激细胞的功能亢进或分泌增加，不需要其他成分的参与。

一、临床实例

此型超敏反应多见于由于血型不合等原因引起的溶血反应，以及药物半抗原所致的各种血细胞减少症。

1. 输血反应

一般发生在 A、B、O 血型系统不相容的输血。由于受血者血清中的血型抗体与进入的红细胞发生结合，在补体参与下出现红细胞溶解反应、血红蛋白尿，严重的可致死。

2. 新生儿溶血症

该症是由 Rh 血型不合而引起的。新生儿溶血症多发生于母亲为 Rh⁻（红细胞不带 Rh 抗原）、胎儿为 Rh⁺（红细胞带 Rh 抗原）者，并常见于再次妊娠时。当初次妊娠分娩时，胎儿Rh⁺红细胞进入母体使母亲致敏，母亲产生抗 Rh 的 IgE 类抗体；当母亲再次怀孕时，如胎儿仍为 Rh⁺，则母体的抗 Rh 抗体能通过胎盘进入胎儿体内，与胎儿的 Rh⁺红细胞结合并激活补体，引起胎儿红细胞溶解。

3. 药物引起的免疫性溶血

某些人服用青霉素、非那西丁、氨基比林、磺胺、甲多巴、奎宁、异烟肼等药物后，可引起各种血细胞减少症，如溶血性贫血、粒细胞减少和血小板减少性紫癜。这些药物半抗原与各种血细胞结合成为完全抗原，刺激机体产生特异性抗体，进一步导致相应的靶细胞溶解。

二、发生机制和过程

Ⅱ型超敏反应的变应原主要是红细胞膜上的血型抗原以及药物半抗原。半抗原性的变应原进入机体后，可与体内细胞或蛋白质结合成完全抗原，刺激机体产生相应抗体；机体自身细胞因受各种因素影响也可成为变应原，刺激机体产生抗体。这些抗体主要是 IgG，少数为 IgE。这些抗体与靶细胞表面吸附的半抗原或靶细胞本身的表面抗原结合，以免疫复合物的形式黏附于细胞表面，可以通过三个途径损伤靶细胞：①激活补体系统，使靶细胞溶解；②抗体的 Fab 段与血细胞表面的抗原结合，Fc 段与吞噬细胞的 Fc 受体结合，促进巨噬细胞对血细胞的吞噬（此即免疫调理作用）；③当抗体 Fc 段与 NK 细胞的 Fc 受体结合时，可活化 NK 细胞，继而破坏靶细胞（ADCC 作用）。

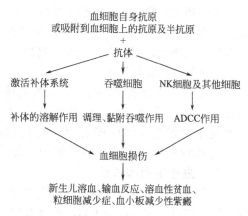

图 7-2　Ⅱ型超敏反应的发生机制和过程

Ⅱ型超敏反应的发生的机制和过程见图 7-2。

第四节　Ⅲ型超敏反应

Ⅲ型超敏反应，又称免疫复合物型或血管炎型超敏反应。Ⅲ型超敏反应的特点为：①变应原为可溶性抗原；②抗体也主要是 IgG 和 IgM；③变应原与相应抗体结合后，形成中等大小的免疫复合物（IC），并沉积于血管的基底膜等组织中；④免疫复合物激活补体，并吸引中性粒细胞聚集，导致组织损伤。

一、临床实例

Ⅲ型超敏反应所引起的疾病种类很多，如链球菌感染后的肾小球肾炎、Arthus 反应、血清病、类风湿性关节炎，系统性红斑狼疮等。

1.链球菌感染后的肾小球肾炎

该症的多数患者于发病前 2～3 周曾发生 A 群溶血性链球急性感染，后继发急性肾小球肾炎，病人有浮肿、蛋白尿、血尿或伴有高血压等症状。这是由于链球菌的 M 蛋白抗原与其相应的抗体形成 IC，并沉积于肾小球基底膜上所致。

2.血清病

多由首次大量注射抗毒素血清引起。如大量注射破风伤抗毒素血清时，经 12 周后，出现注射局部红肿、附近淋巴结肿大、全身皮疹、关节肿痛、发热及蛋白尿等症状，称为血清病。其原因是大量的异种动物血清进入体内，刺激机体产生相应的抗体，此抗体在血流中与体内尚未排除的血清抗原结合形成免疫复合物，沉积于小血管、肾小球基底膜和关节滑膜，引起免疫复合物病。

3.类风湿性关节炎

本病的病因尚不清楚。其机制可能是自身变性的 IgG 刺激机体产生抗原性 IgG 的 IgM（又称为类风湿因子，RF），当 IgG 结合形成免疫复合物并在关节滑膜沉积后，就引起了关节炎。

4.系统性红斑狼疮

本病为自身免疫性疾病，病因尚不完全清楚。抗原是自身的 DNA，抗体是抗 DNA 的 IgG 或 IgM，二者结合形成 IC，反复沉积于肾小球、关节、皮肤和其他多种器官的毛细血管，引起多个器官的损害，如肾小球肾炎、关节炎和脉管炎等。

5.Arthus 现象（局部免疫复合物病）

Arthus 在家兔（或豚鼠）皮下注射马血清 3～5ml，当注射 5～6 次后，在注射局部出现水肿、充血、甚至出血、坏死等剧烈炎症反应，称为 Arthus 现象（局部免疫复合物病）。这是由于局部的抗原抗体所形成的免疫复合物，沉积于注射部位皮下的血管壁，激活补体，引起炎症反应所致。

有些患者在反复多次注射青霉素、狂犬疫苗、胰岛素或生长激素时，于注射后一至数小时，在注射部位出现红肿，甚至可发展为出血和坏死，2～3d 后可逐渐吸收和愈合，这种与 Arthus 反应类似的现象，属局部免疫复合物病。

6. 过敏性休克样反应

当用青霉素治疗梅毒或钩端螺旋体病时，发生的类似过敏性休克的症状，称为赫氏（Hexheimer）反应。这可能是由于病原体在短时间内被大量破坏，释放出大量抗原，抗原在血流中与相应抗体形成的免疫复合物激活补体，产生出较多的过敏毒素（C3a 和 C5a），这些过敏毒素作用于嗜碱性粒细胞，使后者释放出生物活性介质，导致赫氏反应。

二、发生机制和过程

引起本型超敏反应的变应原种类很多，有细菌、病毒、支原体、异种动物血清等。抗原刺激机体产生抗体，大多数为 IgG，也有 IgM 和 IgA。由于感染持续进行或反复发作，抗原与抗体在血流中形成免疫复合物。正常情况下这是机体免疫防御的机制之一，有助于抗原被吞噬清除。只有一定大小的免疫复合物才具有致病作用，免疫复合物的分子大小受抗原、抗体以及抗原抗体比例等因素的影响。颗粒性抗原、高亲和力抗体或抗原抗体比例合适时，两者形成不溶性大分子免疫复合物，易被吞噬细胞吞噬清除；而可溶性抗原大大超过抗体量时，则形成可溶性小分子 IC，易通过肾小球随尿排出。以上两种情况一般均无致病作用。只有当可溶性抗原稍多于抗体量时，才能形成中等大小的可溶性 IC，沉积于毛细管基底膜，激活补体，产生的 C3a、C5a、C567 等补体裂解产物使毛细血管扩张，水分渗出，导致组织水肿，而且吸引中性粒细胞吞噬免疫复合物并释放溶酶体酶，造成血管炎及邻近组织的损伤（图 7-3）。

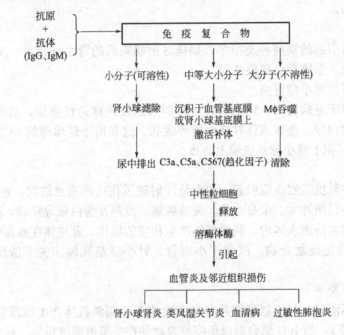

图 7-3 Ⅲ型超敏反应的发生机制

第五节　Ⅳ型超敏反应

Ⅳ型超敏反应又称迟发型超敏反应。本型超敏反应不同于上述的Ⅰ型、Ⅱ型、Ⅲ型超敏反应，这三型均由抗体介导，而Ⅳ型超敏反应是由效应 T 细胞介导的。本型超敏反应的特点是：①反应发生较为缓慢，消退也迟缓；②与效应淋巴细胞有关，故又称细胞介导型超敏反应；③病变部位表现为以单核吞噬细胞浸润和细胞变性坏死为主；④多数无个体差异。

一、临床实例

诱发Ⅳ型超敏反应的抗原多为胞内寄生菌、病毒及某些真菌等胸腺依赖抗原、小分子半抗原等。临床上常见的有传染性超敏反应、接触性皮炎和移植物排斥反应。

1. 传染性超敏反应

这是由结核分枝杆菌、麻风分枝杆菌和伤寒杆菌等胞内寄生菌，大部分病毒和真菌在传染过程中引起的超敏反应，故名传染性超敏反应。反应的本质是机体为消灭病原微生物所进行的细胞免疫过程。但由于反应过高，常常造成组织损伤。

成年人结核病大多是再次感染，机体已形成对结核杆菌的细胞免疫功能，结核杆菌在体内难以扩散，常呈局限病灶，但由于在病灶部位出现迟发型超敏反应，造成组织炎症、坏死，严重时往往造成空洞病变；儿童结核病一般为初次感染，机体尚未形成对结核杆菌的细胞免疫功能，防御细菌的功能弱，以致结核杆菌在体内容易扩散，难以消除，而常常会侵犯全身发生粟粒性结核，病情大多严重。

临床上利用肉眼能观察到结核菌素（OT试验）测定机体对结核的免疫：将结核菌素皮内注射，若受试者已有过结核分枝杆菌的感染，则12h后在受试部位将出现红、肿、硬结，48~72h达到高峰，直径超过1cm，在少数情况下出现水泡和溃疡。

2. 接触性皮炎

某些人的皮肤与涂料、染料、塑料、某些药物（如青霉素、磺胺）等小分子物质接触后可引起皮炎，表现为局部红肿、硬结、水泡，严重者甚至发生剥脱性皮炎。这是因为这些半抗原可与表皮角蛋白结合，使机体致敏，再次接触相同半抗原后所致。

3. 移植物排斥反应

同种异体组织和器官移植，由于组织相容性抗原的不同而引起的移植物排斥反应。在排斥反应中，体液免疫和细胞免疫都参与，但以细胞免疫应答占主要地位。

二、发生机制和过程

Ⅳ型超敏反应实质上是细胞免疫应答，所不同的是产生的细胞因子可直接损害正常的组织细胞，引起病变。外来变应原初次进入机体后，刺激T细胞增殖分化成为效应T淋巴细胞（T_D、Tc）和记忆T细胞（Tm）并分布到全身。当再次接触相同变应原时，Tm迅速增殖分化成效应T细胞，T_D（$CD4^+$Th1）可释放众多细胞因子。一方面可激活单核吞噬细胞，对变应原进行吞噬；另一方面能作用于血管内皮细胞，使血管通透性增高，血液中单核细胞、白细胞聚集于抗原侵入的局部，从而导致充血、水肿等炎症反应。在单核细胞吞噬时，还释放出溶酶体酶，引起机体组织损伤。Tc（CTL）介导的细胞毒作用直接杀伤带有特定抗原的靶细胞（图7-4）。

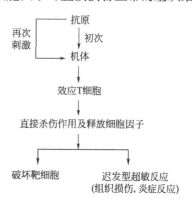

图7-4　Ⅳ型超敏反应发生机制

各型超敏反应都各有其特点，但超敏反应的发生机制相当复杂，同一抗原对不同个体可引起不同类型的超敏反应。例如青霉素可引起上述四型超敏反应，其中，最常见的是Ⅰ型，其次是Ⅲ型，Ⅱ型和Ⅳ型很少见。这与病人是否属于过敏体质以及用药情况有关。在常规剂量治疗时，多引起Ⅰ型超敏反应；长期大剂量应用时发生的为Ⅱ型超敏反应；反复局部涂抹可引起Ⅳ型超敏反应。超敏反应的发现及其机制的阐明，充分证明了免疫不仅涉及保护，也涉及损害，开拓了免疫病理学这一领域。

第六节　四种类型超敏反应比较

超敏反应发生机制相当复杂，临床表现多种多样，见表7-2。

表 7-2　四型超敏反应的发生机制与临床表现

型别	免疫类型参与成分	发病机制	组织损伤特点	常见疾病
Ⅰ型 （速发型）	体液免疫，IgE、IgG、肥大细胞、嗜碱性粒细胞、嗜酸性粒细胞	①IgE 抗体吸附于肥大细胞或嗜碱性粒细胞表面 Fc 受体上； ②变应原与肥大细胞表面的 IgE 结合； ③脱颗粒，释放活性介质，作用效应器	效应器官与组织功能变化，无损伤（除外休克死亡）	①过敏性休克； ②支气管哮喘； ③过敏性鼻炎； ④荨麻疹； ⑤食物过敏症
Ⅱ型 （细胞毒型）	体液免疫，IgG、IgM、补体、吞噬细胞和 NK 细胞	①抗体产生； ②抗体作用于细胞表面抗原或结合的半抗原； ③补体、吞噬细胞、NK 细胞协同作用溶解靶细胞； ④抗体刺激细胞功能紊乱	细胞、组织损伤	①输血反应； ②新生儿溶血症； ③免疫血液病； ④膜性肾小球肾炎； ⑤甲状腺功能亢进
Ⅲ型 （复合物型）	体液免疫，IgG、IgM、补体、中性粒细胞、血小板	①中等大小可溶性复合物形成； ②沉积于毛细血管周围； ③激活补体系统； ④中性粒细胞集聚、释放多种溶酶体酶，血小板释放血管活性介质； ⑤组织损伤、血管炎症	单核吞噬细胞淋巴细胞浸润性炎症反应	①血清病； ②复合物型肾炎； ③SLE、类风湿性关节炎； ④农民肺
Ⅳ型 （迟发型）	细胞免疫，Tc、炎性 T 细胞	①致敏的 T 细胞亚群； ②炎性 T 细胞（Th1）细胞激活，释放多种炎症因子； ③Mφ 参与并进一步释放多种酶，促进炎症反应； ④Tc 杀伤靶细胞，造成组织损伤	单核吞噬细胞淋巴细胞浸润性炎症反应	①传染性超敏反应； ②接触性皮炎； ③移植排斥反应； ④某些自身免疫病

（陈电容）

第八章　免疫学应用

本章概要

　　免疫学在生物学、医学、药学等领域应用广泛，尤其是免疫学检测、免疫预防和免疫治疗等。利用免疫学原理可检测抗原、多种免疫分子（抗体、补体、细胞因子和黏附分子等）及免疫细胞等。免疫学检测可用于疾病诊断、疗效评估、预后判断及科学研究。通过自然的和人为的方式可使机体获得特异性免疫进行免疫预防，其中使用疫苗可进行人工主动免疫，使用抗毒素和人免疫球蛋白制剂进行人工被动免疫，为控制以至最终消灭相应传染病一般进行计划免疫。利用疫苗可进行主动免疫治疗，利用各种抗体、细胞因子、过继免疫、造血干细胞移植等可进行被动免疫治疗，还可利用生物应答调节剂与免疫抑制剂对机体的免疫功能进行调节。本章主要介绍免疫学在疾病的诊断、预防和治疗方面的应用，即免疫学检测、免疫预防和免疫治疗等。

第一节　免疫学检测

　　免疫学检测是利用免疫学原理来检测抗原、多种免疫分子（抗体、补体、细胞因子和黏附分子等）及免疫细胞的实验过程。本节主要介绍免疫学常用检测技术的基本原理及其应用。

一、抗原、抗体的检测

（一）抗原-抗体反应的特点与影响因素

1. 抗原-抗体反应的特点

（1）特异性　一种抗原一般只能与由它刺激所产生的相应抗体结合，这种抗原抗体结合反应的专一性即特异性。抗原与抗体发生结合反应的物质基础是：抗原决定基与抗体的抗原结合部位间存在结构的互补性，结构互补程度不同，结合力强弱也各异，互补程度越高，结合能力越强。

（2）可逆性　抗原与抗体的结合为分子表面的非共价结合，结合稳定且可逆。在一定条件下，抗原-抗体结合形成的复合物可被解离，如低 pH、高浓度盐、冻融等。解离后的抗原或抗体分子仍保持原有的理化特性和生物学活性。

（3）可见性　当抗原、抗体的数量比例恰当，抗原、抗体分子相互交叉连接成网格状复合体，反应体系中基本无游离的抗原或抗体。此时，可形成肉眼可见的明显反应物（沉淀物或凝集物）。天然抗原分子表面一般含多种抗原决定基，相同抗原决定基也有多个，从而可提供多个抗体分子结合的部位，故为多价。而抗体分子一般是两价，在抗原抗体反应中，若不考虑抗原、抗体的数量比例，则很可能出现抗原或抗体过剩。由于过剩一方的结合价不能被完全占据，多呈游离形式存在，故仅形成小分子复合物，不能被肉眼察见，难以判定结果。

2. 抗原抗体反应的影响因素

（1）电解质　抗原和抗体有对应的极性基团，能相互吸附并由亲水性变为疏水性。电解质的存在使抗原-抗体复合物失去电荷而凝聚，出现可见反应。故免疫学试验中多采用生理盐水稀释抗原或抗体。

（2）酸碱度　最适 pH6～8。超出此范围可影响抗原、抗体的理化性状，出现假阳性或假阴性。

（3）温度　适当的温度可增加抗原与抗体分子碰撞的机会，加快二者结合的速度。抗原-抗体反应的最适温度为 37℃。

此外，适当震荡或搅拌也可促进抗原、抗体分子的接触，提高结合速度。

（二）抗原-抗体反应的基本检测方法

根据抗原的性质、结合反应的现象、参与反应的成分，将可检测的抗原-抗体反应分为凝集反应、沉淀反应、补体参与的反应、采用标记物的抗原-抗体反应等。

1.凝集反应

细菌、红细胞等颗粒性抗原与相应抗体结合后形成凝集团块，此类反应称为凝集反应。该类反应可检测到 1μg/ml 水平的抗体。

（1）直接凝集　将细菌或红细胞与相应抗体直接反应，出现细菌凝集或红细胞凝集现象。可用已知抗体（诊断血清）与相应抗原（菌液或红细胞悬液）在玻片上反应，用于抗原的定性检测，如 ABO 血型鉴定、细菌鉴定。或者在试管中连续稀释待检血清，加入已知颗粒性抗原，用于抗体的定量检测（最高稀释度即为待检血清的抗体效价，也即滴度），如诊断伤寒病的肥达试验（Widal test）、外斐试验（Weil-Felix test）、交互配血试验等。

（2）间接凝集　将可溶性抗原包被在与免疫无关的载体颗粒表面，再与相应抗体反应，出现颗粒物凝集的现象。常用的载体为人 O 型血红细胞、聚苯乙烯乳胶颗粒等。也可用已知抗体包被乳胶颗粒，检测标本中的相应抗原。此外，抗球蛋白试验又称库姆斯（Coomb's）试验也属间接凝集，用于诊断免疫性溶血性贫血等血液病及输血产生的抗体的检测。其原理是：抗 Rh 抗体与 Rh^+ 红细胞结合后很难直接引起红细胞凝集，但加入抗人 IgG 抗体后，通过二抗把一抗和红细胞的复合物相连接，从而出现可见的红细胞凝集现象。

2.沉淀反应

血清蛋白质、细胞裂解液或组织浸液等可溶性抗原与相应抗体结合后出现沉淀物，此类反应称为沉淀反应（precipitation）。沉淀反应多用半固体琼脂凝胶作为介质进行琼脂扩散或免疫扩散，可溶性抗原与抗体在凝胶中扩散后在比例合适处相遇，形成可见的白色沉淀。

（1）单向免疫扩散（single immunodiffusion）　将一定量已知抗体混于琼脂凝胶中制成琼脂板，在适当位置打孔后将抗原加入孔中扩散。抗原在扩散过程中与凝胶中的抗体相遇，形成以抗原孔为中心的沉淀环，环的直径与抗原含量呈正相关。取已知量抗原绘制标准曲线，可根据所形成沉淀环的直径，从标准曲线中查出待检标本的抗原含量。本法常用于定量测定血清 IgG、IgM、IgA 和 C3 等。

（2）双向免疫扩散（double immunodiffusion）　将抗原与抗体分别加于琼脂凝胶的小孔中，二者自由向四周扩散，在相遇处形成沉淀线。若反应体系中含 2 种以上抗原-抗体系统，则小孔间可出现 2 条以上沉淀线。本法为定性试验，常用于抗原或抗体的组成和两种抗原的相关性分析。

（3）免疫电泳（immunoelectrophoresis）　先将待检血清标本作琼脂凝胶电泳，血清中各蛋白组分被分为不同区带，然后与电泳方向平行挖一小槽，加入相应抗血清，与已分成区带的蛋白抗原成分作双向免疫扩散，在各区带相应位置形成沉淀弧。对照正常血清形成的沉淀弧数量、位置和形态，可分析标本中所含抗原或抗体成分的性质和含量。该法常用于血清蛋白种类分析，以观察 Ig 异常增多或缺失，可诊断骨髓瘤及性联低丙种球蛋白血症等疾病。

3.补体参与的反应

应用抗体与红细胞表面的抗原结合，激活反应体系中的补体成分，能导致红细胞溶解，则可根据溶血现象判定试验结果。补体结合试验和溶血空斑试验均属此类反应。

4.借助标记物的抗原-抗体反应

免疫标记技术是指用荧光素、酶或放射性核素等标记抗体或抗原，进行抗原-抗体反应的免疫学检测技术。标记物与抗体或抗原连接后并不改变后者的免疫特性，具有灵敏度高、快速、可定性、定量、定位等优点。

（1）免疫荧光法（immunofluorescence，IF） 用荧光素与抗体连接成荧光抗体，再与待检标本中抗原反应，置荧光显微镜下观察，抗原-抗体复合物散发荧光，借此鉴定或定位标本中的抗原；或者与流式细胞仪结合，用于 T、B 细胞等细胞亚群的检测及分离。常用的荧光素有异硫氰酸荧光素（FITC）和藻红蛋白（PE），前者发黄绿色荧光，后者发红色荧光。将荧光素直接标记抗体，对标本进行染色时称为直接荧光法。用一抗与标本中抗原结合，再用荧光素标记的二抗染色时称为间接荧光法。

免疫荧光法可用于检查细菌、病毒、螺旋体等抗原或抗体，用于诊断传染病，还可用于鉴定细胞表面的 CD 分子，检测自身免疫病的抗核抗体等。

（2）酶免疫测定（enzyme immunoassay，EIA） 此法将抗原-抗体反应的特异性与酶催化作用的高效性相结合，通过酶作用于底物后的显色反应判定结果。可目测定性，也可用酶标测定仪测定光密度（OD）值以反映抗原含量，灵敏度可达 ng/ml 甚至 pg/ml 水平。常用于标记的酶有辣根过氧化物酶、碱性磷酸酶等。常用的方法有酶联免疫吸附试验和酶免疫组化法，前者测定可溶性抗原或抗体，后者检测组织或细胞表面抗原。酶联免疫吸附试验（enzyme-linked immunosorbent assay，ELISA）是酶免疫测定中应用最广的技术。其基本方法是：将已知抗原或抗体吸附在固相载体（聚苯乙烯微量反应板）表面，使抗原-抗体反应在固相表面进行，用洗涤法将固相上的抗原-抗体复合物与液相中的游离成分分开。ELISA 的操作方法很多，以下简介几种基本方法。

① 双抗体夹心法：用于检查特异性抗原。将已知抗体包被固相，加入待检标本，标本中若含有相应抗原即与固相表面的抗体结合，洗涤去除未结合成分，加入该抗原特异的酶标记抗体，洗去未结合的酶标记抗体，加底物后显色 ［图 8-1(a)］。

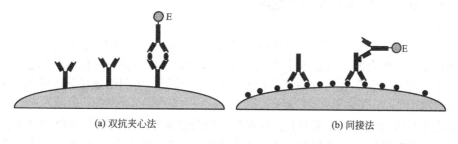

(a) 双抗夹心法　　　　　　　　　　(b) 间接法

图 8-1 酶联免疫吸附试验

② 间接法：用于检查特异性抗体。用已知抗原包被固相，加入待检血清标本，再加酶标记的二抗，加底物观察显色反应 ［图 8-1(b)］。

③ BAS-ELISA：生物素与亲和素结合具有高度亲和力，且均能耦联抗体、抗原和辣根过氧化物酶而不影响其生物学活性。在生物素-亲和素系统（biotin avidin system，BAS）中，借助所形成的亲和素-生物素-酶复合物，追踪生物素标记的抗原或抗体，通过酶催化底物显色，可检出相应的抗体或抗原。由于抗原或抗体分子可耦联多个生物素，且 1 个亲和素分子可结合 4 个生物素分子，组成新的生物放大系统，进一步提高检测的灵敏度。生物素也可结合核苷酸，故 BAS除用于抗原抗体检测外，还可用于检测 DNA 和 RNA。

ELISA 敏感性高、操作简便，配套仪器设备的发展使操作程序规范化和自动化，并进一步提高了稳定性，被广泛用于检测多种病原体抗原或抗体、血液及其他体液中微量蛋白成分、细胞因子、激素及多种药物和毒品等。

（3）放射免疫测定法（radioimmunoassay，RIA）　用放射性核素标记抗原或抗体进行免疫学检测。它将放射性核素具有的高灵敏度和抗原-抗体反应的特异性相结合，使检测的灵敏度达 pg 水平。常用于标记的放射性核素有^{125}I 和^{131}I，采用的方法分为液相法和固相法两种。该法常用于测定微量物质，如胰岛素、生长激素、甲状腺素、孕酮等激素，吗啡、地高辛等药物，以及 IgE 等。该方法已逐渐被发光免疫技术所取代。

（4）化学发光免疫分析　将发光物质（如吖啶酯、鲁米诺等）标记抗原或抗体进行反应，发光物质在反应剂（如过氧化阴离子）激发下生成激发态中间体，当激发态中间体回到稳定的基态时发射出光子，用自动发光分析仪接收光信号，测定光子产量，以反映待检样品中抗体或抗原含量。该法灵敏度高于放射免疫测定法，常用于血清超微量活性物质的测定，如甲状腺素等激素。

（5）免疫印迹法（Western blot）　该法又称 Western 印迹法。它将凝胶电泳与固相免疫结合，将通过电泳所区分的蛋白质转移至固相载体，再借助酶联免疫、放射免疫等技术进行测定。该法能分离分子大小不同的蛋白质并确定其分子量，常用于检测多种病毒抗体或抗原。例如应用该法检测血清 HIV 抗体，可用于确认 HIV 感染。

二、淋巴细胞的测定

（一）淋巴细胞的类别鉴定

体外检测淋巴细胞，首先需制备外周血单核细胞，常用的方法是葡聚糖-泛影葡胺（又称淋巴细胞分离液）密度梯度离心法，该法分离淋巴细胞的纯度可达 95%。淋巴细胞为不均一的群体，可分为表面标志及功能各异的群和亚群。用以下方法可分离、分选所需群体细胞。

1. 尼龙棉分离法

将淋巴细胞悬液通过尼龙棉柱，B 细胞易黏附于尼龙棉而滞留于柱上，T 细胞则不黏附，借此可分离 T 细胞与 B 细胞。

2. E 花环分离法

人成熟 T 细胞表面 CD2 分子是绵羊红细胞（SRBC）受体，能结合 SRBC 而形成花环（E 花环试验）。经密度梯度离心，因花环形成细胞比重增大而沉于管底，与其他细胞分离；用低渗法裂解花环中的 SRBC，即获得纯化的 T 细胞。

3. 洗淘法

将已知抗细胞表面标记的抗体包被聚苯乙烯培养板，加入淋巴细胞悬液，表达相应表面标记的细胞即结合于培养板表面，与悬液中的其他细胞分开。例如，用抗 CD3 抗体包被培养板，可将 T 细胞与其他细胞分开。也可用磁珠替代聚苯乙烯培养板，再利用磁场分离所需的细胞。

4. 流式细胞术

流式细胞术是借助荧光活化细胞分类仪对细胞进行快速、准确鉴定和分类的技术。流式细胞仪包括细胞流动系统及气压流速控制系统、激光系统、检测与讯号处理系统、细胞分选系统四部分。其基本原理是：细胞经荧光染色后，在高速流动系统的作用下细胞排成单行，逐个流经检测区，在检测区，单个细胞经激光束照射后产生荧光和散射光，不同类型的细胞产生不同的光电信号、带上不同的电量，从而在电场中发生不同角度的偏转并进入不同的收集管，细胞得以分离。该法可检测 T 细胞、B 细胞、NK 细胞、单核/巨噬细胞，以及 $CD4^+/CD8^+T$ 细胞比值等。

（二）淋巴细胞功能测定

1. T 细胞功能测定

（1）T 细胞增殖试验　植物血凝素（PHA）、刀豆蛋白 A（ConA）等丝裂原以及抗 CD3 抗体等均能非特异性激活培养的 T 细胞，使其转化为淋巴母细胞。若检测特异性抗原致敏的 T 细胞，需在培养细胞中加入特异性抗原，则只有该抗原特异的 T 细胞发生增殖反应，定量测定后反映机体的特异性细胞免疫功能。

（2）细胞毒试验　CTL、NK 细胞对靶细胞均有直接杀伤作用，可根据待检效应细胞的性质，选用相应的靶细胞，如肿瘤细胞、移植供体细胞等。该试验可用于肿瘤免疫、移植排斥反应、病毒感染等方面的研究。

（3）皮肤试验 正常机体对特定抗原产生细胞免疫应答后，再用相同抗原作皮肤试验，即出现以局部红肿为特征的迟发型超敏反应，细胞免疫正常者呈阳性反应，而细胞免疫低下者则呈阴性反应。皮肤试验方法简便，可帮助诊断某些病原微生物感染、免疫缺陷病等。皮肤试验常用抗原有结核菌素、麻风菌素、链激酶-链道酶、念珠菌素等。

2. B细胞功能测定

（1）B细胞增殖试验 B细胞受有丝分裂原刺激后分裂增殖，温育一定时间后检查抗体形成细胞的数目。小鼠B细胞可用细菌脂多糖为刺激物，人B细胞则用含有金黄色葡萄球菌蛋白A（SPA）的金黄色葡萄球菌菌体及抗IgM抗体刺激。

（2）抗体形成细胞测定 常用溶血空斑试验，即测定针对SRBC表面已知抗原的抗体形成细胞数目。方法是将吸附有已知抗原的SRBC、待检的B细胞、补体及适量琼脂糖液混合，倾注平皿，温育1~3h后，肉眼可见分散的溶血空斑，每一空斑中央含一个抗体形成细胞，空斑数目即为抗体形成细胞数。

三、其他免疫分子的检测

1. 细胞因子检测

检测细胞因子主要用于了解其免疫调节作用、鉴定分离的淋巴细胞、监测某些疾病状态的细胞免疫功能等。细胞因子检测方法包括以下三种。

（1）ELISA 用抗细胞因子抗体包被固相的双抗体夹心法，也可使用RIA法。

（2）生物活性测定法 根据细胞因子生物学活性选用相应实验系统，包括细胞增殖法、直接杀伤法、保护细胞免受病毒致病变法等。如选用细胞因子依赖的细胞株，其增殖反应与细胞因子量呈正相关，通过与相应标准品比较，还可确定样品中细胞因子。

（3）聚合酶链式反应（PCR） 根据细胞因子的核苷酸序列，设计相应引物，借助逆转录PCR测定待检细胞中特异性mRNA。该法可用于多种细胞因子的测定。

2. CD分子和黏附分子的检测

检测细胞表面CD分子和黏附分子可用于鉴别免疫细胞，了解其分化、活化状况。用已知的抗CD分子或黏附分子抗体可鉴定细胞表面相应膜抗原，常用的方法有间接免疫荧光法、流式细胞术。

3. HLA分型的检测

进行组织器官移植须作HLA分型，过去多用血清学和细胞学分型，现已逐渐被基因分型技术取代。例如，聚合酶链反应-序列特异性引物（PCR-SSP）分型法，其原理是：应用针对某一HLA座位各等位基因的序列特异性引物，借助PCR特异性扩增待检细胞基因组DNA的相应靶序列，根据PCR扩增产物的有无，确定相应等位基因的型别。该法具有快速、准确等优点。

四、免疫学检测的应用

免疫学检测方法具有高度特异性和敏感性，常用于对机体免疫功能的评价、辅助疾病诊断和某些疾病的监测，为确定诊断、分析病情、调整治疗方案及预后判定等提供了重要手段。

1. 疾病的诊断

（1）感染性疾病 各种病原体感染后，体内能检出特异抗体或抗原。对细菌性感染的诊断，除经典的肥达试验用于沙门菌以外，免疫荧光法、ELISA作为快速诊断方法还用于志贺菌、沙门菌、霍乱弧菌等的诊断。在病毒感染中应用更广，如用ELISA检测乙型肝炎病毒的抗原与抗体、甲型及丙型肝炎病毒的抗体、HIV的抗体等。

（2）免疫缺陷病 抗体、补体含量的测定有助于性联低丙种球蛋白血症、抗体缺陷、补体缺陷等疾病的诊断；免疫细胞的鉴定、计数以及功能试验可帮助免疫细胞缺陷的诊断；IL-2R的检查可辅助因T细胞发育受阻的重症联合免疫缺陷病的诊断。

(3) 自身免疫病　抗核抗体、类风湿因子的检查有助于系统性红斑狼疮、类风湿关节炎的诊断。利用 HLA 与某些自身免疫病的相关性，通过检查 HLA 型别辅助疾病的诊断，如 HLA-B27 与强直性脊柱炎。

(4) 超敏反应性疾病　血清总 IgE、变应原特异性 IgE 检测及变应原皮肤试验有助于 I 型超敏反应的诊断，抗球蛋白试验有助自身免疫性溶血型贫血的诊断。

(5) 肿瘤　肿瘤抗原的检查有助于某些肿瘤的诊断，如癌胚抗原（CEA）的检出与结肠癌的诊断，甲胎蛋白（AFP）的检出与原发性肝癌的诊断等。细胞 CD 分子的检测辅助淋巴瘤、白血病的诊断与分型。

此外，血浆多种激素水平的检测、酶类的检测可辅助内分泌疾病等相关疾病的诊断；抗精子抗体检测用于男性不育的诊断。

2. 免疫学监测

感染性疾病的免疫学监测有助于疾病的转归与预后判定，如监测乙型肝炎病毒抗原与抗体的消长有助于乙型肝炎的预后判定，HIV 感染者的 $CD4^+$ T 细胞计数有助于艾滋病的诊断、病情分析、疗效判定。肿瘤患者的免疫功能状态监测，有助于了解肿瘤的发展与判定预后；组织器官移植后对受者的免疫学监测则有利于排斥反应的早期发现，以便及时采取有效措施。此外，易积蓄中毒或成瘾性药物的监测有助于患者的治疗。

第二节　免疫预防

特异性免疫的获得方式有自然免疫和人工免疫两种。自然免疫主要指机体感染病原体后建立的特异性免疫，也包括胎儿或新生儿经胎盘或乳汁从母体获得抗体。人工免疫则是人为地使机体获得特异性免疫，是免疫预防的重要手段。它包括人工主动免疫和人工被动免疫。

一、人工主动免疫

人工主动免疫是用疫苗接种机体，使之产生特异性免疫，从而预防感染的措施。国内常将用细菌制作的人工主动免疫用生物制品称为菌苗，而将用病毒、立克次体、螺旋体等制成的制品称为疫苗。而国际上把细菌性制剂、病毒性制剂以及类毒素统称为疫苗（vaccine）。

近年来，随着免疫学、生物化学、生物技术的发展，疫苗的研制进入了新的阶段。当代疫苗的应用不仅仅限于传染病领域，已扩展到许多非传染病领域。疫苗不仅是预防制剂，而且已作为治疗性制剂。

1. 传统疫苗

指传统用于抗微生物感染的疫苗。

(1) 灭活疫苗（死疫苗）　灭活疫苗(inactivated vaccine)是选用免疫原性强的病原体，经人工大量培养后，用理化方法灭活制成。主要诱导特异抗体的产生，为维持血清抗体水平，常需多次接种。注射此类疫苗可能引起较重的局部和全身反应。由于不能诱导细胞免疫，免疫效果有一定局限性。常用的灭活疫苗有伤寒、百日咳、霍乱、钩端螺旋体病、流感、狂犬病、乙型脑炎疫苗等。

(2) 减毒活疫苗　减毒活疫苗（live attenuated vaccine）是用减毒或无毒力的活病原微生物制成。活疫苗接种类似于隐性感染或轻症感染，病原体在体内有一定的生长繁殖能力，一般只需接种一次。活疫苗的免疫效果良好、持久，除诱导机体产生体液免疫外，还可产生细胞免疫，经自然感染途径接种还可诱导黏膜局部免疫形成。其不足之处是存在疫苗体内恢复突变的可能性，尽管十分罕见，但仍需警惕。免疫缺陷者和孕妇一般不宜接种活疫苗。常用的制剂有卡介苗、麻疹活疫苗、脊髓灰质炎活疫苗等。

(3) 类毒素　类毒素（toxoid）是用细菌的外毒素经 $0.3\%\sim0.4\%$ 甲醛处理制成。因其已失去毒性，但保留免疫原性，接种后能诱导机体产生抗毒素，抗毒素可中和外毒素的毒性。常用的制剂有破伤风类毒素、白喉类毒素等。

2.新型疫苗

（1）亚单位疫苗　亚单位疫苗（subunit vaccine）是去除病原体中与激发保护性免疫无关的甚至有害的成分，保留有效免疫原成分制作的疫苗。例如，从乙型肝炎病毒表面抗原阳性者血浆中提取表面抗原制成的乙型肝炎疫苗。

（2）结合疫苗　将细菌荚膜多糖的水解物与白喉类毒素通过化学联接，为细菌荚膜多糖提供蛋白质载体，使其成为 T 细胞依赖性抗原，称为结合疫苗。结合疫苗能被 T、B 细胞联合识别，B 细胞产生 IgG 类抗体，获得良好的免疫效果。目前已获准使用的结合疫苗有 b 型流感杆菌疫苗、脑膜炎球菌疫苗和肺炎球菌疫苗等。

（3）合成肽疫苗　合成肽疫苗（synthetic peptide vaccine）是根据有效免疫原性肽段的氨基酸序列，设计和合成的免疫原性多肽，以期用最小的肽段激发有效的特异性免疫应答。如果合成的多肽同时含有 B 细胞和 T 细胞识别的表位，就可能诱导特异性体液免疫和细胞免疫。如疟疾疫苗等。

（4）重组抗原疫苗　重组抗原疫苗（recombinant antigen vaccine）是利用 DNA 重组技术制备的只含保护性抗原的纯化疫苗。此类疫苗不含活的病原体和病毒核酸，安全有效，成本低廉。目前获准使用的有乙型肝炎疫苗（重组乙型肝炎病毒表面抗原）、口蹄疫疫苗和莱姆病疫苗等。

（5）重组载体疫苗　重组载体疫苗（recombinant vector vaccine）是将编码病原体有效免疫原的基因插入载体（减毒的病毒或细菌疫苗株）基因组中，接种后，随疫苗株在体内的增殖，而表达相应的抗原，可制备多价疫苗。目前使用最广的载体是痘状病毒，已用于甲型和乙型肝炎、麻疹、单纯疱疹等疫苗的研制。利用脊髓灰质炎病毒、伤寒 Ty21a 疫苗株为载体的口服霍乱疫苗和痢疾疫苗也在研制中。

（6）DNA 疫苗　用编码病原体有效免疫原基因的重组体直接接种，体内可表达保护性抗原，从而诱导机体产生特异性免疫，此称 DNA 疫苗（DNA vaccine）。DNA 疫苗在体内可持续表达，免疫效果好，维持时间长，是疫苗发展的方向之一。

（7）转基因植物疫苗　用转基因方法，将编码有效免疫原的基因导入可食用植物细胞的基因组中，免疫原即可在植物的可食用部分稳定的表达和积累，人和动物通过摄食达到免疫接种的目的。常用的植物有番茄、马铃薯、香蕉等。这类疫苗尚在初期研制阶段，它具有可口服、易被儿童接受、价廉等优点。

二、人工被动免疫

人工被动免疫（artificial passive immunization）是给人体注射含特异性抗体的免疫血清制剂，以治疗或紧急预防感染的措施。因所注射的免疫物质并非由被接种者自己产生，缺乏主动补充的来源，而且易被清除，故维持时间短暂。

1.抗毒素

抗毒素（antitoxin）是用细菌外毒素或类毒素免疫动物（一般为马）制备的免疫血清，具有中和外毒素毒性的作用。该制剂对人而言属异种蛋白，使用时应注意过敏反应的发生。常用的有破伤风抗毒素、白喉抗毒素等。

2.人免疫球蛋白制剂

人免疫球蛋白制剂是从大量混合血浆或胎盘血中分离制成的免疫球蛋白浓缩剂。该制剂中所含的抗体即人群中含有的抗体，因不同地区和人群的免疫状况不完全一样，不同批号制剂所含抗体的种类和效价不尽相同。肌内注射制剂主要用于甲型肝炎、丙型肝炎、麻疹、脊髓灰质炎等病毒性疾病的预防。静脉注射用免疫球蛋白须经特殊工艺制备，主要用于原发性和继发性免疫缺陷病的治疗。特异性免疫球蛋白则是由对某种病原微生物具有高效价抗体的血浆制备，用于特定病原微生物感染的预防，如乙型肝炎免疫球蛋白。

三、计划免疫

计划免疫（planed immunization）是根据某些特定传染病的疫情监测和人群免疫状况分析，

按照规定的免疫程序有计划地进行人群预防接种，提高人群免疫水平，达到控制以至最终消灭相应传染病的目的而采取的重要措施。

免疫程序包括儿童基础免疫及成人和特殊职业、特殊地区人群的免疫程序。我国卫生部1985年推荐的儿童免疫程序规定儿童需接种卡介苗、百日咳-白喉-破伤风混合制剂、三价脊髓灰质炎活疫苗和麻疹疫苗，以控制6种传染病的流行。2002年卫生部又将乙型肝炎疫苗纳入计划免疫。我国的计划免疫工作取得了显著成绩，全国已实现了以县为单位的儿童接种率达到85%的目标，传染病的发病率大幅度下降。

第三节 免疫治疗

免疫治疗（immunotherapy）是指利用免疫学原理，针对疾病的发生机制，人为地调整机体的免疫功能，达到治疗目的所采取的措施。传统的免疫治疗分类方法按免疫增强或抑制疗法，主动或被动免疫治疗，特异或非特异免疫治疗分类，各类之间又有交叉（表8-1）。随着近年来生物技术的发展，已能制备多种重组细胞因子或免疫细胞，并用于临床治疗。这些进展更新了免疫治疗的概念。

表 8-1 免疫治疗的分类

名　称	用　途　或　特　点
免疫增强疗法	感染、肿瘤、免疫缺陷病的治疗
免疫抑制疗法	移植排斥、自身免疫病、超敏反应病、炎症的治疗
主动免疫治疗	人为提供具免疫原性的制剂，使机体主动产生特异免疫力
被动免疫治疗	人为提供现成免疫物质，直接发挥免疫效应
特异性免疫治疗	调整机体免疫功能所用制剂的作用具有抗原特异性
非特异性免疫治疗	调整机体免疫功能所用制剂的作用没有抗原特异性

一、主动免疫治疗

1.分子疫苗

合成肽疫苗、重组载体疫苗和DNA疫苗可作为肿瘤和感染性疾病的治疗性疫苗。例如，人工合成的肿瘤相关抗原多肽能激活特异性T细胞，诱导特异性CTL的抗瘤效应；用编码肿瘤抗原、微生物抗原的重组质粒直接肌内注射可诱导抗瘤、抗感染的免疫效应。

2.细胞疫苗

(1) 肿瘤细胞疫苗　包括灭活瘤苗、异构瘤苗等。灭活瘤苗是用自体或同种肿瘤细胞经射线、抗代谢药物等理化方法处理，抑制其生长能力，保留其免疫原性制成。异构瘤苗则将肿瘤细胞用过碘乙酸盐或神经氨酸酶处理，以增强瘤细胞的免疫原性。

(2) 基因修饰的瘤苗　将肿瘤细胞用基因修饰方法改变其遗传背景，降低致瘤性，增强免疫原性。例如，将编码MHC分子、协同刺激分子、细胞因子的基因转移进肿瘤细胞，注入体内的瘤苗将表达这些免疫分子，从而增强抗瘤效应。

(3) 抗原提呈细胞疫苗　由于抗原致敏的APC可特异激活T细胞，用肿瘤抗原或肿瘤抗原多肽等体外刺激树突状细胞后回输患者，可有效激活特异性抗肿瘤免疫应答。

二、被动免疫治疗

1.多克隆抗体

(1) 抗感染的免疫血清　其中抗毒素血清主要用于治疗和紧急预防细菌外毒素所致疾病；人免疫球蛋白制剂主要用于治疗丙种球蛋白缺乏症和预防麻疹、传染性肝炎等。

(2) 抗淋巴细胞丙种球蛋白　用人T细胞免疫动物制备免疫血清，再从免疫血清中分离纯化免疫球蛋白，将其注入人体，在补体的参与下使T细胞溶解破坏。该制剂主要用于器官移植受者，阻止移植排斥反应的发生，延长移植物存活时间，也用于治疗某些自身免疫病。

2.单克隆抗体

（1）抗细胞表面分子的单抗　该抗体在体内能识别表达特定表面分子的免疫细胞，在补体的参与下使细胞溶解。例如，抗 CD3 单抗可特异性损伤 T 细胞，临床已用于心、肝、肾移植时发生的急性排斥反应；在骨髓移植时还用于消除骨髓中的成熟 T 细胞，防止移植物抗宿主反应的发生。

（2）抗细胞因子的单抗　IL-1、TNF 是重要的炎症介质。抗 IL-1 或 TNF 的单抗可特异结合 IL-1 或 TNF，减轻炎症反应，已试用于类风湿关节炎等慢性炎症性疾病的治疗。

（3）抗体靶向治疗　用特异性的单抗为载体，将抗瘤药物、放射性核素及毒素等细胞毒性物质靶向性携带至肿瘤病灶局部，可特异地杀伤肿瘤细胞，而对正常细胞的损伤较轻。常用的放射性核素有^{125}I、^{131}I 等，抗瘤药物如甲氨蝶呤、长春新碱等。将毒素与单抗连接常称为免疫毒素（immunotoxin），常用毒素包括植物毒素（如蓖麻毒素、苦瓜毒素等）和细菌毒素（如白喉毒素、铜绿假单胞菌外毒素等）。

3.基因工程抗体

目前制备的单克隆抗体为鼠源性，用于人体后可产生抗鼠源单抗的抗体，影响疗效，甚至发生超敏反应。为此可制备基因工程抗体，其具有分子小、穿透力强、免疫原性低、容易进入局部等优点。

4.细胞因子

（1）外源性细胞因子治疗　重组细胞因子已用于肿瘤、感染、造血障碍等疾病的治疗。例如，IFN-α 对毛细胞白血病的疗效显著，对病毒性肝炎、带状疱疹等疗效较好。GM-CSF 用于治疗各种粒细胞低下，缓解化疗后粒细胞的减少。

（2）细胞因子拮抗疗法　该法的原理是通过抑制细胞因子的产生、阻止细胞因子与相应受体结合或中断结合后的信号转导，阻止细胞因子发挥生物学效应。例如，用 TNF 单抗可缓解、防止感染性休克的发生；重组 I 型可溶性 TNF 受体（sTNFRI）可减轻类风湿关节炎的炎症损伤，也可缓解感染性休克。

5.过继免疫治疗

取自体淋巴细胞经体外激活、增殖后回输患者，直接杀伤肿瘤或激发机体抗肿瘤免疫效应，此为过继免疫治疗。例如，肿瘤浸润淋巴细胞是从实体肿瘤组织中分离、体外经 IL-2 诱导培养后的淋巴细胞；淋巴因子激活的杀伤细胞则是外周血淋巴细胞体外经 IL-2 诱导培养后的淋巴细胞。这些细胞能直接杀伤肿瘤细胞，与 IL-2 联合治疗晚期肿瘤，有一定疗效。

6.造血干细胞移植

取患者自身骨髓、异体骨髓或脐血转输给患者，移植物中的多能干细胞可在体内定居、增殖、分化，使患者恢复造血功能和形成免疫力。该疗法可用于治疗免疫缺陷病、再生障碍性贫血以及白血病等。

三、生物应答调节剂与免疫抑制剂

1.生物应答调节剂

生物应答调节剂（biological response modifier，BRM）指具有促进或调节免疫功能的制剂，通常对免疫功能正常者无影响，而对免疫功能异常，特别是免疫功能低下者有促进或调节作用。已广泛用于肿瘤、感染、自身免疫病、免疫缺陷病等的治疗。其制剂包括治疗性疫苗、单克隆抗体、细胞因子、微生物及其产物、合成性分子等。

某些化学合成药物以及中药制剂也具有免疫促进作用。例如，左旋咪唑原为驱虫剂，后来发现其能激活吞噬细胞的吞噬功能、促进 T 细胞产生 IL-2 等细胞因子、增强 NK 细胞的活性；西咪替丁原为组胺拮抗剂，可通过阻止组胺对抑制性 T 细胞的活化作用，而增强机体的免疫功能；中药提取物如黄芪多糖、人参多糖、枸杞多糖等，均有促进机体免疫功能的作用。

2.免疫抑制剂

免疫抑制剂能抑制机体的免疫功能，常用于防止移植排斥反应的发生和自身免疫病的治疗。

（1）化学合成药物

① 糖皮质激素。具有明显的抗炎和免疫抑制作用，对单核-巨噬细胞、T 细胞、B 细胞都有较强的抑制作用。常用于治疗炎症、超敏反应性疾病和抗移植排斥反应。

② 环磷酰胺。属烷化剂抗肿瘤药物，其主要作用是抑制 DNA 复制和蛋白质合成，阻止细胞分裂。T、B 细胞活化后进入增殖、分化阶段，对烷化剂敏感，故可抑制体液免疫和细胞免疫。环磷酰胺主要用于治疗肿瘤、自身免疫病，以及抗移植排斥反应。

③ 硫唑嘌呤。该药属嘌呤类抗代谢药物，主要通过抑制 DNA、蛋白质的合成，阻止细胞分裂，对细胞免疫、体液免疫均有抑制作用，常用于防治移植排斥反应。

（2）微生物制剂

① 环孢素 A（cyclosporine A，CsA）。CsA 是真菌代谢产物的提取物，主要通过阻断 T 细胞内 IL-2 基因的转录，抑制 IL-2 依赖的 T 细胞活化。用于治疗移植排斥反应有明显效果，也用于治疗自身免疫病。

② FK-506。FK-506 属大环内酯抗生素，为真菌产物。其作用机制与 CsA 相近，但作用比 CsA 强 10～100 倍。用于抗移植排斥反应有良效。

③ 雷帕霉素（rapamycin）。属抗生素类免疫抑制剂，可通过阻断 IL-2 启动的 T 细胞增殖而选择性抑制 T 细胞，用于抗移植排斥反应。

（周双林）

第二篇 微生物学

第九章　微生物与微生物学

第一节　微生物概述

一、微生物的概念

微生物（microorganism）是一类个体微小、构造简单、需借助显微镜才能看清外形的微小生物的总称。

在大自然中，生活着一类人们仅凭肉眼不能直接看见的生物——微生物。无论是繁华的都市、广阔的田野，还是高山之巅、海洋之底，到处都有它们的身影。它们和植物、动物及人类共同组成了地球上的生物大家庭，使自然界充满勃勃生机。虽然人们对微生物的认识只有几百年的历史，但微生物却是地球上最早的"居民"。地球诞生至今已有 46 亿多年，而最早的微生物 35 亿年前就已出现了，可是人类诞生至今只有几百万年的历史。微生物出现最早，又能延续至今，与其自身的特点有关。

二、微生物的特点

微生物和动、植物一样，具有生物最基本的特征——新陈代谢、生长繁殖、遗传变异，此外，微生物还有其自身的一些特点。

1.种类多、数量大、分布广

微生物种类繁多，迄今为止，人们所知道的微生物约有 10 余万种。但由于微生物的发现和研究较动植物迟得多，估计目前已知的微生物种类只占地球实际存在的微生物总数的 20%，所以微生物很可能是地球上物种最多的一类生物。

虽然人们不能看到微生物，但它们却是无处不在、无孔不入。85km 的高空、11km 深的海底、2000m 深的地层、近 100℃的温泉、－250℃的极寒冷环境等地方，均有微生物生存。人类正常生活的地方，更是微生物生长的适宜场所，其中土壤是多种微生物的大本营，1g 肥沃的土壤中，微生物的数量可达到千百万乃至数亿个。

除了自然环境，动、植物和人体也有微生物生存，如人的肠道中经常居住着 100～400 种不同的微生物，总数可达 100 万亿个之多。把手放到显微镜下观察，一双普通的手上带有细菌 4 万～40 万个，即使刚刚清洗过，手上面也有 300 个细菌，当然这些绝大多数菌不是致病菌。

2.个体小、面积大、新陈代谢能力强

大多数微生物的个体极其微小，需借助显微镜放大数十倍、数百倍甚至数万倍才能看清。微生物的大小常用 μm（$1m=10^6\mu m$）或 nm（$1m=10^9\mu m$）来表示。但是，也有极少数微生物是肉眼可见的，如一些藻类和真菌。近年来，人们还发现两种个体较大的细菌，它们是 *Epulopiscium fishesloni*（费氏刺骨鱼菌）和 *Thiomargarita namibiensis*（纳米比亚珍珠硫细菌）。

微生物体积小，相对比表面积就大。比表面积是指某一物体单位体积所占有的表面积。物体的体积越小，其比表面积就越大。微生物有一个吸收营养、排泄代谢废物的巨大表面，所以微生物的新陈代谢能力强。

3.吸收多、转化快、生长旺、繁殖速度快

由于微生物新陈代谢能力特别强，使它们的"胃口"变得分外庞大，如发酵乳糖的细菌在

1h 内可分解比其自身重 100～1000 倍的乳糖。微生物的这个特性为它们高速生长繁殖提供了充分的物质基础，微生物以惊人的速度繁殖，繁殖方式为"二分裂法"。如大肠埃希菌在合适的条件下，约 20min 可繁殖一代，如果按这个速度计算，一个细菌 10h 可繁殖成 10 亿个！实际上，由于受环境等条件的限制，这种几何级数的繁衍是不可能实现的，但即便如此，微生物的繁殖速度也足以让动、植物望尘莫及。

4. 适应能力强、易变异

微生物对环境条件，甚至是对恶劣的"极端环境"也具有惊人的适应力，是高等动植物无法比拟的。如大多数细菌能耐 $-196～0℃$ 的低温；一些嗜盐菌能在接近饱和盐水（32%）的环境下正常生存；许多微生物尤其是产芽孢的细菌可在干燥条件下保藏几十年。

由于微生物的个体一般都是单细胞、简单多细胞或非细胞的，通常都是单倍体，加上它们新陈代谢旺盛、繁殖快的特点，并且与外界环境的接触面大，所以容易受外界条件的影响而发生性状变化。尽管变异的几率只有 $10^{-10}～10^{-5}$，但微生物仍可以在短时间内产生大量变异的后代，在外界环境条件发生剧烈变化时，变异了的个体就适应新的环境而生存下来。

5. 微生物是阐明生命科学规律研究的理想材料

随着生物科学研究的深入，人们逐渐认识到，微生物不是一个独立的分类类群。由于它们个体微小、形态结构简单、生长繁殖快速、代谢类型多样、分布广泛、容易发生变异、生物学特性比较接近、大多数能够生长在试管或三角瓶中，且便于保存；而且，对它们的研究一般都要采用显微镜、分离、灭菌和培养等技术方法，微生物的代谢过程也与高等动、植物的代谢模式相同或相似，如酿酒酵母的酒精发酵机制和脊椎动物肌肉的糖酵解十分相似，可见其酶系统是相同的，这些特征使微生物成为研究阐明许多基本生命过程的理想材料。过去已有许多有关生命机制的著名的研究成果都是用微生物作为材料而得到的，尤其在遗传学方面，例如，在深入研究肺炎双球菌的基础上，发现遗传物质的化学本质是 DNA，明确了生物遗传物质的本质问题。近年来，微生物的研究无论在基础理论上还是在应用上都发展迅速。

三、微生物的分类

1. 微生物在自然界的地位

生物分类学的始祖 Linnaeus（1707～1778）在 200 多年前将生物划分为动物界和植物界，这两类生物界限十分明确。自从发现了微生物以后，科学家习惯地把它们分别归入动物界或植物界的低等类型。例如，原生动物没有细胞壁，能运动，不进行光合作用，故被归入动物界。藻类有细胞壁，进行光合作用，则被归于植物界。但是，有些微生物兼具动物和植物共同的特征，将它们归入动物界或植物界都不合适。因此，Haeckel 在 1866 年提出三界系统，把生物分为动物界、植物界和原生生物界（Protista），他将那些既非典型动物、也非典型植物的单细胞微生物归属于原生生物界中。在这一界中包括细菌、真菌、单细胞藻类和原生动物，并把细菌称为低等原生生物，其余类型则称为高等原生生物。到 20 世纪 50 年代，人们利用电子显微镜观察微生物细胞的内部结构，发现典型细菌的核与其他原生生物的核有很大不同。前者的核物质不被核膜包围，后者全都有核膜，并进一步揭示两类细胞在其他方面也有不同，随后提出了原核生物与真核生物的概念。在此基础上，1969 年 Whittaker 提出生物分类的五界系统，即原核生物界、原生生物界、真菌界、植物界和动物界。微生物分别归属于五界中的前三界，其中原核生物界包括各类细菌，原生生物界包括单细胞藻类和原生动物，而真菌界包括真菌和黏菌。

Jahn 等于 1949 年曾提出六界系统，即后生动物界、后生植物界、真菌界、原生生物界、原核生物界和病毒界。我国学者王大耜等于 1977 年也提出过六界系统的设想，即在 Whittaker 五界系统的基础上加上病毒界。美国学者 Raven 等于 1996 年提出六界系统，即动物界、植物界、原生生物界、真菌界、真细菌界、古细菌界。

对整个生物的分类划界，有不同的分类系统，除了已确定的动物界和植物界外，其余各界都是随着人类对微生物的深入研究和认识后才发展建立起来的。一百多年来，从两界系统发展到三界、四界、五界、六界系统，这是一个由低到高、由浅到深的认识过程，如图 9-1 所示。

由图 9-1 知，可将所有的生物分成有细胞结构和无细胞结构两大类六个界：动物界、植物界、原生生物界、真菌界、原核生物界和病毒界，微生物分属于除动物界和植物界以外的四个界。

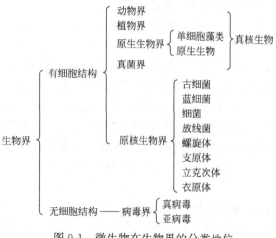

图 9-1　微生物在生物界的分类地位

2. 微生物的种类

按有无细胞结构，微生物可分为三种类型，见表 9-1。

（1）原核细胞型微生物　原核生物由单细胞组成，仅有原始核和裸露的 DNA，无核膜和核仁，没有细胞器。此类微生物包括细菌、放线菌、蓝细菌、古细菌、支原体、衣原体、螺旋体、立克次体等。

（2）真核细胞型微生物　真核生物大多由多细胞组成，细胞具有高度分化的核，有核膜和核仁，且有多种细胞器，如内质网、核糖体、线粒体等。此类生物包括真菌、藻类和原虫等。

表 9-1　微生物的种类

细胞结构	核结构	微生物类群
无细胞结构	无核	病毒
		亚病毒：卫星病毒、类病毒、朊粒
有细胞结构	原核	细菌、古细菌、放线菌、真细菌、支原体、衣原体、蓝细菌、螺旋体、立克次体
	真核	酵母菌、霉菌、藻类、原生动物

（3）非细胞型微生物　此类微生物无细胞结构，仅有一种核酸（DNA 或 RNA）和蛋白质组成，必须寄生于活细胞内。病毒属于此类微生物。

3. 微生物的分类单位

与动、植物一样，微生物的分类单位自上而下可依次分为：界（kingdom）、门（phylum）、纲（class）、目（order）、科（family）、属（genus）、种（species）。微生物分类中常用种和属，种是最基本的分类单位，在种以下还可分为亚种、菌株和型等。

（1）属　是指生物学性状基本相同、具有密切关系的一些种组成的集体。

（2）种　是一大群表型特征高度相似、亲缘关系极其接近、与同属内其他种有着明显差异的菌株的总称。在微生物中，一个种只能用该种的一个典型菌株（type strain）作为具体标本，该典型菌株就是这个种的模式种（type species）。在实际中，有时分离到的纯种具有某个明显而稳定的特征，与典型种不同，称为亚种（subspecies, subsp.）。

（3）型　曾用于表示细菌种内的细分，但现在已废除，目前尚在使用的是以"型"作后缀，如生物型（biotype）、血清型（strotype）、噬菌体型（phagotype）等。

（4）菌株　又称为品系或株（在病毒中称毒株），表示任何由一个独立分离的单细胞繁殖而成的纯种群体。因此，一种微生物的每一不同来源的纯培养物均可称为该菌种的一个株。

4. 细菌的命名

细菌的命名一般采用国际通用的拉丁文双名法。其学名（scientific name）由属名和种名两部分组成，前面为属名，用名词并以大写字母开头；后一个为种名，用形容词表示，全部小写，印刷时用斜体字。常在种名之后加上命名者的姓氏（用正体字），也可省略。在少数情况下，当该种是一个亚种时，学名就应按"三名法"构成，具体如下：

(1)"双名法" 即属名＋种名。

例如：金黄色葡萄球菌 *Staphylococcus aureus* Rosenbach

大肠埃希菌（即大肠杆菌） *Escherichiacoli*

(2)"三名法" 即属名＋种名＋亚种名（亚种名缩写"subsp."，排正体以及亚种名称）。

例如：蜡状芽孢杆菌的蕈状亚种 *Bacillus cereus* subsp. *mycoides*

脆弱拟杆菌卵形亚种 *Bacteroides fragilis* subsp. *ovatus*

(3)菌株的名称都放在学名的后面，可用字母、符号、编号等表示。

例如：大肠埃希菌的两个菌株（B 和 K_{12} 菌株）

Escherichia coli B（*E. coli* B）

Escherichia coli K_{12}（*E. coli* K_{12}）

(4)通俗名称（commonname） 除了学名，细菌通常还有俗名。俗名简明、大众化，但不够确切。如结核分枝杆菌学名为 *Mycobacterium tuberculosis*，俗名是结核杆菌，英文是 *tubercle bacillus*，常缩写为 TB。

第二节　微生物与人类的关系

微生物与人类社会的进步发展关系极为密切。在现代科学中，除医药科学之外，与人类健康关系最密切、贡献最为突出的就是微生物学。现代微生物学是一个具有许多不同专业方向的大学科，它对医药、工业、农业、生态、环境等领域都有重大影响，并且促进了人类的进步、文明和发展。

一、微生物与医疗卫生

微生物病原菌曾给人类带来巨大灾难。14 世纪中叶，鼠疫耶森氏菌（*Yersinia pestis*）引起的瘟疫导致了欧洲总人数约 1/3 的人死亡。新中国成立前也经历了类似的灾难。即使是现在，人类社会仍然遭受着微生物病原菌引起的疾病的威胁。肺结核、疟疾、霍乱和艾滋病正在卷土重来和大规模传播，还有正在不断出现的新的疾病，如疯牛病、军团病、埃博拉病毒病、大肠杆菌 O157、霍乱 O139 新致病菌株，SARS 病毒、西尼罗河病毒，禽流感病毒等，正在给人类带来新的疾病与灾难。

然而，通过医疗卫生保健的一系列措施，如外科消毒手术的建立，寻找人畜重大传染病的病原菌，免疫防治法的发明和广泛应用，磺胺等化学治疗剂的普及，抗生素的大规模生产和推广，以及近年来利用工程菌生产多胺类生化药物等，使原来猖獗的细菌性传染病得到了有效的控制，天花等烈性传染病已绝迹，小儿麻痹症也已基本消灭，乙型脑炎等流行病也在逐步控制和消灭中。另外，对人类流感病毒开展了生态研究，肿瘤病毒的研究也十分活跃，还开展了对真菌毒素和细菌毒素、衣原体、支原体等的研究等。正因为如此，人们的健康水平才得以大幅度提高。

二、微生物与工业发展

微生物与工业生产与发展关系密切。我国抗生素、氨基酸、有机酸、维生素、酿酒、酶制剂等的生产都已具相当规模。例如抗生素产量不断增加，质量逐步提高，品种逐渐增多，发酵单位也稳步上升，产品的产量居世界首位，远销世界各国。我国的一步发酵法生产维生素 C 和十五碳二元酸生产新工艺，十二碳二元酸及其衍生物工业化生产技术等都达到了国际先进水平。我国成功地以薯干和废糖蜜为原料，用微生物发酵法生产味精、柠檬酸、甘油、有机酸等，产量高，质量好，结束了过去许多产品依赖进口的局面。尤其是利用发酵法生产酶制剂等，是我国的新兴工业，不仅提高了产量，而且提高了产品质量，促进了食品、纺织、皮革等行业的发展。我国已成功地用微生物发酵法进行石油脱蜡，降低油品凝固点，以满足工业生产和国防建设的需要。以石油为原料发酵生产有机酸、酶制剂等都取得很大进展。利用微生物法勘探石油和天然气，提高原油采收率，创造多种微生物采油工艺，应用范围不断扩大。细菌冶金的研究进展很快，分离选育了氧化力强的嗜酸细菌等，并成功地应用于铜、锰、铀、金、镍等矿物的浸出和提取。

通过食品罐藏防腐、酿造技术的改造、纯种厌氧发酵的建立、液体深层通气搅拌大规模培养技术的创建，以及代谢调控发酵技术的发明，古老的酿造技术迅速发展为工业发酵新技术；随后又在遗传工程等高新技术的推动下，进一步发展为现代发酵工程，并与遗传、细胞、酶和生物反应器过程一起，共同构成当代的一个高技术学科——生物工程学（biotechnology）。

三、微生物与农业生产

微生物对发展当代农业生产具有显著的促进作用。我国已研制成功多种微生物农药，如防农田害虫的苏云金杆菌，防治松毛虫等的白僵菌制剂，防治蚊子幼虫的球形芽孢杆菌制剂等。农用抗生素如春雷霉素、井冈霉素、庆丰霉素等逐渐推广应用。微生物除草剂也获得良好效果。微生物肥料方面，我国分离的根瘤菌、自生固氮菌、磷细菌、菌根菌等多种制剂，应用越来越广。生物固氮的研究在各方面都取得了较大的进展。以细菌产沼气等生物能源技术在农村普遍推广利用。赤霉素等生物生长刺激素、糖化饲料、畜用生物制品的研究与应用进展显著。

植物病毒病害的防治工作取得了显著成绩，可利用生物化学、分子生物学等手段对一些重要作物病毒病原迅速做出鉴定，为综合防治提供科学依据。利用控制温度等生长条件、接种类病毒及病毒卫星RNA、创建抗病毒的转基因植物等多种途径防治植物病毒病获得成功。昆虫病毒的研究与利用也取得了可喜的成果。

四、微生物与环境保护

当前，微生物与环境保护的关系越来越受到全人类的广泛重视。目前，由于人类的生产活动，导致环境污染越来越严重，在保护环境的过程中，微生物的作用是极其重要的。如微生物是食物链中的重要环节、污水处理的关键角色，是自然界重要元素循环的主要推动者，是环境污染和监测的重要指示生物等。

在环境污染的治理方面，微生物也将发挥重要作用。我国利用微生物处理有毒废水进展很快，选育出一批高效降解污染物的菌株，研究了合理的生物治理工艺，已用微生物处理含酚、氰、有机磷、有机氯、丙烯腈、TNT、硫氰酸盐、石油、重金属、染料等的废水。

五、微生物与药学的发展

自从1928年弗莱明发现了青霉素以后，微生物与药学就结下了不解之缘，随着科学的发展和科技的进步，微生物与药学的关系愈加紧密。现在微生物在抗生素领域、多糖领域、微生物免疫制剂、酶抑制剂、微生物毒素药物等方面都有广泛的应用，其发展前景也更加广阔。

1. 微生物与抗生素

目前已知的抗生素大多都来自微生物。抗生素种类很多，根据其化学结构可将其分为以下几类。①β-内酰胺类抗生素，其分子中含β-内酰胺环，如青霉素、头孢菌素C。②氨基糖苷类抗生素，以氨基环醇为中心的衍生物，与氨基糖或戊糖组成聚三糖或聚四糖，如链霉素、卡那霉素、井岗霉素。③大环内酯类抗生素，分子中含有一个大环内酯作为配糖体，以糖苷键和1~3个分子的糖相连，如红霉素、麦迪霉素、稻瘟霉素等。④多肽类抗生素，由多种氨基酸经肽键缩合而成，如多黏菌素、杆菌肽。⑤多烯大环内酯类抗生素，分子中含3~7个双键的大环内酯，有的含糖，有的不含糖，如制霉菌素、两性霉素。⑥芳香族类抗生素，分子中含有苯环衍生物，如氯霉素、灰黄霉素。⑦蒽环类抗生素，这类抗生素是以蒽环酮为配基，在7或10位与一种或多种不同糖相连的糖苷类化合物。⑧四环素类抗生素，其分子中含四环结构，酸碱两性物质，这类抗生素是四环素、土霉素、金霉素等抗生素的总称。⑨其他抗生素，如放线菌酮、庆丰霉素等。

抗生素主要来源于微生物，目前筛选新抗生素的产生菌，更多地是从"稀有"菌中寻找、分离新的菌种。在英国和意大利，从真菌和稀有放线菌中筛选出的抗生素的产生率分别高达60％和40％。自然界，尤其是土壤中栖息着众多的抗生素产生菌，许多种有价值的抗生素产生菌都是从土壤中筛选出来的。

分子生物学的发展使新抗生素的来源从天然微生物扩展到利用基因工程、细胞融合等新技术创造出来的微生物。现在可以采用基因克隆技术改变生物合成途径，或通过结合、转基因、原生质体融合、真菌的有性和无性周期进行重组，采用原生质体促进转化和转导，此外还有特定基因的定向克隆、基因文库的随机克隆等技术。

抗生素主要用于治疗各种传染性、感染性疾病，但是面对层出不穷的人类和动植物的新疾病和许多致病菌日益增高的抗药性、耐药性，人类面临巨大的威胁和挑战，对于新抗生素的寻找不敢有丝毫放松。微生物仍然是获取拯救人类药物的巨大资源宝库。

2. 微生物多糖

微生物多糖可由许多细菌和真菌产生。根据多糖在微生物细胞中的位置，可分为胞内多糖、胞壁多糖和胞外多糖。其中胞外多糖由于产生量大，且易与菌体分离得到而被广泛关注。微生物多糖因有独特的理化特性和疗效，使其成为新药物的重要来源，同时也被作为稳定剂、增稠剂、成膜剂、乳化剂、悬浮剂和润滑剂等广泛应用于石油、化工、食品和制药等行业。

目前研究和应用最多的是真菌多糖。真菌多糖对于人体具有免疫调节和激活淋巴细胞、巨噬细胞等功能，从而可以提高人体抵御各种感染和抗肿瘤等能力。如香菇多糖（lentinan）就是一个典型的 T 细胞激活剂，它在体内和体外均能促进特异性细胞毒 T 淋巴细胞（CTL）的产生，并提高 CTL 的杀伤活性。

3. 微生物免疫制剂

制备免疫制剂来预防疾病已有几千年的历史。免疫防治是通过免疫方法使机体获得具有针对某种传染病的特异性抵抗力。机体获得特异性免疫力主要分为天然获得性免疫和人工获得性免疫两大类型。目前已知的疫苗可分为活疫苗、死疫苗、代谢产物和亚单位疫苗以及生物技术疫苗等。疫苗主要来自微生物，是采用各种方法将微生物及其亚单位、代谢物等制作成可使机体产生一定免疫力的产品。

4. 微生物生产的酶抑制剂

生命的一切活动过程实质上都是由酶催化的生物化学反应过程。一旦某种酶的基因表达或其催化活性发生变化，机体可能就会显示出某种病变症状。利用微生物生产各种酶抑制剂来调整酶的表达量或酶的活性，有的已在临床上得到应用。例如与蛋白质代谢相关的酶抑制剂，如由蜡状芽孢杆菌（*Bacillus cereus*）产生的以硫醇蛋白酶为靶酶的硫醇蛋白酶抑素（thiolstatin）等；与糖代谢相关的酶抑制剂，如由灰孢链霉菌（*S. griseosporeus*）生产的以 α-淀粉酶为靶酶的 haim I 等；与脂质代谢相关的酶抑制剂，如由柠檬酸青霉（*Penicillum citrinum*）生产的以 HMG-CoA 还原酶为靶酶的 compactin（密实菌素）等。目前在临床上已有多种酶抑制剂用于治疗非淋巴性白血病、高脂血症、糖尿病等疾患。

5. 微生物毒素药物

许多细菌和真菌可以产生毒素，如细菌毒素有葡萄球菌毒素、链球菌外毒素等，真菌毒素有黄曲霉毒素、棕曲霉毒素等。正如任何事物都有两面性一样，这些微生物毒素同样是人类的重要药物宝库，尤其是寻找新药的资源库。这些毒素的用途也是多方面的：①可直接用作药物，如肉毒毒素可用于治疗重症肌无力和功能性失明的眼睑及内斜视；②以微生物毒素为模板，改造和设计抗癌和治疗新药；③作为外毒素菌苗使用；④作为超抗原（SAg）使用，许多微生物毒素本身就是超抗原，是多克隆有丝分裂原，激活淋巴细胞增殖的能力远比植物凝集素强，具有刺激频率高等特点，可用于治疗自身免疫性疾病。

第三节 微 生 物 学

一、微生物学的概念

简单地说，微生物学（microbiology）是研究微生物及其生命活动规律的科学。具体地说，微生物学是研究微生物的形态与结构、生理生化与代谢、遗传与变异、生态分布以及与人类、动物、植物、自然界之间相互关系及其规律的一门科学。

学习、研究微生物的目的是为了充分利用微生物对人类有益的一面，开发微生物资源，使其更好地为人们的生活、生产服务；与此同时，控制微生物有害的方面，使微生物对人类的病害等得到有效的治疗和预防。

二、微生物学的分支学科

随着微生物学的不断发展，现已形成了基础微生物学和应用微生物学两大领域，研究领域和范围日益广泛和深入，已涉及医学、工业、农业和环境等许多方面，从而形成了许多不同的分支学科。按其研究对象，有细菌学、放线菌学、真菌学、病毒学、原生动物学、藻类学等；按微生物所在的生态环境来分，有土壤微生物学、海洋微生物学、宇宙微生物学、环境微生物学等。按其功能与过程，可分为微生物生理学、微生物分类学、微生物遗传学、微生物生态学等；按应用范围来分，有工业微生物学、农业微生物学、医学微生物学、兽医微生物学、药学微生物学、食品微生物学等分支学科。

随着研究的深入与学科的交叉，微生物学的分支学科越来越多，其中细胞微生物学、微生物分子生物学、微生物基因组学等是在基因和分子水平上研究微生物的生命活动及其规律的分支学科，这表明微生物学的发展已进入了一个新型的领域和崭新的阶段。

第四节　微生物学发展简史与展望

一、微生物学发展简史

1.我国古代对微生物的利用

由于大多数微生物的个体很小，需要在显微镜下才能观察到，所以在古代人们并不认识微生物。但是在长期的生产实践活动中，人类对微生物的认识和利用却有着悠久的历史，并积累了丰富的经验。我国人民很早就发明了制曲酿酒工艺。除文字记载外，在出土文物中，经常出现酿酒和盛酒用具，自古以来，我国不乏名酒，可见古时我国劳动人民是十分成功地掌握酿酒这项微生物技术。在我国春秋战国时期，人们就已经知道制醋和制酱。

在农业上，我国农民一向以利用有机肥为主，对于制作堆肥和厩肥有一套完整的技术，这就是利用有机质在微生物的作用下，腐解为简单的可供植物吸收的营养成分，在著名的农业著作《齐民要术》中已有详细论述。我国农民还懂得如何利用豆科植物与粮食作物进行轮作和间作，实际上是利用根瘤菌与豆科植物的共生固氮作用，以提高土壤肥力。

在古医书中，也有许多防止病原菌侵染和治病的措施，如种痘防天花，自宋朝就已经广泛应用了。所以，免疫接种法预防疾病在我国有悠久的历史。此外，还利用微生物，如灵芝、茯苓等作为强身和治病的药剂。

2.微生物的发现

1676 年，荷兰人 Leeuwen hoek 利用自制的简单显微镜首次观察发现了微生物。他当时所用的显微镜可以放大 300 倍，他观察了雨水、血液和牙垢等物，描绘了细菌和原生动物等的形态和活动方式。这在微生物学的发展史上具有划时代的意义。此后，对微生物的研究停滞了一段时期，主要是因为没有放大倍数更高的显微镜。另外，当时人们对微生物的研究仅停留在形态描述上，没有对微生物的生理活动进行研究。

3.微生物学的奠基时期

微生物学作为一门学科，是在 19 世纪中期才发展起来的。19 世纪 60 年代，在欧洲一些国家占有重要经济地位的酿酒工业和蚕丝业出现了酒变质和蚕病危害等问题，促进了对微生物的研究。当时以法国人巴斯德（Pasteur，1822～1895）和德国人柯赫（Koch，1843～1910）为代表的科学家，研究了微生物的生理活动，并与生产和预防疾病联系起来，为微生物学奠定了理论和技术基础。

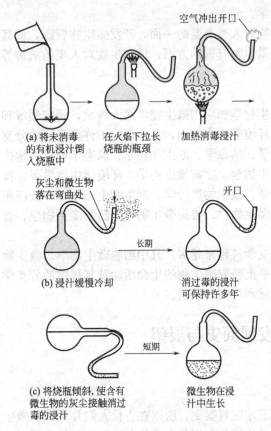

(a) 将未消毒的有机浸汁倒入烧瓶中

在火焰下拉长烧瓶的瓶颈

加热消毒浸汁

空气冲出开口

灰尘和微生物落在弯曲处

(b) 浸汁缓慢冷却

长期

消过毒的浸汁可保持许多年

开口

(c) 将烧瓶倾斜,使含有微生物的灰尘接触消过毒的浸汁

短期

微生物在浸汁中生长

图 9-2 巴斯德的曲颈瓶实验

巴斯德通过研究发现,未变质的陈年葡萄酒和啤酒中有一种圆球状的酵母细胞;而变质的酒中,有一根根细棍似的乳酸杆菌,正是它们使得酒质变酸。他通过反复试验,终于找到了简便而有效地解决牛奶、酒类等变质的消毒方法,即时至今日仍一直使用的巴氏消毒法(63℃,30min 或 72℃,15s)。

巴斯德还用曲颈瓶实验(图 9-2)彻底地否定了统治长久的微生物"自然发生"学说。该学说认为一切生物是自然发生的,可以从一些没有生命的材料中产生。Pasteur 设计了具有细长弯曲的长颈的玻璃瓶,内装有机物浸汁,将浸汁煮沸灭菌后,瓶口虽然开放,但不会腐败。这是由于空气虽能进入玻璃瓶,但其中所含有的微小生物不能从弯曲的细管进入瓶内,而附着在管壁上。一旦将瓶颈打破,或将瓶内的浸汁倾湿管壁,再倒回去,则瓶内浸汁才有了微生物而腐败。这个实验证明了空气中含有微生物,可引起有机质的腐败,否定了自然发生学说。

随后,巴斯德又对蚕病进行研究,发现是由微生物导致的一种传染病,并找到了预防方法,从而遏止了蚕业病害的蔓延。此外,巴斯德还证明鸡霍乱、炭疽病、狂犬病等都是由相应微生物引起,发明并使用了狂犬病疫苗。巴斯德为微生物学的发展建立了不朽的功勋,被誉为"微生物学之父"。

微生物学的另一位奠基人——德国医生柯赫的主要功绩有三个方面:①创造了固体培养基代替液体培养基,通过固体培养基可将环境中或病人排泄物中的细菌分离成单个的菌落,从而建立了纯培养技术;②分离得到多种病原菌,利用纯培养技术,几年内他先后分离出炭疽杆菌(1877年)、结核杆菌(1882 年)和霍乱弧菌(1883 年)等病原菌,此后的短期内世界各地相继发现了许多细菌性传染病的病原菌;③提出了确立病原菌的柯赫法则(图 9-3),即病原微生物总是在患传染病的机体中发现,健康机体中不存在,可以在体外获得病原菌的纯培养物,将病原菌接种于健康动物后能引起同样的疾病,并可从患病动物体内重新分离出相同的病原菌。实践证明,Koch 法则对大多数病原菌的确定是实用的。在随后的研究中,这个法则得到了修正和发展。

在早期,微生物学的发展速度比较缓慢,主要是受了研究方法的限制,但是,无论如何,初期的工作打开了微生物世界的大门,奠定了微生物形态学、微生物生理学、微生物分类学及医学微生物等各方面的基础。

4. 微生物学的发展时期

19 世纪后期到 20 世纪初期是微生物学全面发展的时期。

1897 年,德国人 Büchner 用酵母菌无细胞滤液进行酒精发酵取得成功,建立于现代酶学,开创了微生物生物化学研究的新时代。

俄国微生物学家 Winogradsky(1856~1953)发现在土壤中存在一类化能自养菌,它们只需氧化无机物就可以存活。他还着重研究了在温泉中生活的一种硫细菌,证明这种细菌能将 H_2S 氧化成 S,并在菌体内积累硫颗粒。其后他还研究了铁细菌和硝化细菌,这不仅丰富了细菌的种类,而且揭示了新的一类代谢类型。

荷兰的微生物学家 Beijerinck（1851～1931）首先发现了自然界存在固氮细菌这一特殊类型的微生物。1888 年，他还成功地自豆科植物的根瘤中分离出根瘤菌，揭示了这种共生固氮现象。

抗生素的发现及其在疾病治疗上的应用具有划时代的意义。1929 年，英国细菌学家弗莱明（Fleming）在培养葡萄球菌的实验中，发现了青霉素。后来，Florey 提纯了青霉素，用于治疗革兰阳性菌所引起的疾病，从而挽救了无数患者的生命。随后，科学家们纷纷从微生物中寻找抗生素，氯霉素、四环素、金霉素等一系列抗生素被发现，为治疗和预防传染性、感染性疾病做出了重大贡献。

5.现代微生物学的发展

20 世纪 30 年代以来，由于电子显微镜和同位素示踪技术的运用，人们将微生物学、生物化学、遗传学、细胞生物学、生物物理学和计算机科学综合起来，在分子水平上进行研究，形成了现代微生物学的新分支——分子微生物学。

1941 年，Beadle 和 Tatum 根据在微生物上的研究结果，提出了"一个基因一个酶"的假说。1944 年 Avery 等在研究细菌的转化因子时取得重要成果，发现了 DNA 的遗传作用，揭示了基因的化学本质，从而证实了遗传的物质基础。1953 年，Watson 和 Crick 发现并证明了 DNA 的双螺旋结构，极大地促进了分子遗传学的发展，标志着分子生物学的诞生。1961 年，Jacob 和 Monod 用实验证实了大肠杆菌乳糖代谢的调节是由一套调节基因控制的，提出乳糖操纵子学说，建立了研究微生物代谢调控的基础。1965 年，Nirenberg 破译了 DNA 碱基组成的三联密码，揭示了生物同一性的本质。此外，DNA 复制机制、DNA 分子杂交、DNA 序列分析、蛋白质生物合成以及 PCR 技术等均以惊人的速度发展，极大地推动了相关学科的发展。

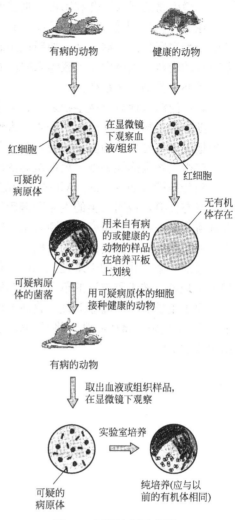

图 9-3　柯赫法则示意图

二、微生物学的未来

微生物学的发展简史充分说明，微生物学对医学、生命科学和人类社会的发展已经产生了深远的影响。展望微生物学的未来，相信微生物学在 21 世纪会创造新的辉煌。微生物学的未来发展可能主要体现在以下几方面。

1.微生物基因组和后基因组研究将全面展开

目前已有许多微生物的基因组被测序，主要是模式微生物、病原微生物和特殊微生物。今后，人们将把视野扩大到与工农业生产和环境保护有关的重要微生物上，采用分子生物学和生物信息学的方法，重点研究基因组与细胞结构的关系，以及相关基因的功能。

2.将广泛深入地研究微生物的多样性

据估计，目前地球上能被培养的微生物种类可能还不到自然界微生物总数的百分之一。因此，在未来，微生物学家将大力发展新的分离培养技术，广泛深入地研究微生物的多样性。尤其加强研究在实验室还不能培养的微生物以及在极端环境中生长的微生物，发现新型微生物，促进工业化生产和提高对环境的保护。

3.微生物的深入综合利用将更加受到重视

在 21 世纪，人们将应用各种不同的新方法来深入开发和利用微生物，生产高质量的食品和其他新型实用的微生物产品，如新型酶制剂等。另外，利用微生物来降解土壤和水域的污染物以及有毒的废料，以微生物为载体来提高农业的产量和防治病虫害、防止食品和其他产品的微生物污染等亦将受到高度重视。

4.广泛深入地研究微生物之间、微生物与其他生物以及微生物与环境之间的相互关系

随着微生物生态学研究的深入，人们将更深入地了解微生物与高等生物之间的各种关系，更有效地促进各种生物的协调发展，改善并维护生态平衡，促进人与自然的平衡与和谐发展。

5.微生物致病性和寄主免疫机制的研究将继续受到重视和加强

新传染病（如 SARS、AIDS、禽流感等）的不断发生和旧传染病（如出血热和肺结核病等）的复发与传播，说明人类的生命和健康始终受到微生物的威胁。因此，人类应加强对微生物致病性和寄主免疫机制的研究，不断寻求延缓或阻止抗药性的发生和传播的新途径，研究制造新的疫苗来防治严重危害人类健康的疾病。

总之，微生物学的未来是光明的。在 20 世纪，微生物学已经给生命科学等相关学科的研究带来了理论、技术和方法的革命，也为医疗卫生、工农业生产和环境保护的发展和人类社会的进步做出了重要贡献。随着对微生物研究的深入，以及对微生物资源的深入开发和利用等，可以相信，在 21 世纪，微生物学仍将是领先发展的学科之一，并将为人类的健康和社会经济的发展做出更大的贡献。

（凌庆枝）

第十章　细　　菌

本章概要

　　细菌是一类个体微小、结构简单、具有细胞壁，并以二分裂方式进行繁殖的单细胞原核细胞型微生物。细胞内无成形细胞核，也无核膜和核仁，除核蛋白体外无其他细胞器。在适宜的条件下，细菌具有相对稳定的形态与结构，并可用光学显微镜和电子显微镜观察与识别。它是目前已知的结构最简单并能独立生活的一类细胞生物。细菌种类繁多，在自然界中分布很广，存在于土壤、水、空气和动植物体表面及消化道等处，其中土壤是细菌的主要分布场所。大多数细菌为异养，少数为自养；在异养细菌中大多数为腐生，少数为寄生。细菌和其他微生物一样，容易发生遗传性变异，可通过转化、转导、接合、细胞融合等方式进行基因转移重组。另外，其细胞质内的质粒DNA也常常参与遗传过程。细菌遗传方面的原理方法可广泛应用于菌种保藏、基因工程技术、医学防治等领域。

　　本章主要介绍细菌的形态、结构、生理、繁殖、遗传变异和消毒灭菌，同时也涉及细菌的代谢、培养、感染和致病性等基础知识。这些知识对于药学工作者是必须具备的。

第一节　细菌的形态与结构

　　细菌是以单细胞形式生长繁殖的微生物。细菌的营养、代谢及繁殖都与其结构有关。因此，学习与掌握细菌形态结构的知识，对于药学（如研究抗生素的作用机理）、临床医学（如消毒、灭菌和无菌技术及传染病的诊断与防治）和预防医学（如预防性疫苗的制备）都有非常重要的意义。

一、细菌的大小和形态

1.细菌的大小

　　细菌个体微小，通常以微米（μm，$1\mu m = 10^{-3} mm$）为测量单位。观察细菌必须借助显微镜放大一千倍以上。不同种类细菌的大小不同，同一种类细菌的大小也可随菌龄和环境影响而有所差异。球菌的大小一般以其直径表示，大多数球菌的直径约为$1.0\mu m$左右；杆菌和螺菌的大小一般以其长度和宽度表示，常见杆菌的大小一般为$(1\sim5)\mu m\times(0.5\sim1.0)\ \mu m$。

2.细菌的基本形态

　　虽然细菌种类很多，但概括起来其基本形态可分为球状、杆状和螺旋状三种，分别称为球菌、杆菌和螺形菌（图10-1）。

　　（1）球菌（Coccus）　细胞呈球形或近似球形，直径为$0.8\sim1.2\mu m$。球菌分裂后产生的子代细胞常保持一定的排列方式，在分类鉴定上具有重要意义。

　　① 双球菌（Diplococcus）：在一个平面上分裂，分裂后的2个子细胞成对排列，如肺炎双球

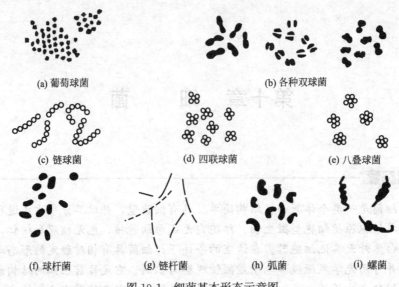

(a) 葡萄球菌　　　　　　　　　　(b) 各种双球菌

(c) 链球菌　　　　(d) 四联球菌　　　　(e) 八叠球菌

(f) 球杆菌　　　(g) 链杆菌　　　(h) 弧菌　　　(i) 螺菌

图 10-1　细菌基本形态示意图

菌（*Diplococcus pneumoniae*）。

② 四联球菌（*Tetrad*）：在两个相互垂直的平面上分裂，分裂后的 4 个子细胞呈正方形排列，如四联微球菌（*Micrococcus tetragenus*）。

③ 八叠球菌（*Sarcina*）：在三个相互垂直的平面上分裂，分裂后的 8 个子细胞呈立方体排列，如藤黄八叠球菌（*Sarcina ureae*）。

④ 链球菌（*Streptococcus*）：在一个平面上分裂，分裂后的子细胞黏连成链状，如溶血性链球菌（*Streptococcus hemolyticus*）。

⑤ 葡萄球菌（*Staphylococcus*）：在多个不规则的平面上分裂，分裂后的子细胞堆积成葡萄串状，如金黄色葡萄球菌（*Staphylococcus aureus*）。

（2）杆菌（*Bacillus*）　细胞呈杆状或球杆状，在细菌中杆菌种类最多。不同杆菌的大小不一，大多数杆菌的长度为 2.0～5.0μm，宽度为 0.5～1.0μm。同种杆菌的粗细比较稳定，长短常因环境条件不同而有较大变化。多数杆菌两端呈钝圆形，如大肠埃希菌；少数为平齐，呈竹节状，如炭疽芽孢杆菌；有些尖细似梭状或末端膨大呈棒状。杆菌的排列方式多数是由菌体的不同生长阶段或培养条件等因素造成，一般不用作分类、鉴定的指标。

（3）螺形菌（Spirillar bacterium）　细胞呈弯曲状，按其弯曲程度不同分为两大类。

① 弧菌（*Vibrio*）：菌体只有一个弯曲，呈弧状或逗点状，如霍乱弧菌。

② 螺菌（*Spirillum*）：菌体有数个弯曲，呈螺旋状，如红色螺菌。

细菌的形态受环境因素的影响很大，如培养温度、培养时间、培养基成分和浓度、pH 等。细菌在不适宜的环境中生长或培养时间过长，其基本形态往往发生变化，出现梨形、气球形、丝状等不规则形态，称之为多形性。由环境条件改变而引起的多形性是暂时的，将细菌转移到合适的环境后，又能恢复原来的形态。因此，在观察细菌大小和形态时，必须掌握好细菌培养的时间。

二、细菌的细胞结构

细菌的结构对细菌的生存、致病性和免疫性等均有一定作用。细菌细胞结构主要分为基本结构和特殊结构两部分。由于细菌个体微小，所以研究细菌一般结构可采用染色法在光学显微镜下观察，而对其超微结构则需采用超薄切片、电子显微镜、细胞化学等新技术。细菌细胞的模式构造见图 10-2。

（一）基本结构

细菌的基本结构是所有细菌都具有的细胞结构，包括细胞壁、细胞膜、细胞质、核质及细胞质内的内含物等，是细菌维持细胞正常生理功能所必须具备的结构。

1.细胞壁

细胞壁（cell wall）是包围在细胞表面，内侧紧贴细胞膜的一层较为坚韧、略具弹性的结构，占细胞干重的 10%～25%。利用特殊的染色法在光学显微镜下或直接利用电镜可观察到细菌的细胞壁。

细菌细胞壁的主要成分为肽聚糖（peptidoglycan），又称为黏肽。该成分是原核细胞型微生物所特有的。此外，还含有磷壁酸、外膜层等特殊成分。由于不同细菌细胞壁的结构组成不同，用革兰染色法可将细菌分成革兰阳性菌（G⁺）和革兰阴性菌（G⁻）两大类。图 10-3 描述了两类细菌细胞壁在结构和组成上的主要差异。

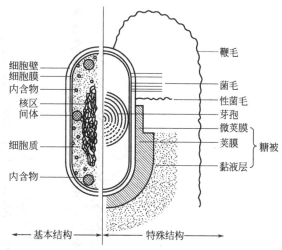

图 10-2 细菌细胞模式结构图

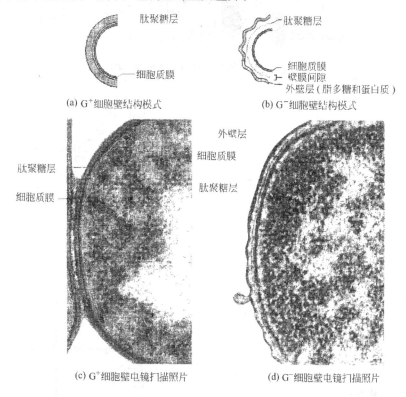

图 10-3 细菌细胞壁的结构模式与电镜扫描照片（引自 Madigan et al. 2003）

（1）革兰阳性菌细胞壁 革兰阳性菌只有一层厚约 20～80nm 的细胞壁（图 10-4）。细胞壁的化学组成以肽聚糖为主，占细胞壁总量的 40%～90%。另外还结合有磷壁酸（teichoic acid），又称垣酸，是革兰阳性菌细胞壁特有的成分。

① 肽聚糖。以最典型的金黄色葡萄球菌为代表。革兰阳性菌的肽聚糖是由若干肽聚糖单体聚合而成的多层网状结构大分子化合物（图 10-5）。每一个肽聚糖单体含有 3 种组分：N-乙酰葡萄糖胺（N-acetylgluco samine，简称 NAG）、N-乙酰胞壁酸（N-acetylmuramic acid，简称 NAM）和四肽链。N-乙酰葡萄糖胺与 N-乙酰胞壁酸交替排列，通过 β-1,4 糖苷键连接成聚糖链

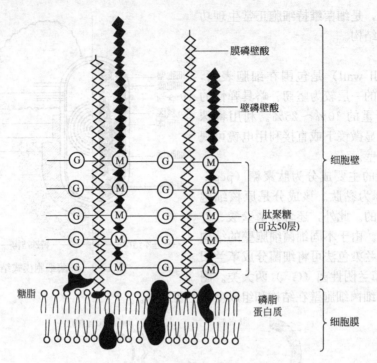

图 10-4 革兰阳性菌的细胞壁结构

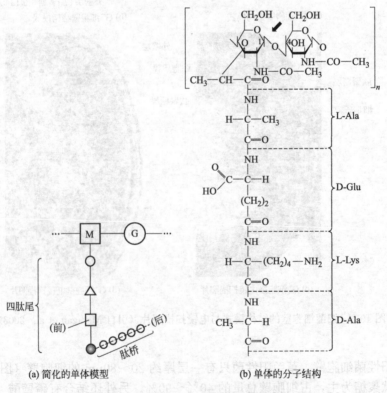

图 10-5 细菌细胞壁的肽聚糖单体结构

G：N-乙酰葡萄糖胺；M：N-乙酰胞壁酸

骨架。四肽链则是通过一个酰胺键与 N-乙酰胞壁酸相连。肽聚糖单体聚合成肽聚糖大分子时，主要是两条不同聚糖链骨架上与 N-乙酰胞壁酸相连的 2 条相邻四肽链间的相互交联。不同种类细菌的肽聚糖聚糖链骨架基本是相同的，不同的是四肽链氨基酸的组成以及 2 条四肽链间的交联方式。

革兰阳性菌如金黄色葡萄球菌的四肽链是 L-丙氨酸-D-谷氨酸-L-赖氨酸-D-丙氨酸，2 条四肽链间通过五聚甘氨酸肽桥链而间接交联；肽桥的一头连接 L-赖氨酸，另一头连接着另一条四肽链的 D-丙氨酸，交联度高，从而形成了紧密编织、质地坚硬和机械性强度很大的多层三维空间网格结构（图 10-6）。

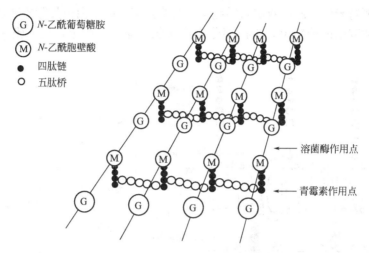

图 10-6 金黄色葡萄球菌细胞壁的肽聚糖结构

② 磷壁酸。它是革兰阳性菌细胞壁特有的组分，一般占细胞壁干重的 10％ 左右，有时可达 50％，由几十个分子组成的长链穿插于肽聚糖中，主要成分为甘油磷酸或核糖醇磷酸。它有两种类型，一为壁磷壁酸，与肽聚糖的 N-乙酰胞壁酸相结合，其含量会随培养基成分而变化；二为膜磷壁酸，与细胞膜中的磷脂相连。两种磷壁酸的另一端均伸到肽聚糖的表面。

磷壁酸的主要生理功能：a.磷壁酸分子上带有大量的负电荷，有助于革兰阳性菌细胞壁形成一个负电环境，大大加强细胞膜对二价阳离子的吸附，尤其是 Mg^{2+}，高浓度的 Mg^{2+} 可以保持膜的强度和提高合成酶的活性；b.能调节细胞内自溶素的活力，从而防止细胞因自溶而死亡；c.作为噬菌体的特异性吸附受体；d.是革兰阳性菌表面抗原的主要成分，增强某些病原菌（如 A 族链球菌）对宿主细胞的黏连，避免被白细胞吞噬，与其致病性有关。

（2）革兰阴性菌细胞壁 革兰阴性菌的细胞壁比革兰阳性菌的薄，可分为内壁层和外壁层。内壁层紧贴细胞膜，厚约 2～3nm，由肽聚糖组成，占细胞壁干重的 5％～10％。外壁层又称外膜（outer membrane），约 8～10nm，主要由脂多糖、脂蛋白、脂质双层组成。

① 肽聚糖。以大肠埃希菌为代表。它的肽聚糖含量低、肽聚糖层薄（1～3 层）、结构疏松。其结构单体与革兰阳性菌基本相同，差别仅在于它们短肽上的氨基酸种类以及 2 条短肽相联结的方式不同：①大肠埃希菌肽聚糖肽链中的 4 个氨基酸是 L-丙氨酸、D-谷氨酸、内消旋二氨基庚二酸（m-DAP）及 D-丙氨酸。②短肽侧链的交联不需要肽桥，一股肽链第 3 位上的二氨基庚二酸与相邻的另一股肽链末端的 D-丙氨酸相连接。由于没有肽桥，交联度低，只能形成单层平面网格的二维结构（图 10-7）。

② 外膜。位于肽聚糖层外部，主要由脂多糖（lipopolysaccharide，LPS）、脂质双层、脂蛋白组成。

脂多糖是革兰阴性菌细胞壁的特有成分，其化学组成因种不同而有差异，它由 O-特异性多糖、核心多糖和类脂 A 三部分组成

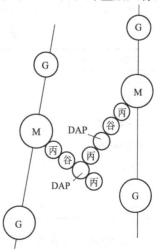

图 10-7 大肠埃希菌细胞壁的肽聚糖结构

（图 10-8）。O-特异性多糖向外，由若干个低聚糖的重复单位组成，由于具有抗原性，故又称 O-抗原或菌体抗原。不同种或型的细菌，O-特异性多糖的组成和结构（如多糖的种类和序列）均有变化，构成了各自的特异性抗原，因此具有种的特异性。核心多糖由庚糖、半乳糖、2-酮基-3-脱氧辛酸组成，所有革兰阴性菌都有此结构，故具有属特异性。类脂 A 是一种糖磷脂，由氨基葡萄糖、脂肪酸和磷酸组成。它是革兰阴性菌内毒素的毒性中心。各种革兰阴性菌的类脂 A，其结构类似，无种属特异性。脂质双层与细胞膜的结构类似。脂蛋白由类脂质和蛋白质组成，其脂质部分连接在脂质双层的磷脂上，蛋白部分连接在肽聚糖的侧链上，使外膜和肽聚糖构成一个整体。

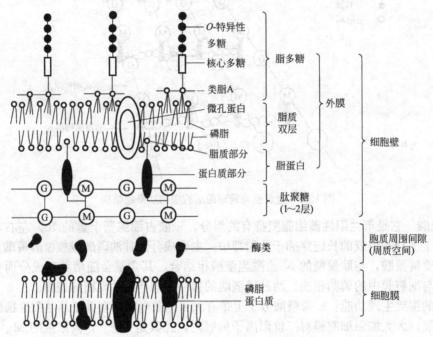

图 10-8　革兰阴性菌细胞壁结构

③ 周质空间（periplasmic space）：又称壁膜空间，指革兰阴性菌细胞壁与细胞质膜之间的狭窄空间。其中含有多种周质蛋白，如碱性蛋白酶、磷脂酶等。这些酶对细菌的营养吸收、核酸代谢、趋化性和抗药性等常有重要作用。

革兰阳性菌与革兰阴性菌细胞壁的差异见表 10-1。

表 10-1　革兰阳性菌与革兰阴性菌细胞壁结构的比较

特　　征	革　兰　阳　性　菌	革　兰　阴　性　菌
强度	较坚韧	较疏松
厚度	厚，20～80nm	薄，5～10nm
肽聚糖层数	多，可达 50 层	少，1～3 层
肽聚糖含量	多，可占胞壁干重 50%～80%	少，占胞壁干重 10%～20%
磷壁酸	+	—
外膜	—	+
结构	三维空间（立体结构）	二维空间（平面结构）

（3）作用于细菌细胞壁的抗生素及酶　凡能破坏肽聚糖结构或抑制其合成的物质，都能损伤细胞壁使细菌破裂或变形。因此，一些抗生素及酶对细菌的抑制或杀灭作用都是通过作用于细胞壁中的肽聚糖而实现的。如溶菌酶能水解肽聚糖中 N-乙酰葡萄糖胺与 N-乙酰胞壁酸之间的 β-

1,4糖苷键，致使细菌裂解。青霉素、头孢菌素主要作用于五肽桥形成阶段；环丝氨酸、磷霉素作用于聚糖支架合成阶段；万古霉素、杆菌肽则作用于四肽链形成阶段。由于人和动物细胞均无细胞壁结构和肽聚糖，故这类抗菌药物对人和动物细胞均无毒性。此外，由于革兰阴性菌肽聚糖外侧有外膜层的存在而起保护作用，故溶菌酶、青霉素等药物对革兰阴性菌无明显抗菌作用。

（4）细胞壁的功能

① 保护细胞，使其免受由于渗透压改变而引起的细胞破裂。

② 维持菌体基本形态。

③ 为细胞的生长、分裂和鞭毛运动所必需。

④ 阻挡有害物质进入细胞。

此外，细菌细胞壁还与细菌致病性、抗原性和对某些药物及噬菌体的敏感性有关。

（5）细胞壁缺陷型细菌　泛指那些由于长期受某些环境因素影响或通过人工施加某种压力而导致细胞壁合成不完整或完全缺失的细菌。这种细胞壁受损的细菌一般在普通环境中不能耐受菌体内的高渗透压，从而导致胀裂死亡，但其在高渗环境下仍可存活。根据导致细胞壁缺失的因素和缺失的程度不同，可将细胞壁缺陷型细菌分为支原体、原生质体、原生质球和细菌L-型四种类型。

① 支原体（mycoplasma）。指在长期进化过程中逐渐形成，能适应自然环境条件的无细胞壁的原核细胞型微生物。支原体细胞膜中含有一般原核细胞所不具备的甾醇，即使缺乏细胞壁仍有较高的机械强度，因此可在普通环境中生长。

② 原生质体（protoplast）。指在人工条件下，用溶菌酶完全水解或通过青霉素阻止其细胞壁的正常合成而获得的仅有细胞膜包裹的原球状结构。一般由革兰阳性菌在高渗环境中形成。原生质体由于没有坚韧的细胞壁，故任何形态的菌体均呈球形。原生质体对环境条件很敏感，而且特别脆弱，渗透压、振荡、离心甚至通气等因素都易引起其破裂。

③ 原生质球（spheroplast）。又称球状体或原球体。指在人工条件下，用溶菌酶部分水解或用青霉素不完全抑制细胞壁形成后，所获得的仍带有部分细胞壁的原球状结构。一般由革兰阴性细菌在高渗环境中形成。原生质球细胞壁肽聚糖虽被除去，但外壁层中脂多糖、脂蛋白仍然保留，外壁的结构尚存。故原生质球较原生质体对外界环境具一定抗性，并能在普通培养基上生长。

④ 细菌L-型（bacterialL-form）。指细菌在实验室培养过程中通过自发突变而产生的遗传性状稳定的细胞壁缺陷菌株。由于它最先被英国Lister医学研究院发现，故而得名。

上述四种细胞壁缺陷型细菌的共同特征是对环境因素的影响非常敏感。后三种类型对环境的敏感度为：原生质体＞原生质球＞L型细菌。由于原生质体和原生质球比正常细菌更易于导入外源性遗传物质，故是遗传育种和进行细胞融合的基础研究材料。

2. 细胞膜

细胞膜（cell membrane）又称细胞质膜（cytoplasmic membrane），是紧靠在细胞壁内侧的一层柔软而富有弹性的半透性薄膜，厚约8nm，占细胞干重的10%左右。细胞膜的化学成分主要为磷脂（20%～30%）、蛋白质（50%～70%）和少量的多糖。组成细胞膜的骨架结构成分为磷脂分子。磷脂分子由磷酸、甘油和脂肪酸及含氮碱基组成；既具有疏水性的非极性基团，又具有亲水性的极性基团，在水溶液中很容易形成具有高度定向性的双分子层，相互平行排列，亲水的极性基朝外，疏水的非极性基朝内，这样就形成了膜的基本骨架（图10-9）。细胞膜中的蛋白质则不同程度地贯穿或镶嵌在双层磷脂分子之间，并可以在磷脂双分子层中做侧向运动。由此组成具有一定流动性的膜结构，这就是Singer1972年提出的所谓流动镶嵌学说。

由于细菌细胞内没有行使独立功能的细胞器，因此其细胞膜具有非常重要的生理功能：①控制细胞内、外的物质（营养物质和代谢废物）的运送、交换；②维持细胞内正常渗透压的屏障作用；③合成细胞壁各种组分（LPS、肽聚糖、磷壁酸）和荚膜等大分子的场所；④进行氧化磷酸化或光合磷酸化的产能基地；⑤传递信息。

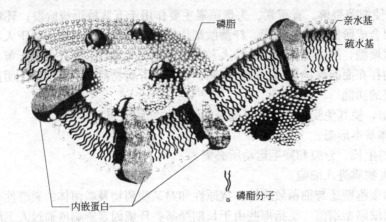

图 10-9　细菌细胞膜模式结构图

间体（mesosome）又称为中体或中介体（图 10-10），是由细胞膜内陷而形成的一种管状、层状或囊状结构。它与细胞壁的合成、核质分裂、细胞呼吸以及芽孢形成有关。由于中介体具有类似真核细胞线粒体的作用，又称拟线粒体。

3. 细胞质及内含物

细胞质（cytoplasm）是细胞膜包围的除核质外的全部物质。它无色透明，呈黏胶状，主要成分为水、蛋白质、核酸、脂类，也含有少量的糖和盐类。由于细胞质内富含核糖核酸，生长旺盛的幼龄菌含量更高，因而细胞嗜碱性强。细胞质是细菌的内环境，含丰富的酶系统，是细菌蛋白质和酶类生物合成的重要场所。此外，细胞质内还含有核糖体、颗粒状内含物和气泡等物质。

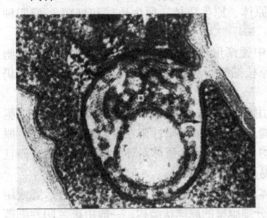

图 10-10　白喉棒状杆菌的中介体

（1）核糖体　核糖体（ribosome）亦称核蛋白体，是分散存在于细菌细胞质中的亚微颗粒，由 RNA 和蛋白质组成，细菌细胞中绝大部分（约 90%）的 RNA 存在于核糖体内。在电子显微镜下可见到细菌的核糖体由 50S 和 30S 两个亚基组成，在一定条件下聚合成完整有活性的 70S 核糖体，用以合成蛋白质；真核细胞核糖体由 60S 和 30S 两个亚基组成，在合成蛋白质时组装成 80S 的活性单位，完成蛋白质的合成。由于两者组成上存在差异，因此许多能有效作用于细菌核糖体的抗生素对人体无害。

（2）胞质颗粒　细胞质中含有多种颗粒状内含物，多数为能源性储藏物。每种细菌细胞内的胞质颗粒种类是不同的，较为常见的是异染颗粒，最早发现于迂回螺菌（*Spirillum volutans*）中，故又称为迂回体。异颗染粒是以无机偏磷酸盐聚合物为主要成分的一种无机磷的储备物。异染颗粒嗜碱性或嗜中性较强，用蓝色染料（如甲苯胺蓝或甲烯蓝）染色后不呈蓝色而呈紫红色，故称异染颗粒。白喉棒状杆菌和结核分枝杆菌细胞中都有比较典型的异染颗粒，在菌种鉴定中具有一定意义。

4. 核质

细菌细胞的核位于细胞质内，没有核膜、核仁，仅为一核区，因此称为原始形态的核（primitive form nucleus）或拟核（nucleoid）。虽然该结构与真核生物的细胞核有很大差异，但都是遗传的物质基础。细菌的核质是由一条细长的环状双链 DNA 反复盘绕弯曲而成的块状物，呈球状、棒状或哑铃状（图 10-11）。一般情况下细菌细胞内的核质体数目为一个。处于分裂期的细菌，由于 DNA 复制先于细胞分裂，故一个细菌细胞内可含有 2～4 个核质体。在化学组成上，核质不含有组蛋白，DNA 约占 60%，RNA 为 30%，其余 10% 为蛋白质。大肠埃希菌细胞

长度只有 $2\sim6\mu m$，而闭合环状 DNA 的长度却可达 $1400\mu m$，分子质量为 3×10^9Da。目前已知大肠埃希菌 K12 含有碱基对为 4.6×10^6 个，基因 4100 个。细菌类群的 DNA 分子量差异较小，一般在 $1\times10^9\sim6\times10^9$Da 之间，其中蓝细菌较高，而支原体略低。核质携带了细菌绝大多数的遗传信息，是细菌生长发育、新陈代谢和遗传变异的控制中心。

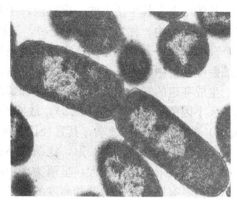

图 10-11 细菌的核质

质粒（plasmid）是细菌染色体外的遗传物质，又称为附加体，实质为闭环双链 DNA 分子。质粒分子量较细菌染色体小，约 $2\times10^6\sim100\times10^6$Da，所携带的基因数也比染色体少，通常只有 $1\sim200$ 个。质粒携带某些特殊的遗传基因，控制多种遗传性状，如致育性、抗药性、产生抗生素、降解某些化学物质等，但质粒对细菌的生存并不是必需的，它可在菌体内自行消失，也可经一定处理后从细菌中除去，但不影响细菌的生存。

（二）特殊结构

细菌的特殊结构是指某些细菌在一定条件下所特有的结构，具有某些特定的功能，如荚膜、鞭毛、菌毛、芽孢等。

1. 荚膜

有些细菌在一定营养条件下能够向细胞壁外分泌出一层疏松、透明的黏液性物质，根据这层黏液性物质的厚度、可溶性及在细胞表面存在的状况可把它们分为荚膜（capsule）、微荚膜或黏液层（图 10-12）。如果这层物质黏滞性较大，具有一定外形，厚度在 $0.2\mu m$ 以上，并在光学显微镜下可观察到与其周边有明显界限，称为荚膜或大荚膜（macrocapsule）。荚膜本身不易着色，用负染色法使菌体和背景着色后，就可在光学显微镜下观察到菌体外围绕一层透明发亮的荚膜层。荚膜的主要成分因菌种而异，大多数细菌的荚膜由多糖组成，如肺炎双球菌；少数细菌的荚膜为多肽，如炭疽芽孢杆菌的荚膜为 D-谷氨酸的多肽。因此荚膜对于细菌的鉴别和分型具有重要的作用。

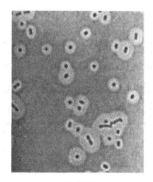 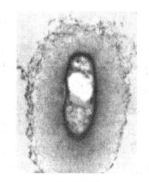

(a) 荚膜 　　　(b) 黏液层

图 10-12 荚膜和黏液层

（引自 Madigan et al. 2003）

荚膜的形成受遗传特性控制，但并非是细菌细胞必不可少的结构，失去荚膜的细菌同样能正常生长，但可导致菌落特征发生变化。产荚膜的细菌菌落通常光滑透明，称光滑型（smooth，S 型）菌落。不产荚膜细菌菌落表面干燥粗糙，称粗糙型（rough，R 型）菌落。条件发生改变可使两者之间发生转变。

荚膜的主要功能是保护细菌，一方面保护细菌免受干燥的影响；另一方面对一些病原菌来说，荚膜能保护其免受吞噬细胞的吞噬和消化，因此荚膜是构成细菌致病力的因素之一，细菌失去荚膜其致病力就降低。另外，荚膜还具有储藏养料的功能，以备营养缺乏时重新利用。

产荚膜细菌对人类既有利又有害。人们可以从肠膜明串珠菌的荚膜中提取葡聚糖，葡聚糖已被用来治疗失血性休克的血浆代用品。也可利用荚膜物质具有抗原性对细菌进行分型、鉴定。另外，产荚膜细菌常常给发酵生产带来麻烦。牛奶、蜜糖、面包及其他含糖液变得"黏胶状"就是由于受了某些产荚膜细菌的污染。此外，有些细菌能借助荚膜牢固地黏附在牙齿表面引起龋齿。

2. 芽孢

　　某些细菌在其生活史的一定阶段，于营养细胞内形成一个圆形或椭圆形、对不良环境有极强抗性的特殊结构，称为芽孢（spore），又称内生孢子（endopsore）。每个细菌细胞内一般只形成一个芽孢，而一个芽孢遇到适宜的环境条件也只能萌发产生一个营养细胞。因此，芽孢仅仅是芽孢细菌生活史中的一环，是细菌的休眠体，并不是繁殖体。

　　生成芽孢的细菌多为杆菌，球菌和螺旋菌仅少数种能生芽孢。各种细菌芽孢着生的位置、形状、大小因菌种而异（图 10-13），故在分类鉴定上有一定意义。如破伤风梭菌（*Clostridium tetani*）的芽孢在菌体顶端，其直径比菌体大，呈鼓槌状；枯草芽孢杆菌（*Bacillus subtilis*）的芽孢位于菌体的中央，卵圆形，比菌体小；丁酸梭菌（*Clostridium butyricum*）的芽孢位于菌体的中央，椭圆形，比菌体大，呈两头小中间大的梭形。

　　芽孢具有厚而致密的壁和高度的折光性，一般染料不易着色，必须采用特殊的芽孢染色法，才能在光学显微镜下观察到菌体内的芽孢。利用电子显微镜，不仅可观察到芽孢的表面特征，还可观察到一个成熟的芽孢具有核心、内膜、初生细胞壁、皮层、外膜、外壳层及外孢子囊等多层结构（图 10-14）。

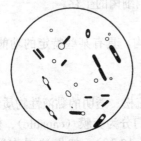

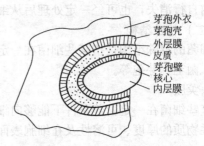

芽孢外衣
芽孢壳
外层膜
皮质
芽孢壁
核心
内层膜

图 10-13　细菌芽孢形态示意图　　　　　图 10-14　细菌芽孢的结构模式图

　　芽孢的形成需要一定的外界条件，这些条件因菌种而异。然而，芽孢一旦形成，则对热、干燥等恶劣环境条件均具有很强的抵抗能力。有的芽孢在一定条件下可保存几十年而不丧失其生活力。芽孢尤其能耐高温，如枯草芽孢杆菌的芽孢在沸水中可存活 1h，破伤风梭菌的芽孢可存活3h；而肉毒梭菌的芽孢则可忍受 6h 以上，即使在 180℃ 的干热中仍可存活 10min。除耐热外，芽孢也能抵抗低温，它在液氮温度（−190℃）中 6 个月仍能存活。芽孢对辐射、干燥和大多数化学杀菌剂也具有极大的抗性。芽孢之所以具有如此高度的抗逆性，这与其结构及成分有关。芽孢含水量低，是由致密且厚的多层结构包裹成的坚实小体，故通透性差，化学消毒剂不易渗入。此外，芽孢含有 2,6-吡啶二羧酸（dipicolinic，DPA），此成分以钙盐形式存在，与芽孢耐热性有关。

　　芽孢在自然界分布广泛，因此要严防芽孢污染伤口、用具、敷料、手术器械等。芽孢对各种不良环境抵抗力强，用一般的方法不易将其杀死。目前杀灭芽孢最可靠的方法是高压蒸汽灭菌法。当进行消毒灭菌时往往以芽孢是否被杀死作为判断灭菌效果的指标。

　　3. 鞭毛

　　某些细菌的细胞表面伸出细长、弯曲的丝状物称为鞭毛（flagella）。其数目为 1～10 根，具有运动的功能，鞭毛细而长，其长度为菌体的若干倍，一般为 5～20μm，直径只有 10～20nm。因此，用光学显微镜必须采用特殊的鞭毛染色法，才能观察到细菌鞭毛，最直接的方法就是利用电子显微镜观察（图 10-15）。

　　细菌鞭毛的数目和着生位置是细菌种的特征。因此可将细菌分为四类（图 10-16）。①单毛菌（monotrichaete）：在菌体的一端只生一根鞭毛，如霍乱弧菌（*Vibrio cholerae*）。②端毛菌（amphitrichaete）：菌体两端各具一根鞭毛，如鼠咬热螺旋体（*Spirochaet a morsusmuris*）。③丛毛菌（lophotrichaete）：菌体一端或两端生一束鞭毛，如铜绿假单胞菌（*Pseudomonas aeruginosa*）。④周毛菌（peritrichaete）：周身都有鞭毛，如大肠埃希菌、枯草芽孢杆菌等。

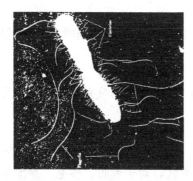

图 10-15 细菌鞭毛和菌毛

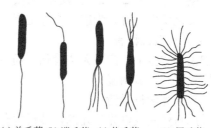

(a) 单毛菌 (b) 端毛菌 (c) 丛毛菌 (d) 周毛菌

图 10-16 细菌的鞭毛示意图

鞭毛的化学组分主要是蛋白质，只含有少量的多糖或脂类。鞭毛蛋白具有很强的免疫原性，又称鞭毛抗原。各种细菌的鞭毛蛋白由于氨基酸组成不同导致鞭毛抗原特性上的差别，因此，在细菌的分类、分型、鉴定上具有一定意义。

某些细菌的鞭毛还与细菌的致病性有一定的关系，如空肠弯曲菌、霍乱弧菌等，由于鞭毛运动活泼，可帮助细菌穿透小肠黏膜表面覆盖的黏液层，有利于细菌黏附到小肠上皮细胞并产生毒性物质，导致病变发生。

4. 菌毛

多数革兰阴性菌及少数阳性菌的细胞表面有一些比鞭毛更细、较短而直硬的丝状物，称为菌毛（fimbria），亦称伞毛或纤毛。菌毛直径比鞭毛更细，所以必须用电子显微镜才能观察到。菌毛由菌毛蛋白组成，与鞭毛相似，但菌毛不具运动功能，所以也见于非运动的细菌中。根据形态、功能不同可将菌毛分为普通菌毛和性菌毛两种类型。

（1）普通菌毛（common pili） 普通菌毛短而直，周身分布，数目可达百根以上（图 10-17）。普通菌毛主要与细菌的黏附性有关，能与宿主细胞表面的相应受体结合，导致感染的发生。如大肠埃希菌的普通菌毛能黏附于肠道和下尿道黏膜上皮细胞，引发肠炎或尿道炎。无菌毛的细菌则易被黏膜细胞的纤毛运动、肠蠕动或尿液冲洗而被排除，失去菌毛，致病力亦随之丧失。因此，普通菌毛与细菌的致病性有关。

（2）性菌毛（sex pili） 性菌毛比普通菌毛粗而长，数量少，一个细胞仅具 1～4 根（图 10-18）。性菌毛是在性质粒（F 因子）控制下形成的，故又称 F 菌毛。带有性菌毛的细菌称为 F$^+$ 菌或雄性菌，无菌毛的细菌称为 F$^-$ 菌或雌性菌。性菌毛能在细菌之间传递 DNA，细菌的毒性及耐药性即可通过这种方式传递，这是某些肠道杆菌容易产生耐药性的原因之一。

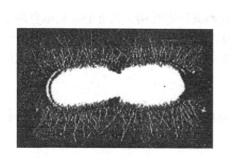

图 10-17 细菌的菌毛

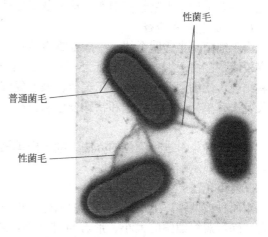

性菌毛

普通菌毛

性菌毛

图 10-18 大肠埃希菌性菌毛电镜照片

（引自 Foundations of Microbiology）

三、细菌的形态学检查

细菌形态学检查是细菌检验的重要方法之一，它是细菌分类和鉴定的基础，可根据其形态、结构和染色反应性等，为进一步鉴定提供参考依据。

（一）显微镜检查

细菌个体微小，肉眼无法看到，而显微镜是观察细菌的得力工具。实验室内因使用目的不同常使用以下几种显微镜。

1. 普通光学显微镜

采用自然光或灯光为光源，其最大分辨率为 $0.2\mu m$，最大放大倍数为 1000 倍。一般细菌都大于 $0.25\mu m$，故可用光学显微镜观察细菌的形态和排列方式，对于荚膜、鞭毛、芽孢等特殊结构经特殊染色也可进行清晰观察。

2. 暗视野显微镜

在普通显微镜上安装暗视野聚光器后，光线不能从中间直接透入，整个视野呈暗色，而标本片上的细菌能反射发光，因此可在暗视野背景下观察到光亮的微生物如细菌或螺旋体等。常用于观察不染色活菌体的形态和运动。

3. 相差显微镜

相差显微镜利用相差板的光栅作用，改变直射光的光位相和振幅，将光位相的差异转换为光强度差。在相差显微镜下，当光线透过不染色标本时，由于标本不同部位的密度不一致而引起位相的差异并显示出光强度的明暗对比，可观察到活菌及其内部结构。

4. 荧光显微镜

采用能发出紫外光或蓝紫光的高压汞灯为光源，配有滤光片和能透过紫外线的聚光器。因其波长短，故比普通显微镜的分辨率高。细菌预先用荧光素着色，置于荧光显微镜下就可激发荧光，故在暗色背景中即能看到发射荧光的物体。本法适用于用荧光色素染色或与荧光抗体结合的细菌的检测或鉴定。

5. 电子显微镜

以电子流代替可见光，以电磁圈代替放大透镜。因其波长极短，仅为可见光波长的几万分之一，故电子显微镜的放大倍数可达数十万倍，能分辨至 1nm 的微粒。常用于细菌超微结构和病毒颗粒的观察。当前使用的电子显微镜有两类，即透射电子显微镜和扫描电子显微镜。

（二）不染色标本检查

不染色标本检查是指将细菌直接放在显微镜下观察。常用的方法有压滴法、悬滴法和毛细管法等。细菌未染色时无色透明，在显微镜下主要靠细菌的折光率与周围环境的不同来进行观察。因此，一般可用于观察细菌形态、动力及运动情况。其优点是操作简单。

（三）染色标本检查

由于细菌是半透明个体，一般很难直接在显微镜下观察其形态结构。因此必须经染色后才可观察较清楚。由于细菌的等电点为 pH2～5，在近中性的环境中带负电荷，易与带正电荷的碱性染料结合，使细菌着色，故常用美蓝、碱性复红、结晶紫等碱性染料进行染色。医学上常用的细菌染色法有单染色、复染色和特殊染色法三种。

1. 单染色法

只用一种染料进行染色的方法。细菌经单染色法处理后，可观察细菌的大小、形态与排列方式，但不能显示细菌的染色特性。

2. 复染色法

用两种或两种以上不同染料对细菌标本进行染色的方法。通过复染色法可将细菌染成不同的颜色，除可观察细菌的大小、形态与排列外，还反应出细菌染色特性，具有鉴别细菌种类的价值，因此复染法又称为鉴别染色法。常用的有革兰染色法和抗酸染色法。

（1）革兰染色法（Gram stain）　该法是丹麦细菌学家革兰（Hans Christian Gram）于 1884

年创建，至今仍在广泛应用。其具体步骤是：细菌涂片干燥、固定后，加结晶紫初染，然后加碘液媒染，此时各种细菌都染成深紫色。接着用95％乙醇脱色，其中有的脱去紫色，有的仍保留紫色。最后加石炭酸复红（或沙黄染液）复染，吸干后置显微镜下观察结果。镜下呈紫色的为革兰阳性（G$^+$）菌，呈红色的为革兰阴性（G$^-$）菌。

对革兰染色法原理的解释有多种说法，一般认为同细胞壁的结构与组分有关。现在大多认为，在染色过程中，细胞内形成了一种不溶性的结晶紫-碘的复合物，这种复合物可被乙醇（或丙酮）从G$^-$菌细胞内抽提出来，但不能从G$^+$菌中抽提出来。这是由于G$^+$菌细胞壁较厚，肽聚糖含量高，脂质含量低甚或没有，经乙醇处理后引起脱水，结果肽聚糖孔径变小，渗透性降低，结晶紫-碘复合物不能外流，于是保留初染的紫色。而G$^-$菌细胞壁肽聚糖层较薄，含量较少，而且脂质含量高，经乙醇处理后，脂质被溶解，渗透性增高，结果结晶紫-碘复合物外渗，细胞被复红复染成红色。另外，也有人认为是由于细胞内的等电点不同造成的。因G$^+$菌的等电点比G$^-$菌低，所带的负电荷多，更容易与结晶紫结合，故不易被脱色。

革兰染色法的实际意义在于：①通过该染色法可将细菌分为革兰阳性菌和革兰阴性菌两大类，从而有助于鉴别细菌；②革兰染色性的差异，在某种程度上反映出细菌某些生物学性状的差异，如革兰阳性菌大多能分泌产生外毒素，而革兰阴性菌多数具有内毒素，这有助于了解细菌的致病性；另外革兰阳性菌和革兰阴性菌细胞壁组成上的差异导致其对某些抗生素的敏感性不同，如大多数革兰阳性菌对青霉素、头孢菌素等作用于细菌细胞壁的抗生素敏感，而革兰阴性菌大多对作用于细胞内核糖体的红霉素、链霉素等抗生素敏感。这些特性对指导临床用药有一定的参考价值。

（2）抗酸染色法　可用于鉴定细菌的抗酸性，根据染色结果将细菌分为抗酸性细菌和非抗酸性细菌。具体步骤是：将细菌涂片经火焰固定后，加石炭酸复红溶液加温染色，再用盐酸酒精脱色，最后加稀释美蓝复染。凡不被脱色、镜下呈红色的为抗酸性细菌，如结核分枝杆菌、麻风分枝杆菌等；能被脱色、镜下呈蓝色的为非抗酸性细菌。目前认为这种染色性的差异可能与抗酸性细菌细胞内的分枝菌酸、脂类等成分有关。

3.特殊染色法

细菌细胞的某些结构，如芽孢、荚膜、鞭毛等，用一般染色方法不易染色，必须用相应的特殊染色法才能着色观察。在芽孢染色中，为了增强其通透性，必须处理芽孢壁才能使其着色；在荚膜染色中一般采用负染色法，是通过将背景染色，从而衬托出不能着色的荚膜，在显微镜下可看到呈现透明的荚膜层；在鞭毛染色中，往往是将染料堆积在鞭毛丝上，加粗其直径，便于观察。

第二节　细菌的生理

细菌虽小，也有独立的生命活动，也要进行新陈代谢。它们的新陈代谢是从周围环境中摄取营养，以获得能量和合成自身组分的原料，同时排出多种代谢产物的一个复杂过程。细菌的生理就是研究细菌的营养、代谢、菌体各成分的生物合成、生长繁殖与生命活动的规律，以及与宿主间的相互作用。研究细菌的生理，对于了解细菌的致病性、药物的抗菌机制以及传染病的诊断与防治，都有十分重要的意义。

一、细菌的理化性状

（一）细菌的化学组成

研究细菌细胞的化学组成，能正确理解细菌的营养需要和生理特性。细菌细胞的化学组成与其他生物细胞基本相似，都含有碳、氢、氧、氮、磷、硫、钾、钙、镁、铁等元素，这些元素按其对细胞的重要程度来说是主要元素，其中碳、氢、氧、氮、磷、硫这六种元素可占细菌细胞干重的97％。其他如锌、锰、铜、锡、钴、镍、硼等为微量元素，含量极低。这些化学元素构成细胞内的各类化学物质，以满足生命活动的需要。

1. 水分

细菌细胞水分含量占细胞质量的 75%～85%。芽孢含水量较少，约占 40%。细菌细胞的水分分为结合水和自由水。结合水与细胞成分紧密结合，是蛋白质等复杂有机物的组成成分；而自由水是细胞物质的溶媒，参与各种生理作用。

2. 固形成分

细菌细胞的固形成分包括有机物（如蛋白质、核酸、糖类、脂类、维生素等）和无机物，约占细胞质量的 15%～25%。在固形成分中，碳、氢、氧、氮四种元素占 90%～97%，其他元素占 3%～10%。

（1）蛋白质　约占固形成分的 50%～80%，含量随菌种、菌龄和培养条件而有所不同。蛋白质是组成细菌细胞的基本物质，也是细菌酶的组成成分，与细菌生命活动密切相关。细菌的蛋白质少数为简单蛋白质，如球蛋白、鞭毛蛋白等；多数为复合蛋白，如核蛋白、糖蛋白、脂蛋白等，而以核蛋白含量最多，约占蛋白质总量的 50% 以上。

（2）核酸　细菌细胞同时存在有核糖核酸（RNA）和脱氧核糖核酸（DNA）。RNA 存在细胞质中，除少量以游离状态存在外，大多与蛋白质组成核蛋白体，约占细胞干重的 10%；DNA 存在于染色体和质粒中，约占细胞干重的 3%。核酸与细菌的遗传和蛋白质的合成有密切关系。

DNA 分子中的两股多核苷酸链上的 4 种碱基 A、T、G、C，是通过氢键严格配对的：A＝T 和 G≡C。不同种的细菌，其 4 种碱基的含量及排列顺序不同，因此，测定细菌细胞 DNA 的（G+C）含量常作为现代细菌分类的一个重要依据。一般地说，同一种微生物，其种内各菌株间的（G+C）含量可相差 2.5%～4.0%；若相差在 5.0% 以上，可认为已是两个不同的种了；要是相差超过 10%，则可考虑它们是属于不同的属。但应注意两种无关细菌也可能有相近的（G+C）含量。

（3）糖类　约占固形成分的 10%～30%，其中有 2.6%～8% 是核糖，构成核糖核酸。细菌表面的糖类主要是荚膜多糖、肽聚糖、脂多糖等。细胞内常有游离的糖原和淀粉颗粒，前者是作为内源性碳源和能源，后者为可被利用的储藏性多糖。

（4）脂类　细菌细胞中脂类含量约为 1%～7%，但结核分枝杆菌高达 40%。脂类包括脂肪、磷脂、蜡质和固醇等。脂类或以游离状态存在，或与蛋白质或糖结合。磷脂是构成细胞膜的重要成分，脂蛋白、脂多糖（LPS）是细胞壁的组成成分。

（5）矿物质元素　又称无机盐。其种类很多，约占固形成分的 10%。以磷为主，其次为钾、镁、钙、硫、钠、氯等，此外还有铁、铜、锌、锰、硅等微量元素。矿物质元素或参与菌体成分的组成，或以无机盐形式存在，可调节细胞的渗透压及维持酶活性等。

（6）维生素　细菌细胞中存在的维生素主要是水溶性 B 族维生素，其含量非常低。维生素是构成许多重要辅酶的前体或功能基，在代谢过程中起重要作用。

除上述物质外，细菌体内还含有一些特有的化学物质，如肽聚糖、D 型氨基酸、磷壁酸、胞壁酸、二氨基庚二酸（DAP）、2,6-吡啶二羧酸（DPA）、2-酮基-3-脱氧辛酸（KDO）等。细菌的组成成分中除核酸相对稳定外，其他化学成分的含量常因菌种、菌龄的不同以及环境条件的改变而有所变化。

（二）细菌的物理性质

1. 细菌的带电现象

细菌的蛋白质和其他蛋白质一样，是由许多氨基酸组成的。氨基酸是兼性离子，在溶液中可电离成带阳离子的氨基（NH_3^+）和带阴离子的羧基（COO^-）。在一定 pH 值下，它所电离的阳离子和阴离子相等（净电荷为零），此 pH 值即为细菌的等电点（pI）。当溶液的 pH 值比细菌等电点低时，则氨基酸中羧基电离受抑制，氨基电离，细菌带正电荷；反之，溶液的 pH 值比等电点高时，则氨基电离受抑制，羧基电离，细菌则带负电荷。

溶液的 pH 值距离细菌等电点越远，细菌所带的电荷就越多。细菌的等电点在 pI 2～5 之间，其中革兰阳性细菌的等电点较低，为 pI 2～3；革兰阴性细菌的等电点较高，为 pI 4～5。在一般生理条件下（pH 7 左右），因 pH 高于细菌等电点，所以细菌都带负电荷，尤以革兰阳性菌带负电荷更多。细菌的带电现象与细菌的染色反应、凝集反应、抑菌和杀菌作用有密切关系。

2. 比面积

单位体积所具有的表面积为比面积（即表面积/体积）。随着物体的体积缩小，其比面积随之增大。如葡萄球菌直径为 $1\mu m$，每立方厘米的表面积达 $6\times10^4 cm^2$；而一般生物体细胞的直径为 1cm，每立方厘米表面积为 $6cm^2$，前者是后者的 1 万倍。巨大的比面积，利于细菌与周围环境进行营养物质的吸收、代谢废物的排泄和环境信息的接受，故代谢旺盛、繁殖迅速。但由于比面积大，故细菌对外界环境因素的影响也十分敏感。

3. 布朗运动

细菌是一个大胶体粒子，在液体中受分散媒介分子的撞击，在原地不停地摆动，称为布朗运动。这种运动和具有鞭毛的细菌所发生的位移运动（真运动）是完全不同的。

4. 细菌的相对密度和质量

细菌细胞由水分和固形物组成，其相对密度在 1.07～1.19 之间。细菌的相对密度与菌体所含物质的种类及多少有关。细菌的质量常以单位体积的细菌群体的干重来表示，即将一定体积中的细菌洗净、离心、干燥后称重。测定细菌单位体积干重，可以反映细菌在各种环境下生长与代谢活动的关系。

5. 细菌的光学性质

细菌为半透明体，光线不能全部透过菌体。光束通过细菌悬液，将会被散射或吸收而降低其透过量，所以细菌悬液呈浑浊状态。细菌悬液的透光度或光密度可以反映细菌数量的多少。透光度或光密度可借助光电比色计精确地测出来，从而反映出细菌的繁殖浓度，就能推知细菌在单位体积中繁殖数量与代谢活动之间的关系。这种菌体光密度测定法比测重法简便、精确，广泛应用在科研、生产工作中。

6. 细胞膜的半渗透性

细菌细胞膜与所有生物膜一样都有半渗透性，它可以让水和部分小分子物质透过，但对其他物质的透过则具有选择性。细菌营养物的吸收和代谢产物的排出，均与细胞膜的半渗透性有关。

将细菌置于低渗液或水中，则菌体吸收水分，细胞浆胶体分子间的距离因水分增多而加大，可使细胞膨胀甚至破裂，细胞浆可从细胞内排出，称胞浆压出（plasmoptysis）。细菌体内含有高浓度的营养物质和无机盐，其渗透压比其他生物细胞为高。一般革兰阳性菌的渗透压高达 20～24atm（1atm=101325Pa）；革兰阴性菌稍低，也有 5～6atm（1atm=101325Pa）。细菌所处的一般环境，对细菌来说都属低渗。但细菌具有坚韧的细胞壁，能保护细菌在低渗中不致崩裂。若使细菌置于比菌体内更高的高渗液中，则菌体内水分渗出，细胞浆收缩与细胞壁分离，称为质壁分离（plasmolysis），细菌也不能生长繁殖。

二、细菌的营养与繁殖

（一）细菌的营养物质及其生理功能

细菌从周围环境中吸收的作为代谢活动所必需的有机或无机物，称为细菌的营养物质。获得和利用营养物质的过程称为营养（nutrition）。营养物质是细菌生存的重要物质基础，而营养是细菌维持和延续生命形式的一种生理过程。各种细菌在生长繁殖时所需要的营养物质主要包括水、碳源、氮源、无机盐和生长因子。

1. 水

水是维持细菌细胞结构和生存必不可少的一种重要物质。其主要生理功能如下。

① 作为细胞的组成成分，如结合水。

② 为细胞代谢提供液体介质环境。细菌营养物质的运输、分解及代谢废物的排泄等都是以

水为媒介的。

③ 直接以分子态参与代谢。如脂肪酸分解过程中的 β-氧化就有加水反应和脱水反应。

④ 调节细菌温度。水的比热容高，又是热的良导体，能有效地吸收物质代谢过程中所放出的热量，并将热迅速地扩散到细胞外，使细胞内的温度不致骤然上升，细胞内各种氧化还原反应都能在适宜温度下进行，酶的生理活性得到正常发挥。

⑤ 维持蛋白质、核酸等生物大分子的天然构象稳定，以发挥正常的生物学效应。

2. 碳源

碳源（carbon source）是为细菌生长提供碳素来源的营养物质的统称，是含碳元素的各种化合物。碳源主要用于合成细菌的含碳物质及其细胞骨架，同时也是细菌获得能量的主要来源。

碳源主要包括无机碳源和有机碳源。少数细菌能利用无机碳源，多数细菌则是以有机碳源为主。无机碳源主要有 CO_2 及碳酸盐（CO_3^{2-} 或 HCO_3^-），有机碳源的种类非常丰富，常见的有糖类及其衍生物、脂类、醇类、低级有机酸、氨基酸和烃类等。各种有机碳源中，容易被细菌吸收利用的是糖类物质，其中包括单糖、双糖和多糖。糖类中最简单的是单糖，尤其是葡萄糖，它是细菌里利用的主要碳源物质。

大多数细菌能利用有机物作为碳源。病原菌主要从糖类中获得碳。而有些细菌可以 CO_2 为唯一的碳源。常根据细菌利用碳源的类型和能力的差异对其进行分类鉴定。

3. 氮源

氮源（nitrogen source）是为细菌生长提供氮素来源的营养物质的统称，是含氮元素的各种化合物或简单分子。细菌利用各种含氮化合物来合成自身的蛋白质、核酸和其他含氮化合物，一般不用作能量。个别类型的细菌能利用氨基酸、铵盐或硝酸盐同时作为氮源和能源。

氮源从其化学结构上划分可包括无机氮源、有机氮源及氮气分子。常见的无机氮源主要有铵盐、硝酸盐、尿素及氨等；有机氮源主要是动物或植物蛋白质及其不同程度的降解产物，也称为蛋白质类氮源，如鱼粉、黄豆饼粉、牛肉膏、蛋白胨、玉米浆等。由于各类氮源的复杂程度差异较大，细菌对不同氮源的吸收利用能力差异也较大，利用速度也不同。小分子氮源，很容易被细菌吸收利用，在短时间内就可满足菌体生长需要，称之为速效氮源；大分子复杂氮源，在被细菌吸收利用之前还要经进一步的降解才能被吸收利用，称之为迟效氮源。

各种细菌所需要的氮源很不相同，绝大多数细菌只能利用无机氮源和有机氮源。个别种类的细菌能够吸收并利用环境中的游离氮气作为氮源，借助一些特殊的酶将分子态的氮转化为氨或其他含氮化合物，这一复杂生理过程称为固氮作用（nitrogen fixation），具备固氮能力的细菌统称为固氮菌。

病原性微生物主要从氨基酸、蛋白胨等有机氮化合物中获取氮。有些细菌由于缺少某种或几种酶，不具备合成相应氨基酸或碱基的能力，因此必须依靠外界提供有机氮化合物才能生长。

4. 无机盐

细菌所需的无机盐（inorganic salt）有很多种类，包括氯化物、硫酸盐、磷酸盐、碳酸盐，以及含有钾、钠、钙、镁、铁等元素的化合物，其中主要是磷和硫。磷在菌体中含量较多，其作用一方面是合成菌体组分，如核酸、磷脂、核蛋白、多种辅酶和辅基等；另一方面是储存和转运能量，氧化磷酸化作用是能量代谢主要步骤之一，ATP 等高能磷酸化合物可储存和转运能量。硫是制造含硫氨基酸及多种含巯基化合物的原料。其他的无机盐还有锰、锌、钴、铜等。它们为细胞生长提供必需的各种微量元素，以满足细菌细胞生理活动的需要。

无机盐对细菌细胞的主要生理功能有：

(1) 作为酶或辅酶的组成部分；

(2) 作为酶的调节剂，参与调节酶的活性；

(3) 调节并维持细菌细胞内的渗透压、氧化还原电位；

(4) 可作为一些特殊类型细菌的能源；

（5）维持生物大分子和细胞结构的稳定性。

5. 生长因子

生长因子（growth factor）是指某些细菌在其生长过程中必需的但细菌细胞本身不能合成或合成量不足、必须借助外源加入的、微量就可满足细菌生长繁殖的营养物质。细菌所需的常见营养因子主要有维生素、各类碱基（嘌呤及嘧啶）及氨基酸等。前两类主要是构成辅酶、辅基和核酸。维生素中主要是 B 族维生素，如硫胺素（维生素 B_1）、核黄素（维生素 B_2）、泛酸、烟酸、生物素、叶酸等，它们多半是辅基或辅酶的成分。而供给少量的氨基酸是因为某些细菌缺乏合成该氨基酸的酶。

细菌对于生长因子的需要量很少，维生素只需 $1\sim10ng/mL$；氨基酸浓度为 $20\sim50\mu g/mL$。具体种类和数量常随细菌种类不同而有差异。以肉膏、酵母浸液、玉米浆等为材料的天然培养基中，一般有足够的生长因子；而在合成培养基中，则需添加生长因子后细菌才能生长。

不同类型的细菌合成生长因子的能力是不同的。天然野生型细菌中的一些类型一般都能利用所吸收的营养物质来合成自身需要的生长因子，在培养这类细菌时，不需要再加入某种生长因子；而实验室中培养的一些细菌由于自身遗传基因的改变、环境条件的影响等导致细胞不能合成必需的生长因子，在培养这类细菌时，必须加入某种生长因子。缺乏合成必需生长因子能力的细菌，被称为营养缺陷型细菌。

（二）细菌的生长繁殖

1. 细菌生长繁殖的条件

细菌在进行营养活动的同时，体积增大，表现为生长。生长到一定时间，细菌开始分裂，形成 2 个近似的子细胞。每个子细胞又重复此过程，称为繁殖。细菌的种类繁多，生长繁殖所需的条件不完全相同，但所需的基本条件大致相同。细菌生长繁殖除需要营养物质外，尚需适宜的酸碱环境、温度和气体等环境条件。

（1）**营养物质**　包括一定量的水分、碳源、氮源、无机元素和生长因子。当营养物质不足时，菌体一方面降低代谢速度，避免能量的消耗；另一方面通过激活特定运输系统，大量吸收周围环境中的微量营养物质以供菌体生存。在一定范围内，菌体细胞的生长繁殖速度与其营养物质的浓度成正比。

（2）**适宜的酸碱度**　细菌生长繁殖要有最适宜的 pH 值和一定的 pH 适应范围。一般在 $pH4.0\sim9.0$ 之间都可生长。但大多数细菌最适宜的 pH 为 $6.8\sim7.4$，在此范围内细菌的酶活性强，生长繁殖速率快。少数种类细菌在偏酸或偏碱的情况下也能生长，如嗜酸乳杆菌的最适 pH 为 $5.8\sim6.6$，而霍乱弧菌最适 pH 则为 $8.4\sim9.2$。在适宜 pH 条件下，特别在含糖液体培养基中，细菌代谢旺盛，很快分解糖产生有机酸，降低了培养基中的 pH，不利于细菌继续生长和代谢。因此，在配制培养基时，不仅要注意调节其合适的 pH，还应加入适宜的缓冲物质，如磷酸盐、碳酸盐或有机物（如氨基酸）等。

（3）**温度**　温度对细菌生长速度的影响最大，细菌生长繁殖必须要有适宜的温度范围。根据细菌对温度范围要求不同，可分为低温菌、中温菌和高温菌三类（表 10-2），都有各自的最低、最适合、最高生长温度范围。大多数细菌属于中温菌（最适温度为 $25\sim32℃$），人体致病菌的最适温度为 $37℃$。

表 10-2　细菌生长的温度范围

细菌类型		最低温度范围/℃	最适温度范围/℃	最高温度范围/℃	代表类型
低温菌		$-5\sim0$	$10\sim20$	$25\sim30$	极地、冷藏物中的细菌
中温菌	室温菌	$10\sim20$	$25\sim32$	$40\sim50$	腐生菌
	体温菌	$10\sim20$	37	$40\sim50$	寄生病原菌
高温菌		$25\sim45$	$50\sim55$	$70\sim80$	温泉、堆肥中的细菌

（4）**气体**　主要是 O_2 和 CO_2。固氮菌能固定空气中的氮气。通常根据细菌生长与氧气的关

系，将细菌分为五种类型（表10-3）。

① 需氧菌：在有氧的环境中才能生长繁殖，如结核分枝杆菌、枯草芽孢杆菌。

② 微需氧菌：能在含有极少量分子氧的情况下生长，但并不利用分子氧作为受氢体，它们适应在较低氧分压下生长，但实质上进行的是无氧呼吸。如空肠弯曲菌、红斑丹毒丝菌等。

③ 耐氧菌：在生长过程中一般不需要氧气，但氧气的存在对其影响不大，如乳酸菌。

④ 兼性厌氧菌：在有氧或无氧的环境中均能生长，有氧时进行需氧呼吸，无氧时进行厌氧发酵，以有氧下生长较好，如大肠埃希菌等。

⑤ 专性厌氧菌：在无氧的环境中才能生长繁殖，氧对其生长有毒害作用，如破伤风梭菌、丙酮丁醇梭菌。

一般细菌在代谢过程中都需要微量的 CO_2，主要是参与生成草酰乙酸以补偿中间代谢产物进入三羧酸循环以及合成菌体中的许多重要的化合物，如嘌呤、嘧啶和氨基酸。一般细菌在代谢过程中产生的 CO_2 即可满足需要，但有些细菌如脑膜炎奈瑟菌等在初次分离培养时，需要在 $5\%\sim10\%CO_2$ 条件下才能生长。

表 10-3　细菌与氧气的关系

细菌类型	最适生长时 O_2 体积/%	代表类型	细菌类型	最适生长时 O_2 体积/%	代表类型
需氧菌	$\geqslant 20$	结核分枝杆菌	兼性厌氧菌	有 O_2 或无 O_2	大肠埃希菌
微需氧菌	$2\sim10$	空肠弯曲菌	专性厌氧菌	不能有 O_2	破伤风梭菌
耐氧菌	$\leqslant 2$	乳酸菌			

2.细菌的繁殖方式与速度

原核细胞型微生物中除个别现象（如结核分枝杆菌可以通过分枝方式繁殖）外，一般所进行的繁殖方式是二分裂的无性繁殖。即细菌生长到一定时期，在细胞中间逐渐形成横隔，由1个母细胞分裂成2个大小基本相等的子细胞。

电子显微镜观察细菌的分裂过程，可分为 DNA 的复制和分裂、横隔壁的形成、子细胞分离三个过程。首先是核的分裂和隔膜的形成。细菌 DNA 与中介体或细胞膜相连，在 DNA 复制的同时各向两端移动。同时，细胞膜也开始对称地向内凹陷生长，然后闭合形成一垂直于细胞长轴的细胞质隔膜，使细胞质和细胞核均一分为二。第二步是横隔壁形成。随着细胞膜向内缢陷，母细胞壁也同时由四周向中心逐渐延伸，把细胞质隔膜分为两层，每层分别为子细胞的细胞膜，横隔壁也逐渐分为两层。这样每个子细胞便各自具备了一个完整的细胞壁。第三步是子细胞分离。细胞分裂是连续的，即2个子细胞正在形成之际，又在子细胞中央形成新的凹陷，开始第二次分裂。有些细菌在分裂后便相互分开，而有些则不分开，形成一定的排列方式。

细菌的繁殖速度极快，细菌繁殖一代所需要的时间随细菌种类不同而异，同时又受环境条件的影响。在上述各种条件满足时，一般细菌如大肠杆菌繁殖的速度为每 $20\sim30$min 分裂一次，称为一代，个别细菌如结核杆菌分裂较慢，繁殖一代用时为 $18\sim20$h，故结核病人的标本培养需较长时间。球菌依其不同的平面进行分裂，结果形成双球状、链球状、四联、八叠和葡萄状等形态各异的排列方式；杆菌则沿横轴分裂。革兰阳性菌分裂时，细菌染色体与中介体相连，中介体一分为二时，染色体也复制成2条，分属于各自的子细胞。革兰阴性菌无中介体，细菌染色体直接连在细胞膜上，复制产生的新染色体则附着在邻近的一点上，当细胞分裂完成，则两团染色体被分隔在2个子细胞中。

（三）细菌的营养类型

细菌的营养类型实质为细菌利用营养物质的方式，在营养物质的利用中涉及能量的来源。因此，常以细菌生长所需的能源和主要营养物质——碳源的不同，来划分营养类型。按照能源、碳源及电子供体性质的差异，可将细菌分为光能无机营养型、光能有机营养型、化能无机营养型和化能有机营养型四大类（表10-4）。

表 10-4　细菌的营养类型

营养类型	能源	碳源	电子供体	代表类型
光能无机营养型（光能自养型）	光	CO_2	无机物（H_2S、S、H_2 或水）	绿硫细菌、蓝细菌
光能有机营养型（光能异养菌）	光	有机物	有机物	红螺细菌
化能无机营养型（化能自养菌）	无机物	CO_2 或碳酸盐	无机物（H_2S、H_2、Fe^{2+}、NH_4^+、NO_2^-）	硝化细菌、铁细菌
化能有机营养型（化能异养菌）	有机物	有机物	有机物	大肠埃希菌

1. 光能营养型细菌

以光为唯一或主要能量来源的营养类型。这种光能营养型（phototroph）细菌体内带有类似叶绿素的光合色素，通过吸收自然光，利用光合磷酸化反应产生菌体细胞生长所需的能量。按其所需碳源的不同分为光能无机营养型细菌和光能有机营养型细菌。

（1）光能无机营养型细菌：又称为光能自养（photoautotroph）菌，能以 CO_2 作为主要或唯一的碳源，以无机物作为供氢体并利用光能进行生长。

（2）光能有机营养型细菌：又称光能异养（photoheterotroph）菌，不能以 CO_2 或碳酸盐作为主要或唯一的碳源，而是以有机物作为碳源及供氢体并利用光能进行生长。光能异养菌在生长时，大多数需要外源的生长因子。

2. 化能营养型细菌

化能营养型（chemotroph）细菌是以无机物或有机物氧化过程中释放的化学能为能量来源的营养类型。在细菌中该类型的种类和数量占优势。根据所需碳源的不同，可再分为化能无机营养型细菌和化能有机营养型细菌。

（1）化能无机营养型细菌　又称化能自养（chemoautotroph）菌，以氧化无机物产生的化学能为能源，以 CO_2 或碳酸盐为主要碳源来合成菌体自身的有机物，如硝化细菌。

（2）化能有机营养型细菌　又称化能异养（chemoheterotroph）菌，以有机物氧化时所产生的化学能作为能源，并以有机物作为主要碳源。因此，有机物对化能异养菌来说既是碳源又是能源。在化能营养型细菌中，异养型是主要类型，已知所有的病原菌都属于此种类型。

根据利用的有机物性质不同，还可以将化能异养菌分为腐生型和寄生型两类。

① 腐生型（metatrophy）：是利用无生命的有机物质作为碳源，如土壤中动、植物的尸体和残体。

② 寄生型（paratrophy）：是利用有生命的有机物质作为碳源，借助寄生方式生活在活体细胞或组织间隙中，以宿主体内的有机物质为营养。目前工业发酵中使用的菌种及病原性细菌多属此类。

细菌的营养类型的划分并非是绝对的，也有中间类型存在。在特定环境条件下，有些自养菌也能利用有机碳化物；而有些异养菌也能利用 CO_2 或碳酸盐作为碳源生长；同样，有的菌既可腐生，又可寄生，即在腐生和寄生之间还存在一些过渡性的中间类型，可称之为兼性腐生（facultive metatrophy）或兼性寄生（facultive paratrophy）。

（四）营养物质的吸收

细菌的细胞壁在营养物质运送上不起很大作用，仅简单地排阻分子量过大（>600）的溶质进入，而细胞膜则是控制营养物质进入和代谢物排出的主要屏障。吸收的营养物质逐步被分解、代谢、转化、合成体内必要的成分，同时又不断地产生各种代谢产物，分泌到体外。一个正常生活的细菌，能从培养基中很快地吸收所需的营养物质并能在体内积累、浓缩。可见，细菌吸收营养物质，不是一个简单的被动吸收过程。根据营养物质运输的特点，可将运输方式分为简单扩散、促进扩散、主动运输和基团转位四种方式。

1. 简单扩散

简单扩散（simple diffusion）又称被动扩散（passive diffusion）或自由扩散，溶质分子借助细胞内外溶质的浓度差，通过细胞膜的微孔或双层膜，从高浓度区向低浓度区扩散。其过程犹如溶质通过透析袋的扩散一样。其主要特点是：

① 不消耗能量；

② 不需要载体蛋白——渗透酶（permease）参与；

③ 扩散的方向是从高浓度区向低浓度区，并且是一个可逆过程，可从胞外进入胞内，也可由胞内扩散到胞外；

④ 扩散的速度随浓度差的降低而减小，最后当细胞内外浓度差为零时达到动态平衡。

通过简单扩散的营养物质种类并不多，主要是一些水溶性及脂溶性的小分子，如水、脂肪酸、乙醇、甘油、某些氨基酸及 O_2、CO_2 气体等。扩散是非特异性的，速度较慢。

2. 促进扩散

促进扩散（facilitated diffusion）又称协助扩散，是借助细胞内外溶质的浓度差和载体蛋白（carrier protein），使溶质通过细菌细胞的壁膜屏障结构，进入细胞内的过程。其主要特点如下。

① 促进扩散的动力也是细菌细胞内外溶质的浓度差值，所以也不需要消耗能量。

② 与简单扩散的不同点在于需要细胞膜上特异性载体蛋白质参与运输过程。这些载体属于渗透酶类，与相应的被运输物质有亲和力，而且在细胞内外的亲和力大小不同，细胞外亲和力大于细胞内，从而使营养物质进入细胞后能与载体分离。

③ 扩散的方向是从高浓度向低浓度，但不是一个可逆过程，只可从胞外进入胞内。

促进扩散过程为：首先营养物质在膜外侧与载体蛋白质结合成复合物，随后复合物向膜内侧移动，最后将物质释放到细胞内，而载体蛋白再返回膜外侧原位。这种可逆性结合作用反复循环，连续不断地将营养物质运入细胞内，这一过程直到膜内外浓度差消失，达到动态平衡为止。载体蛋白起着加快运输速度的作用，实际上它只能侧向移动，在结合和释放被运输的物质时，由于本身的变构现象从而促进了营养物质的转运。促进扩散模式如图 10-19 所示。

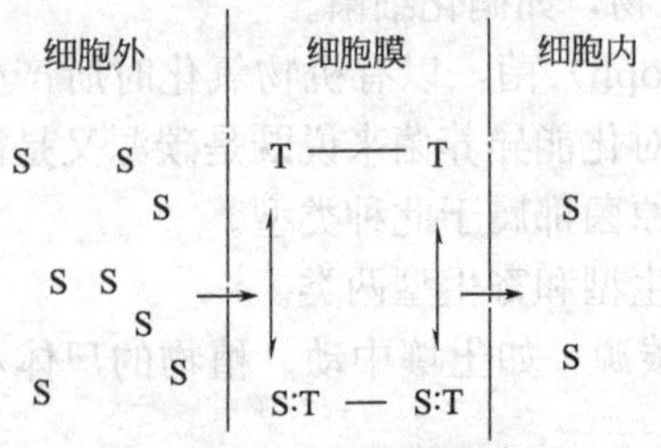

一般细菌往往只能借助专一的载体蛋白来运输相应的营养物质，也有些细菌可以利用多种载体来运输同一种营养物质。通过这种方式进入细胞的营养物质主要有氨基酸、某些单糖、维生素及无机盐等。

图 10-19　促进扩散示意图

T—膜载体；S—基质

3. 主动运输

主动运输（active transport）是在特异性渗透酶的参与下，逆浓度差运输所需营养物质至细胞内的过程，是细菌吸收营养物质的主要方式。其主要特点是：

① 消耗能量，能量来自细菌的呼吸能；

② 需要载体蛋白（渗透酶）参与；

③ 可以逆浓度梯度运输，即扩散方向是从低浓度向高浓度；

④ 对被运输的物质具有高度的选择性；

⑤ 是单方向的，总是从细胞外到细胞内，并且也不存在动态平衡点。

在促进扩散中，载体蛋白构型的变化是靠营养物质与酶蛋白之间的作用引起的，不需要能量。但在主动运输中载体蛋白的构型变化需要消耗能量。细菌的类型不同，运输所用的能量来源也不同。在主动运输中载体蛋白起着非常关键的作用，载体与被运输的营养物质之间亲和力的大小是由载体蛋白的构型决定的。大肠杆菌对乳糖的吸收就属于主动运输，研究比较深入。

乳糖在膜外表面与 β-半乳糖苷载体蛋白特异性结合，同时，将乳糖带到膜内表面。由于能量作用，酶蛋白构型发生变化降低二者的亲和力，将乳糖从膜内表面释放入胞内，载体蛋白又恢复原有构型回到膜外表面，重复这一过程，如图 10-20 所示，从而实现乳糖由细胞外的低浓度向细胞膜内的高浓度转运。

在这一过程中，细菌可按代谢需要，有选择地主动吸收比细胞外浓度高的营养物质，有选择性地满足细菌对营养物质的需求。主动运输虽然对营养物质有选择性，但由于载体系统多样，故运输的营养物质种类丰富。大多数氨基酸、糖类和一些离子（如 K^+、Na^+、HPO_4^{2-}、HSO_4^-）等都是靠主动运输的方式被细菌吸收的。

4. 基团转位

基团转位（group translocation）也是一种主动运输方式，但是一种特殊的主动运输方式，其特点是被运输物质在由胞外向胞内运输的过程中还得到了化学修饰。糖类（如葡萄糖、果糖等）、脂肪酸、核苷、碱基等营养物质是通过基团转位来运输的，如葡萄糖经过基团转位进入胞内后，增加了一个磷酸基团成为磷酸葡萄糖。

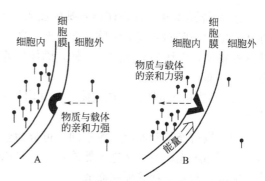

图 10-20　主动运输示意图

A. 载体面向表面时，与物质的亲和力强，载体与物质结合；B. 载体转向内侧，构型发生变化，与物质亲和力降低，把物质释放出来，此过程要消耗能量

基团转位的运送机制是依靠细胞内的复杂运输系统来完成的。不同类型的营养物，其利用的运输系统不完全相同。目前研究较清楚的是磷酸烯醇式丙酮酸（PEP）-己糖磷酸转移酶系统。该酶系通常由四种不同的蛋白质组成：酶Ⅰ、酶Ⅱ、酶Ⅲ和一种可溶性耐热蛋白质 HPr。在这四种成分中，酶Ⅰ和 HPr 是非特异性的，而酶Ⅱ和酶Ⅲ对糖有特异性。除酶Ⅱ是位于细胞膜上外，其他都可游离存在于细胞质中。参与主动运输的载体蛋白常被称为泵，这是因为它们能利用能量做功。

以该酶系运输葡萄糖为例，其基本过程如图 10-21 所示。

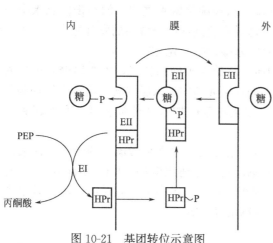

图 10-21　基团转位示意图

经过上述过程，葡萄糖发生磷酸化（化学修饰）形成磷酸葡萄糖（葡萄糖～P）并释放到细胞质中，完成葡萄糖的转运，且葡萄糖～P 不易透出菌体。嘌呤、嘧啶、乙酸等物质也是通过这类系统转运。此基团转位是需要能量的，能量来自 PEP。

（五）细菌的人工培养

了解细菌对营养物的需要及生长繁殖条件，就可进行人工培养，使其生长繁殖。人工培养细菌主要用于细菌本身生物学特性的研究以及细菌的鉴定等。同时，传染病的诊断与治疗、流行病学调查、生物制品的研制、细菌在发酵生产上的应用以及以细菌为工具进行其他学科的研究等都离不开细菌的人工培养。

1. 培养基

培养基（medium）是人工配制的供给细菌或其他微生物生长繁殖或积累代谢产物的营养基质。

（1）培养基必须的条件

① 含有适当的水分和各种适宜的营养物质；

② 具有合适的 pH 值；

③ 适当的物理状态（固体、液体、半固体）；

④ 本身必须是无菌的。

（2）培养基的种类很多，按其物理性状分为液体、固体和半固体三种类型。

① 液体培养基。为不加琼脂等凝固剂的液状培养基，制备时要求色浅、澄清透明。

② 固体培养基。在液体培养基中加入 2%～3% 的琼脂（agar），即为固体培养基。琼脂是一种从海藻中提取的多糖类物质，加热至 98℃ 时即可熔化，冷却至 45℃ 时可凝固。琼脂不是细菌的营养物质，仅作为凝固剂。此外，固体培养基也可加入鸡蛋或血清。常用固体培养基的形式有平板、斜面、高层三种。

③ 半固体培养基。是在液体培养基内加入少量凝固剂，如 0.5% 左右的琼脂，即成半固体培养基。

（3）按培养基营养物来源不同，可分为合成培养基和非合成培养基。前者是由已知化学成分的化学药品组成；后者又称天然培养基，是用化学成分不甚清楚且不恒定的天然营养物质如马铃薯、牛肉膏和麦芽汁等配制而成。

（4）按其用途和使用目的不同，又可分为以下几类。

① 基础培养基。含有满足一般细菌生长繁殖所必需的营养物质，如肉汤培养基，其组成为牛肉浸膏、蛋白胨、氯化钠和水。若在肉汤中加入 2%～3% 的琼脂即为普通琼脂培养基。

② 营养培养基。在基础培养基中加入葡萄糖、血液、血清、酵母浸膏等，专供营养要求较高或有特殊要求的细菌生长。如肺炎链球菌和溶血球菌必须在血琼脂培养基上生长。

③ 鉴别培养基。是检查细菌生化反应的培养基，以作细菌鉴别之用。如在蛋白胨水中加入某种糖类及指示剂，细菌培养后，可根据产酸产气情况来鉴别细菌分解糖的发酵能力。又如醋酸铅（乙酸铅）培养基可用于检查细菌能否分解含硫氨基酸产生硫化氢。

④ 选择培养基。利用不同细菌对某些化学物质的敏感性不同的特点，可在培养基中加入抑制某些细菌生长的药物，从而筛选出目的细菌。例如在培养基中加入胆酸盐，能选择性抑制革兰阳性菌生长，有利于肠道中革兰阴性菌的分离；若在培养基中加入某种抗生素，亦可起到选择作用。

⑤ 厌氧培养基。厌氧菌必须在无氧环境中生长。培养厌氧菌必须考虑到两个重要因素：一是细菌生长的环境中不能有氧；二是培养基中营养物质的氧化还原电势（Eh）不能高，Eh 值一般是在 $-150～-420$ mV。常用的厌氧培养基有庖肉培养基（肉汤中加入煮过的肉渣，其中含有具有还原性的不饱和脂肪酸和谷胱甘肽）、巯基乙酸钠培养基等。

2. 细菌的培养方法及其生长现象

将细菌接种在适宜培养基上，于一定条件下培养，就能看到细菌生长。因培养方法不同，其生长现象也不相同。

（1）固体培养法　常用于微生物分离、纯化、保存和计数等。将细菌接种在平板固体培养基上，经过一定时间培养后，长出肉眼可见的由单个细菌繁殖而成的细菌集团，称之为菌落（colony）。理论上一个菌落是由一个细菌繁殖而来，是同种的纯菌，故可用作纯种分离。同理，计数平板上生长的全部菌落数，可以计算出标本中单位体积中的活菌总数，常用单位体积中菌落形成单位（colony forming unit，CFU/mL）表示。在一定种类的平板固体培养基上，每一种细菌的菌落各有特点，如菌落的大小、形状、黏稠度、湿度、色泽、边缘形状、凸起或扁平、表面光滑或粗糙等都不尽相同，这些性状是鉴别细菌的重要依据之一。

（2）液体培养法　又分为静置培养、摇瓶培养和发酵罐培养。常用于观察微生物的生长状况、检测生化反应及代谢产物或使细菌大量增殖。

① 静置培养（stationary culture）。是将培养物静置在培养箱中，如试管液体培养。细菌在透明的培养基中生长后，可出现均匀浑浊、液面菌膜和沉淀三种现象。大多数细菌在液体培养基中生长后，呈现均匀浑浊的状态。菌数越多，浊度越大，从而用比浊法可以估计细菌的数值。专性需氧菌多生长在液体表面并形成菌膜，如枯草芽孢杆菌。能形成长链的细菌在液体下部呈沉淀生长，如链球菌。

② 摇瓶培养（shaking culture）：即在锥形瓶内装入一定量的液体培养基后，经摇床振荡培养，以提高氧的吸收和利用，促进细菌的生长繁殖。在实验室中常采用摇瓶培养法以获得足够的

菌体和代谢产物。

③ 罐培养法（tank culture）：是进一步放大培养，培养物可达数十升，适用于放大试验或应用于种子制备，此时还需向深层液体中通入无菌空气，故也称通气培养（aeration）。

（3）半固体培养法　将细菌穿刺接种到半固体培养基中，经培养后，如是无动力的细菌，可见到细菌仅沿穿刺线呈清晰的线形生长，周围培养基仍透明澄清；如是有动力的细菌，则细菌沿穿刺线扩散生长，可见沿穿刺线呈羽毛状或云雾状，穿刺线模糊不清。从而可通过细菌在半固体培养基上的生长现象来判断细菌是否有动力，进而断定有无鞭毛的存在，这是常用的鉴别细菌的方法之一，用于观察细菌的运动能力，也常用于菌种保存。

（4）厌氧培养法　是专门针对厌氧菌的培养方法。用于厌氧菌的培养方法有多种，主要措施有：

① 以惰性气体来置换空气，排除环境中游离氧；

② 加入还原剂降低微环境中的氧化还原电势，如液体培养基中可加入巯基乙酸钠、谷胱甘肽等；

③ 将细菌接种在一般培养基上，然后采取隔离空气的措施，如在培养基上面用凡士林或石蜡封住，或将其放入厌氧袋、厌氧罐或厌氧箱中培养。

3. 细菌的生长曲线

细菌在液体培养基中的生长繁殖具有一定的规律性。描述细菌群体在整个培养期间的菌数变化规律的曲线称之为生长曲线（growthcurve）。其制作方法是将一定数量的细菌接种在适宜的液体培养基中培养，每隔一定的时间取样计算菌数，以时间（h）为横坐标，细菌数的对数为纵坐标进行作图，即得细菌的生长曲线。

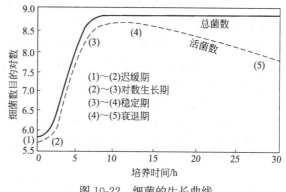

图 10-22　细菌的生长曲线

按生长繁殖的速率不同，细菌生长曲线可分为 4 期，如图 10-22 所示。

（1）迟缓期（lagphase）　是细菌适应环境的繁殖前准备时期。细菌不分裂、菌数不增加，但细胞内合成代谢活跃，胞内核酸、蛋白质的量均增加，细胞体积变大。迟缓期的出现是由于细菌需要适应新的环境条件，并产生足够量的酶、辅酶以及某些必要的中间代谢产物。当这些物质达到一定浓度时，细菌才开始分裂繁殖。迟缓期长短，可以概括地反映出细菌的生长繁殖条件是否适宜。影响迟缓期长短的因素有菌种、菌龄、接种量以及接种前后培养基成分的差异等。在生产上，这个时期愈短愈好。加入酶激活剂如 Mg^{2+} 能缩短迟缓期。

（2）对数生长期（logarithmic growth phase）　细菌经迟缓期后，进入对数生长期。这是细菌分裂繁殖最快的时期，细菌数按几何级数增加，即 $2^0 \rightarrow 2^1 \rightarrow 2^2 \rightarrow 2^3 \rightarrow \cdots \rightarrow 2^n$，细菌数目的对数呈直线上升。此期的细菌代谢活跃，生长速率快，群体中的细胞化学组成及形态、生理特征比较一致，且细菌的形态、大小、染色性均典型，对外界环境因素的作用比较敏感。因此实验室研究细菌生物学性状和做药敏试验选用对数生长期细菌为佳（多数细菌经 8～18h 培养的培养物）。有些抗菌药物在这一时期作用细菌的效果较好。

（3）稳定期（stationary phase）　在一定容积的培养基中，对数生长期的细菌迅速生长繁殖，引起营养物质的消耗，有害代谢产物的积累以及其他环境条件如 pH、氧化还原电势的改变，对细菌生长不利。故对数生长期末期细菌生长速率逐渐下降，死亡率渐增，以至新繁殖的细菌与死亡细菌数趋于平衡，活菌数保持相对稳定，故称稳定期。此期细菌形态和生理发生改变，开始积累储存物质，革兰阳性菌可被染成革兰阴性。细菌的芽孢多在此期形成，某些次级代谢产物如外毒素、抗生素等也在此期开始产生。

（4）衰退期（decline phase） 有害代谢产物大量积累，细菌死亡数超过繁殖数，活菌数急剧减少，细菌衰老。此期细菌形态不典型，常呈现衰退型，代谢活动也趋于停滞。细菌形态显著改变，出现畸形，菌体变长、肿胀或扭曲，有的菌体发生自溶。形成芽孢的细菌，此期芽孢成熟。该时期死亡的细菌以对数方式增加，但在衰退期后期，部分细菌对不良环境能产生一定的抗性，在一定程度上使死亡速率降低。

细菌对不同营养物质的利用能力是不同的，有的可以直接被利用，如葡萄糖或 NH_4^+ 等；有的需要过一段时间才能被吸收利用，如乳糖或鱼粉等。当培养基中同时含有这两类碳源或氮源时，细菌在生长过程中会出现二次生长现象。

了解细菌的生长曲线对研究细菌生理学和生产实践都有重要的指导意义。例如为了尽量减少菌数的增加，在无菌制剂和输液的制备中就要把灭菌工序控制在迟缓期，以保证输液质量和减少热原质的污染。在大量培养细菌时，选择适当的菌种、菌龄、培养基及控制培养条件，可缩短迟缓期。对数生长期的细菌生长繁殖快，代谢旺盛，利用此期的细菌作为连续发酵的种子，以缩短生产周期；实验室工作中，多采用此期菌进行细菌形态结构、生理代谢等方面的研究。稳定期是细菌代谢产物增多，并大量积累的时期。发酵工业上，为更多地获得细菌产生的代谢物，如氨基酸、抗生素等，可适当补充营养物，延长稳定期。形成芽孢的细菌，芽孢在衰退期成熟，有利于菌种保藏。

4. 细菌生长量的测定

主要根据细菌的数目、质量及生理指标三方面对生长量进行测定。

（1）计数法 分为直接计数法、间接计数法和比浊法。直接计数法是利用特定的细菌计数板或血细胞计数板，在显微镜下计数一定容积中细菌的数量，此法的缺点是不能区分死菌与活菌。间接计数法又称活菌计数法，是通过计数在琼脂平板上生长的菌落数来计算出样品中的细菌数目，常用单位体积中菌落形成单位（colony forming unit，CFU/mL）表示。比浊法则是根据细菌悬液的光吸收值能反映出细菌细胞浓度的原理，用浊度计或分光光度计测出细菌悬液的光吸收值，由此计算出细菌的细胞数。

（2）重量法 测定菌体质量的方法称为重量法，分为湿重法和干重法。湿重法是将一定体积的样品通过离心或过滤将菌体分离出来，经洗涤，再离心后直接称重；而干重法则是将样品于 105℃烘干至恒重后，再称其质量。

（3）生理指标法 生理指标包括细菌的呼吸强度、好氧量、酶活性及生物热等。由于细菌在生长过程中，这些生理指标会发生变化，因此可以借助一些特定的仪器来测定相应的指标，从而判断细菌的生长量。该方法主要用于科学研究，分析细菌的生理活性等。

三、细菌的新陈代谢

细菌和其他生物一样，必须不断地进行新陈代谢（metabolism）才能生存。新陈代谢是细胞内发生的各种化学反应的总称，包括一系列极其复杂的生化反应，由分解代谢和合成代谢两个方面组成。分解代谢（catabolism）又称异化作用，指的是由复杂的化合物分解成简单化合物的过程，往往伴随着能量的释放；合成代谢（anabolism）又称同化作用，是指从简单化合物合成复杂的大分子乃至细胞结构物质的过程，该过程需要吸收能量。

分解代谢为合成代谢提供能量和简单化合物，而合成代谢的生成物又可供给分解代谢分解，所以，合成代谢与分解代谢是对立统一的两个方面，相辅相成，同时存在并相互耦联地进行。

（一）细菌的酶

酶是活细胞合成的特殊蛋白质，具有专一的催化活性，是生物催化剂。

细菌作为一个独立生活的单细胞生物，具有非常丰富的酶类。按照不同的分类方法可将细菌体内的酶分为多种类型。

1. 按存在部位分类

细菌必备之酶，称为固有酶。按存在部位，可划分为胞外酶和胞内酶。

（1）胞外酶　是由细菌细胞膜产生，分泌到细菌细胞外积累于基质中的酶。胞外酶多为水解酶，主要与细菌吸收利用某些营养物质有关，如蛋白酶、淀粉酶、纤维素酶等，能水解细胞外的一些复杂大分子物质为简单的小分子化合物，使其易于透过细胞膜被细菌所吸收。某些致病菌细菌产生的胞外酶，与细菌的毒力有关，如卵磷脂酶、透明质酸酶等。

（2）胞内酶　胞内酶在细胞内产生，不分泌到细胞外，催化细胞内进行的各种生化反应。如氧化还原酶类、裂解酶类、异构酶类和连接酶类等，是细菌呼吸和代谢不可缺少的酶类。

2.按产生方式分类

可将细菌的酶分为组成酶和诱导酶。

（1）组成酶　是细菌固有产生，由遗传性决定的，不管细菌生活的环境中有无该酶的作用基质，均不影响其产生，细菌的酶多为组成酶。

（2）诱导酶　又称适应酶，是细菌为适应环境而产生的酶，如大肠杆菌分解乳糖的 β-半乳糖苷酶；耐青霉素的金黄色葡萄球菌产生的 β-内酰胺酶。当环境中含有相应的基质，如乳糖或青霉素存在时，这些酶的含量就迅速增加；当底物或诱导物移走后，酶的产生停止。这类酶的合成一般受多基因调控。

3.按专属性分类　可将细菌的酶分为共有酶和特有酶。

（1）共有酶　细胞内的酶种类繁多，其中很多酶在不同类型的菌体内都具有，如参与细菌基础代谢的一些酶，这些酶在细胞内催化的生化反应过程相似，称之为共有酶。

（2）特有酶　少数酶只存在于某些特殊类型的细菌细胞内，所催化的生化反应往往是该类细菌所特有的，称为特有酶。因此，所产生的代谢过程和代谢产物也不完全一样，可利用特有酶对细菌的生物化学反应来鉴别细菌种类，对诊断疾病也有一定实际意义。

近年来，在遗传工程研究中，发现许多细菌如大肠杆菌菌体内含有防御作用的限制酶（restriction enzyme）和修饰酶（modification enzyme），称限制与修饰系统（R-M系统）。该系统能区别自己与非己的DNA，对外来非己的DNA通过限制性核酸内切酶的作用，使其降解；对自己的DNA由修饰甲基化酶使核苷酸甲基化，使之免受限制性内切酶作用。这个系统的酶现已被分离和纯化的有近百种，可作为分子生物学研究的工具酶使用。

（二）细菌的呼吸

大多数细菌必须从物质的氧化过程中获得能量，而一个物质的氧化必然伴随着另一物质的还原。所谓呼吸就是产生能量的生物发生氧化还原的过程。基质的氧化，主要是以脱氢和失去电子方式实现的。一般将以无机物为受氢体的称为呼吸，以有机物为受氢体的则称为发酵。根据在呼吸中最终的氢（或电子）受体不同，将细菌分为三种呼吸类型。

1.需氧呼吸

需氧呼吸是以氧分子作为最终电子（或氢）受体的氧化作用。需氧菌以及兼性厌氧菌在有氧情况下都进行需氧呼吸以获得能量。需氧呼吸时，从代谢产物上脱下的氢和电子，通过呼吸链逐步传递，最终为分子氧所接受而生成水。同时在上述氧化过程中伴有氧化磷酸化作用。以葡萄糖为例，每摩尔葡萄糖彻底氧化，生成 CO_2 和 H_2O 并释放出 3632kJ 自由能，其中约40%储存在ATP中（38个ATP），其余以热的形式散失。

2.无氧呼吸

无氧呼吸是指以无机含氧化合物，如 NO_3^{-}、SO_4^{2-} 或 CO_2 等，代替分子氧作为最终电子（或氢）受体的氧化作用。一些厌氧菌和兼性厌氧菌在无氧条件下可进行无氧呼吸获得能量。在无氧呼吸中，底物脱下的氢和电子，经过细胞色素等一系列中间传递体传递，并伴有氧化磷酸化作用，生成ATP，但比有氧呼吸产生能量少。

3.发酵

发酵是指电子（或氢）的供体和受体都是有机物的氧化作用，有时最终电子（或氢）受体就是供体的分解产物。这种氧化作用不彻底，最终形成还原型产物，因此只能放出部分自由能，其中一部分自由能储存在 ATP 中,其余以热的形式散失。

(三) 细菌的代谢过程

作为原核型单细胞微生物,细菌的代谢方式同其他生物甚至高等生物既有相似之处,也有其自身的特点。

1.分解代谢

细菌的类型不同,能利用的营养物质种类亦不同。对某些分子量较大、结构复杂的营养物质如多糖、蛋白质及脂类等一般难以直接利用,通过相应的胞外酶将其降解为小分子物质后,再吸收利用;而一些结构简单的有机化合物如葡萄糖、氨基酸等则很容易被细菌分解利用。分解代谢主要为细菌合成代谢提供能量和用于合成生物大分子的前体简单化合物。

(1) 糖的分解 营养物质中的多糖,先经细菌分泌的胞外酶水解,分解为单糖(一般为葡萄糖),进而转化为丙酮酸,多糖→单糖→丙酮酸,这一基本过程是一致的,而丙酮酸的利用各类细菌则不尽相同。需氧菌将丙酮酸经三羧酸循环彻底分解成 CO_2 和水,在此过程中产生各种代谢产物。厌氧菌则发酵丙酮酸,产生各种酸类(如甲酸、乙酸、丙酸、乳酸、琥珀酸等)、醛类(如乙醛)、醇类(如乙醇、乙酰甲基甲醇、丁醇等)、酮类(如丙酮)。在无氧条件下,不同厌氧菌对丙酮酸发酵途径不同,其代谢产物也不同。

(2) 蛋白质分解 蛋白质首先经细菌胞外酶的作用分解为蛋白胨,再进一步分解成短肽,才能被吸收进入菌体,再经肽酶水解成游离的氨基酸。

能分解蛋白质的细菌不多,而蛋白酶又有较强的专一性,故可根据分解蛋白质的能力差异对一些细菌的特性进行鉴定。如明胶液化、牛乳胨化等都是细菌分解利用蛋白质的现象。能分解氨基酸的细菌比能分解蛋白质的细菌多,其分解能力也不相同。细菌既可直接利用吸收的氨基酸来合成蛋白质,也可将氨基酸进一步分解利用。氨基酸分解的方式有脱氨作用、脱羧作用、转氨作用。

① 脱氨作用。这是分解氨基酸的主要方式。细菌类型、氨基酸种类与环境条件不同,脱氨方式也不同。脱氨作用主要有氧化、还原、水解等方式,生成各种有机酸和氨。

② 脱羧作用。许多细菌细胞内含有氨基酸脱羧酶,可以催化氨基酸脱羧产生有机胺和二氧化碳。

③ 转氨作用。转氨作用是氨基酸上的 α-氨基通过相应的转氨酶催化转移到 α-酮酸的酮基位置上,分别生成新的 α-酮酸和 α-氨基酸。该过程是可逆的。

(3) 细菌对其他物质的分解 细菌除能分解糖和蛋白质外,对一些有机物和无机物也可分解利用。各种细菌产生的酶不同,其代谢的基质不同,代谢的产物也不一样,故可用来鉴别细菌。

① 对其他有机物的分解。如变形杆菌具有尿素酶,可以水解尿素,产生氨。乙型副伤寒沙门菌和变形杆菌都有脱巯基作用,使含硫氨基酸(胱氨酸)分解成氨和硫化氢。

② 对其他无机物的分解。产气杆菌分解柠檬酸盐生成碳酸盐,并分解培养基中的铵盐生成氨。细菌还原硝酸盐为亚硝酸盐、氮或氨气的作用,称为硝酸盐还原作用。如大肠埃希菌可使硝酸盐还原为亚硝酸盐,沙雷菌属可使硝酸盐或亚硝酸盐还原为氮。

2.合成代谢

细菌的合成代谢与其他生物细胞相似,是利用分解代谢产生的能量、中间产物以及从外界吸收的小分子营养物为原料,通过生物合成为菌体的各种复杂组成成分的过程。与分解代谢相比,合成代谢是一个消耗能量的过程,合成代谢的三要素是 ATP、还原力和小分子前体物质。细菌进行的最重要的合成代谢是细胞内蛋白质、多糖、脂类、核酸等物质的合成。

(四) 细菌的代谢产物

伴随着代谢的进行,细菌产生大量的代谢产物,其中有些是细菌生长所必需的,有些产物虽然并非细菌必需,但可用于鉴别细菌,还有些与细菌致病性有关。

1.分解代谢产物和相关的生化反应

细菌在分解代谢过程中，因其具备的酶各不相同，故其分解代谢产物随菌种不同而有差异，可以通过检测各种代谢产物借以鉴别细菌，尤其用以鉴别肠道杆菌。这种方法称为生化试验，通常也称为细菌的生化反应。

（1）糖发酵试验 细菌能分解发酵多种单糖，产生能量和酸、醛、醇、酮、气体（如 CO_2、H_2）等代谢产物。细菌对各种糖的分解能力及代谢产物不同，可借以鉴别细菌。一般在培养基中加入某种单糖和指示剂，以此鉴定细菌利用单糖的情况。如大肠埃希菌能分解葡萄糖和乳糖产酸、产气，而伤寒杆菌只能分解葡萄糖产酸、不产气。

（2）甲基红试验 细菌能分解培养基中含有的葡萄糖产酸，使培养液的 pH 值降低，加入甲基红来验证产酸情况称之为甲基红试验。产气杆菌可使丙酮酸脱羧生成中性的乙酰甲基甲醇，故生成的酸类较少，培养液最终 pH 高于 5.4，以甲基红为指示剂呈橘黄色，为甲基红试验阴性；大肠埃希菌分解葡萄糖产生丙酮酸，不能形成乙酰甲基甲醇，培养液酸性较强，pH<4.5，加甲基红指示剂呈红色，为甲基红试验阳性。

（3）VP 试验 产气杆菌在含有葡萄糖的培养基中，能分解葡萄糖产生丙酮酸，进一步脱羧形成中性的乙酰甲基甲醇，在碱性溶液中氧化成二乙酰，二乙酰可与含胍基的化合物发生反应，生成红色化合物，称 VP 试验阳性；大肠杆菌不能生成乙酰甲基甲醇，最终培养液的颜色不能变红，为 VP 试验阴性。

（4）吲哚试验 有些细菌如大肠埃希菌、变形杆菌、霍乱弧菌含有色氨酸酶，能分解培养基中的色氨酸，生成吲哚。如在培养液中加入对二甲基氨基苯甲醛（吲哚试剂），则可以生成红色的玫瑰吲哚，为吲哚试验阳性；而产气杆菌、伤寒沙门菌则无色氨酸酶，不能形成吲哚，故吲哚试验阴性。

（5）枸橼酸盐（柠檬酸盐）利用试验 产气杆菌可利用枸橼酸盐为碳源，在仅含枸橼酸盐作为唯一碳源的培养基中能生长，分解枸橼酸盐产生 CO_2，再转变为碳酸盐，使培养基中 pH 值由中性变为碱性，从而使含有溴麝香草酚蓝（BTB）指示剂的培养基由中性的绿色变为蓝色，为枸橼酸盐利用试验阳性；而大肠埃希菌不能利用枸橼酸盐作为碳源，故在此培养基中不能生长，培养基中指示剂不变色，为阴性反应。

（6）硫化氢试验 变形杆菌、乙型副伤寒杆菌等能分解胱氨酸、半胱氨酸等含硫氨基酸产生硫化氢，在培养基中加入铅或铁化合物，硫化氢可与之反应形成黑色的硫化铅或硫化亚铁，为硫化氢试验阳性。

（7）尿素酶试验 变形杆菌具有尿素酶，能迅速分解尿素产生氨，使培养基碱性增加，加酚酞指示剂呈红色，此为尿素酶试验阳性；沙门菌无尿素酶，培养基颜色不改变，则为尿素酶试验阴性。

细菌的生化反应是鉴别细菌的重要方法之一，尤其对菌形、革兰染色反应和菌落形态相同或相似的细菌更为重要。其中吲哚试验（I）、甲基红试验（M）、VP 试验（V）和枸橼酸盐利用试验（C）合称为 IMViC 试验，常用于肠道杆菌鉴定。典型的大肠埃希菌的 IMViC 试验结果是"＋＋－－"，而产气杆菌是"－－＋＋"。

2. 合成代谢产物

细菌在合成代谢过程中，除了合成蛋白质、核酸、糖类、脂类等菌体自身成分外，还合成一些比较复杂的特殊产物。这些产物有的与致病性有关，有的具有药用价值，有的可用于鉴别细菌。

（1）热原质（pyrogen） 是一种耐热物质，大多数为革兰阴性菌产生的细胞壁的脂多糖。将它注入人体或动物体内，可以引起发热反应，故称为热原质。药液、器皿等如被菌污染，即可有热原质，输入机体后可引起严重发热反应甚至导致死亡。热原质耐高温，高压蒸汽灭菌不能将它破坏，需用 180℃ 4h、250℃ 45min 或 650℃ 1min 的高温处理，或用强酸、强碱、强氧化剂煮沸 30min 方可破坏。用特殊吸附剂处理或超滤膜过滤可除去液体中的热原质。蒸馏法去热原质效果较好,但有一定局限性。在制药工业尤其是制备大输液时,必须无菌操作,严防热原质污染水、原料和设备等,以避免由热原质引起的不良反应。

(2) 毒素(toxin) 许多细菌特别是致病菌能合成对人体和动物有毒害作用的毒素,包括内毒素和外毒素。

① 内毒素(endotoxin)。大多为革兰阴性菌细胞壁的结构物质,如脂多糖中的类脂 A,该毒素不能向胞外分泌,只有在细菌死亡或崩解后才能释放出来,故称为内毒素。内毒素毒性较弱。

② 外毒素(exotoxin)。主要是革兰阳性菌产生的蛋白质,产生后可以分泌到胞外,毒性强且具高度的选择性。如白喉毒素、破伤风毒素、炭疽毒素及肉毒毒素等。

(3) 酶类 多种致病菌能合成侵袭性酶类,能增强细菌的侵袭力,造成机体的损伤,如链球菌产生的透明质酸酶、产气荚膜杆菌产生的卵磷脂酶等。侵袭性酶类以及上述的毒素在细菌致病性中甚为重要。

(4) 抗生素(antibiotics) 过去曾称抗菌素,是由某些微生物在代谢过程中产生的一种抑制或杀死其他微生物的物质。抗生素大多由放线菌和真菌产生,细菌产生的较少,只有多黏菌素、杆菌肽等数种。

(5) 细菌素(bacteriocin) 是某些细菌产生的一种有抗菌作用的蛋白质。它与抗生素有些相似,但其作用范围窄,仅对与产生菌亲缘关系较近的细菌有杀伤作用。由于敏感菌表面有相应的受体,可吸附细菌素,进而导致菌体死亡。

细菌素的产生主要是受细胞内的质粒控制,往往按产生菌来命名。如大肠埃希菌产生的大肠菌素、铜绿假单胞杆菌产生的绿脓菌素,还有变形菌素、弧菌素等。细菌素一般不用于抗菌治疗,但由于其作用的特异性,可用于细菌的分型和流行病学调查。

(6) 维生素(vitamin) 多数细菌都能利用周围环境中的氮源或碳源合成自身生长所需的维生素,其中某些类型的细菌还能将合成的维生素分泌到菌体外。如人和动物大肠中的大肠埃希菌在肠道中能合成 B 族维生素(维生素 B_6、维生素 B_{12})及维生素 K 等,可被人体吸收利用,对维持肠道的生理环境起着重要的作用。还有某些微生物在医药生产上用于维生素的生产。

(7) 色素(pigment) 许多细菌在一定条件下能产生某些色素,使菌落或培养基带有一定的颜色。细菌产生的色素颜色是固定的,有助于细菌的分类、鉴定。

① 水溶性色素:可向菌落周围的培养基扩散,使培养基带上相应颜色,如绿脓杆菌产生的绿脓素可使培养基或脓汁呈绿色。

② 脂溶性色素:不溶于水,色素保持在菌细胞内,仅使菌落着色,而培养基颜色不变,如金黄色葡萄球菌产生的金黄色色素。

第三节 微生物的分布与消毒、灭菌

一、微生物的分布

(一)微生物在自然界的分布

微生物在自然界分布广泛,江河、湖泊、海洋、土壤、空气中都有数量不等、种类不一的微生物存在。另外,在人类、动物、植物的体表以及人和动物的呼吸道、消化道等与外界相通的腔道中,亦有各种微生物寄生。它们与外界环境及宿主相互作用构成统一的生态体系。大多数微生物对人类和动、植物无害甚至是必需的,有的对工农业及药物生产有利,如利用微生物制造醇类、维生素、抗生素等;但也有一些是危害人类和动、植物的病原微生物。研究微生物的分布,认识正常菌群的作用及微生态平衡与失调的关系,对保护环境、建立无菌观念、正确消毒、灭菌以及细菌检验均有十分重要的意义,也有助于开发丰富的微生物资源,防止有害微生物的活动,使其造福于人类。

1. 土壤中的微生物

土壤具备了各种微生物生长繁殖所需要的营养、水分、空气、酸碱度、渗透压和温度等条件，并能使微生物免受阳光直接照射，有天然培养基的美称。所以土壤中存在大量的微生物，是自然界中微生物分布最多的地方。对微生物来说，土壤是微生物的"大本营"；对人类来说，土壤是人类最丰富的"菌种资源库"。

微生物在土壤中分布很广，无论终年冰冻的南、北极地带，还是炎热的赤道地带，甚至酷热的沙漠土壤中都有微生物存在。从表层土壤到深层土壤，都有不同类型的微生物活动。土壤中的微生物有细菌、放线菌、真菌等。其中以细菌最多，占土壤微生物总数的70%～90%，放线菌和真菌次之。

土壤中微生物的数量和分布变化较大。没有植被的最表层土壤，由于阳光照射和干燥，微生物数量较少。在10～20cm深的土层中，由于营养、水分、温度，气体均适宜，微生物数量最多，每克土壤可含有几亿、甚至几十亿个微生物，肥沃土壤里数量更多。随着土壤深度增加，氧气缺乏，营养不足，温度较低，微生物数量逐渐减少。

土壤中的细菌可分为三类。一类是天然生活在土壤中的自养菌，如硝化杆菌属、硫杆菌属中的细菌，这些细菌在物质转化中起重要作用。如固氮菌能固定大气中游离氮气，增加土壤肥力，还有的能产生抗生素。第二类是随着动物尸体进入土壤的腐物寄生菌，能分解动、植物尸体及排泄物为简单化合物，供植物吸收。第三类来自患传染病的人和动物的粪便、痰液和其他排泄物以及动物尸体的致病菌，如结核杆菌、痢疾杆菌、霍乱弧菌等。多数病原菌在土壤中很容易死亡，但是有芽孢的细菌如炭疽芽孢杆菌、破伤风梭菌、肉毒梭菌等可在土壤中长期存活。据有关资料统计，产气荚膜梭菌的芽孢在土壤中的检出率可达100%，破伤风梭菌芽孢的检出率为27%。微生物可直接或间接地进入人体引起肠道、呼吸道的传染病和创伤感染。植物药材，尤其是根类药物，由于带有土壤中的各种微生物，采集后若未及时晒干和妥善处理，常可因微生物的繁殖、发酵而引起药材的霉变，丧失药用价值。

2. 水中的微生物

地球上有广阔的海洋、江、河、湖泊等自然水域，水中含有不同数量的有机物和无机物，具备微生物繁殖的基本条件。因此，自然水域成为微生物栖息的第二天然场所。

水中的微生物一般来自土壤、工业污水和生活污水、空气及尘埃、腐败的动植物尸体以及人畜粪便等。水中微生物的种类与数量因水源不同而异。一般说来，地面水多于地下水，静止水多于流动水，沿岸水多于中流水。如粪便及各种排泄物处理不当污染水源，则微生物的数量大增。

水中的微生物有细菌、放线菌、螺旋体、真菌、病毒等。当受人和动物排泄物污染时，多含有大肠埃希菌、粪链球菌、产气荚膜梭菌、变形杆菌，甚至还含有致病性的伤寒沙门菌、副伤寒沙门菌、痢疾杆菌、霍乱弧菌、钩端螺旋体、肝炎病毒等。这些微生物在水中可成活数天，数周至数月。如大肠埃希菌可存活数月，钩端螺旋体可存活100d以上，伤寒沙门菌可存活2～3周，痢疾杆菌则只存活几天。

在自然界中，水源虽不断地受到微生物的污染，却同时进行着自净作用。日光及紫外线可使浮存在水表面的微生物死亡，水中原生动物的吞噬，藻类及噬菌体等也能抑制微生物的生长。

水是人类生命的重要资源，受病原微生物污染的水常可成为传染源，引起传染病的流行。所以，水源的检查和管理在卫生学上十分重要。直接检查水中的病原菌比较困难，其原因是病原微生物在水中数量少、分散、易死亡，故不易检出，一般采用测定细菌总数和检查大肠菌群数，作为水被粪便污染的指标，从而间接推测其他病原菌的存在概率。大肠菌群是指一群在37℃、24h能发酵乳糖，产酸、产气、需氧或兼性厌氧的革兰氏阴性菌。该菌群主要来源于人、畜粪便。大肠菌群数愈多，表示粪便污染程度愈严重，间接表明可能有肠道致病菌污染。我国卫生标准是每毫升饮水中细菌总数不可超过100个，每1000ml饮水中大肠菌群数不能超过3个。

由于水中含有微生物，因而也常含有热原质。故注射制剂用水必须是新鲜的蒸馏水，以免污染微生物产生热原质。制备口服制剂用水也至少应用新鲜的冷却开水，以减少菌数。

3. 空气中的微生物

空气中缺乏微生物所必需的营养物质，比较干燥，有较强的流动性，又受阳光直射，所以不是微生物生长繁殖的适宜场所。空气中微生物数量较少，主要来自土壤尘埃或自人和动物的呼吸道及口腔排出。

空气中微生物的数量，决定于环境的活动情况和被搅动的尘土的量。相对而言，近地面的大气比高空中多；城市空气比农村旷野的空气中多；室内空气比室外空气中多；人口密集的公共场所中空气的含菌量就更多；而在远离人群的海洋、高山及高纬度冰雪覆盖地带的空气中微生物含量很少；在有工作机器和人群活动的地方比大气静止的地方多；干燥空气中微生物含量比潮湿空气多，因为潮湿空气中的微生物被小水滴携带落于地面。

空气中常见的微生物种类主要是霉菌和放线菌的孢子、酵母、需氧性芽孢杆菌、产色素细菌及某些球菌等。此外，空气中也可能有一些抵抗力较强的病原微生物，如溶血性链球菌、脑膜炎奈瑟菌、百日咳鲍特菌、流行性感冒病毒、麻疹病毒等，可造成传染病的传播与流行。甲型链球菌常作为空气污染的指标。

进行微生物学接种、生物制品生产、药物制剂的制备以及外科手术等工作，均必须将室内空气消毒或净化，以免物品或药品的污染、变质和手术感染。

4. 极端环境中的微生物

极端环境是指高温或低温、高压、高盐、高酸、高碱等特殊环境。在各种极端环境中，都有细菌及其他微生物分布。根据细菌生长的极端环境，可将其分为嗜热或嗜冷菌、嗜压菌、嗜盐菌、嗜酸菌、嗜碱菌等。如嗜热脂肪芽孢杆菌能在 75℃ 条件下生长；嗜冷菌能在 −18℃ 的冰箱中生长；嗜盐菌可在盐浓度为 2.5∼5.2mol/L 的环境中生长；嗜酸菌生长环境的 pH 最低为 1∼1.5；嗜碱菌生长环境的 pH 则高达 10.5∼11；海洋深处的嗜压菌所承受的平均水压超过 400 个大气压。这些细菌之所以能在如此恶劣的环境条件下生存，主要是其细胞机能发生了适应极端环境的变化，具有抵抗和适应各种极端环境的能力。

细菌对极端环境的适应，是生物自然选择的结果，学习和了解极端环境条件下的细菌，不仅为生物进化、细菌分类等提供线索，更重要的是可以利用极端环境条件下的细菌为人类服务。如嗜冷菌细胞产生的低温蛋白酶及嗜碱菌细胞产生的碱性淀粉酶、蛋白酶和脂肪酶等被大量用于新型洗涤剂的开发；嗜酸菌被广泛用于细菌冶金、生物脱硫；嗜热菌细胞内的 DNA 聚合酶已被广泛用于 PCR 技术，还被应用于高温发酵、污水处理等方面。

5. 其他环境中的微生物

(1) 原料和包装物中的微生物 天然来源的未经处理的原料，常含有各种各样的微生物，如动物来源的明胶、胰脏；植物来源的阿拉伯胶、琼脂和中药材等。事先或制药过程中加以消毒处理，如加热煎煮、过滤、照射、有机溶媒提取、加防腐剂等可得到减少微生物的满意结果。另外，制成糖浆剂造成高渗环境也可防止微生物生长；酊剂、浸膏制剂中加入乙醇也能减少微生物的污染。原料要储藏在干燥环境中，以降低药材湿度、阻滞微生物的繁殖。

包装材料包括包装用的容器、包装纸、运输纸箱等，应按不同要求考虑是否需要消毒和如何处理封装，原则是尽量减少微生物的污染。

(2) 厂房建筑物和制药设备中的微生物 空气、人体、污水中的微生物都可能附着在厂房建筑物和制药设备中，给药物生产带来危害。因此，药物生产部门所有房屋，包括厂房、车间、库房、实验室都必须清洁和整齐。建筑物的结构和表面应不透水，表面平坦均匀，没有裂缝，便于清洗；设备、管道均应易于拆卸，便于清洁和消毒。

(二) 微生物在人体的分布

1. 人体正常菌群

自然界中广泛地存在着各种微生物，人体与自然界联系密切，因此，人类的体表及与外界相通的腔道，如口腔、鼻咽腔、眼结膜、肠道、泌尿生殖道等部位都有微生物存在。其中一部分微生物长期寄生在人体的上述部位，在正常情况下不会致病，成为人体的正常微生物群，它们和宿主、外环境保持动态平衡，有益于宿主的健康，构成相互依赖、相互制约的生态学体系，这类微生物通称正常菌群（normal flora）。寄居在人体各部位的正常菌群见表 10-5。

表 10-5　人体正常菌群

部位	微生物种类
皮肤	葡萄球菌、类白喉棒状杆菌、抗酸杆菌、枯草芽孢杆菌、真菌
口腔	葡萄球菌、甲型和丙型链球菌、类白喉棒状杆菌、乳酸杆菌、梭形杆菌、类杆菌、衣氏放线菌、螺旋体、白假丝酵母菌
鼻咽腔	葡萄球菌、肺炎链球菌、奈瑟菌、类杆菌、铜绿假单胞菌、变形杆菌、真菌
眼结膜	葡萄球菌、结膜干燥杆菌、奈瑟菌
外耳道	葡萄球菌、类白喉棒状杆菌、铜绿假单胞菌、抗酸杆菌
肠道	大肠埃希菌、产气肠杆菌、变形杆菌、葡萄球菌、粪链球菌、铜绿假单胞菌、类杆菌、双歧杆菌、乳酸杆菌、产气荚膜梭菌、破伤风梭菌、真菌
尿道	葡萄球菌、大肠埃希菌、分枝杆菌、类白喉棒状杆菌
阴道	葡萄球菌、大肠埃希菌、乳酸杆菌、阴道杆菌、类杆菌、双歧杆菌、类白喉棒状杆菌、白色念珠菌、支原体、白假丝酵母菌

在一般情况下，正常菌群与人体以及菌群中各种微生物之间是相互制约，相互依存的，这种主要通过微生物之间的相互作用所建立的平衡称为"微生态平衡"（eubiosis），并已成为一门新兴学科——微生态学（microecology）。微生态学除主要研究微生物与微生物、微生物与宿主，以及微生物和宿主与外界环境的相互依存和相互制约的关系外，还研究微生态平衡（eubiosis）、生态失调（dysbiosis）和生态调整（ecoliogical adjustment）。

2.正常菌群的生理功能

正常菌群对保持人体生态平衡和内环境的稳定有重要作用。

（1）营养和代谢作用　正常菌群参与物质代谢、营养转化和合成，以及胆汁、胆固醇代谢及激素转化等。有的菌群如肠道中大肠埃希菌能合成维生素 B 复合物和维生素 K，经肠壁吸收后供机体利用。

（2）免疫作用　正常菌群可刺激宿主免疫系统的发育成熟，并能促进免疫细胞的分裂，产生抗体和佐剂作用，从而限制了正常菌群本身对宿主的危害性。

（3）生物屏障与拮抗　正常菌群能构成一个防止外来细菌入侵的生物屏障。拮抗的机制是夺取营养、产生脂肪酸和细菌素等而使病原菌不能定居和致病。

（4）抗癌作用　正常菌群可使致癌物质和辅助致癌物质转化为非致癌物质，有一定抑制肿瘤作用。如双歧杆菌能合成一些免疫调节物质，通过激活免疫细胞达到抗癌作用。

（5）生长和发育作用　正常菌群与机体的生长和衰老也有一定关系，其有利于宿主的生长发育和长寿，失调则使宿主容易衰老。

3.生态失调及菌群失调症

（1）概念　正常菌群与宿主间的生态平衡是相对的，在特定条件下，这种平衡可被打破而造成生态失调（dysbiosis），使原来不致病的正常菌成为条件致病菌而引起疾病。

生态失调是宿主、正常菌群与外环境共同适应过程中的一种反常状态，在正常菌群表现为种类、数量和定位的改变，在宿主表现为患病或病理变化。

由于正常菌群中各菌比例严重失调并导致临床表现的，称为菌群失调症（dysbacteriosis）。

（2）菌群失调的诱因　凡能影响正常菌群的生态平衡者都可能成为菌群失调的诱因，通常由下列情况引起。

① 病人免疫功能下降。由于皮肤大面积烧伤、黏膜受损、受凉、过度疲劳、慢性病长期消耗以及接受大量激素、抗肿瘤药物、放射性治疗等原因，使机体免疫力下降。

② 不适当地抗菌药物治疗。长期大量使用抗生素，抗菌药物不仅能抑制致病菌，也能作用于正常菌群，使条件致病菌或耐药菌增殖，如金黄色葡萄球菌、革兰阴性杆菌及假丝酵母菌等，

其大量繁殖进一步促使菌群失调。

③ 医疗措施影响及外来菌的侵袭。由于寄居部位改变，如手术、外伤等引起正常菌群移位，大肠埃希菌进入腹腔或泌尿道，可引起腹膜炎、泌尿道感染等。

（3）菌群失调的表现　菌群失调症根据其失调程度可分为以下几类。

① 一度失调（可逆性失调）：除去诱因后，不需治疗即可自行恢复。

② 二度失调（菌种数量比例失调）：除去诱因后，失调状态仍然存在，如慢性腹泻。

③ 三度失调（菌群交替症）。外来菌代替了原有菌群。其中严重者可引起二重感染（super-infection），即抗菌药物治疗原感染性疾病过程中产生的一种新感染。二重感染的治疗难度大，应避免发生。若发生二重感染，需停止使用原来的药物，重新选择合适的药物进行治疗，同时可以使用有关的微生态制剂，协助调整菌群的类型和数量，加快恢复原有的生态平衡。

（4）菌群失调的常见菌类

① 球菌：金黄色葡萄球菌、粪肠球菌。

② 杆菌：以革兰阴性杆菌为主，如铜绿假单胞菌、大肠埃希菌、变形杆菌、产气肠杆菌、阴沟杆菌、流感嗜血杆菌等。

③ 厌氧菌：产气荚膜梭菌、类杆菌等。

④ 真菌：白色念珠菌、曲霉菌、毛霉菌等。

二、消毒、灭菌

细菌为单细胞生物，极易受外界各种因素的影响。在合适的环境条件下，微生物才能进行正常的生长繁殖，若超过一定限度，微生物的生命活动就会受到影响，如发生变异、生长抑制，甚至死亡。影响微生物生长繁殖的因素大致可分为物理、化学、生物等三方面。其中生物因素主要包括细菌素、噬菌体和抗生素等，一般不作为消毒灭菌的手段。本节主要介绍各种物理、化学因素对微生物生长的影响，以及它们在实践中的应用。常用的术语有以下几个。

消毒（disinfection）　消毒是用理化方法杀死物体或介质中所有病原微生物。消毒后的物品或环境中可能还含有一定种类和数量的微生物，如一些病原菌和芽孢等。通过消毒可以达到防止病原微生物传播的目的。用于消毒的化学药物称为消毒剂（disinfectant）。一般消毒剂在常用的浓度下，只对细菌的繁殖体有效，对其芽孢则需提高消毒剂的浓度和延长作用的时间。

灭菌（sterilization）　灭菌是利用理化方法，杀死物体或介质中所有的微生物的过程。灭菌后的物品中不含任何活菌，包括病原微生物和非病原微生物，细菌的繁殖体和芽孢。

防腐（antisepsis）　是指利用理化因素抑制微生物的生长繁殖，细菌一般不死亡，但可防止物品腐败，亦称抑菌（bacteriostasis）。用于防腐的化学药物称为防腐剂。当增高防腐剂的浓度或延长作用时间，则具有杀菌作用。

无菌（asepsis）　指不含任何活菌。只有经灭菌处理才能达到无菌状态。

无菌技术（aseptic technique）是指在进行外科手术或分离、转种及培养时防止其他微生物侵入机体或污染实验材料的操作方法。无菌操作所用的器具和材料，都必须经灭菌处理。

必须明确，不同的微生物对各种理化因子的敏感性不同，而且同一因素不同剂量对微生物的效应也不同，高浓度时可灭菌，低浓度时可能只起消毒或防腐作用。

消毒灭菌的技术方法很多，在实际工作中应根据消毒灭菌的对象和目的要求，根据条件，选择合适的方法。

（一）物理消毒灭菌法

物理消毒灭菌法是指利用物理因素杀灭或控制微生物生长繁殖的方法。常用的有温度、辐射、干燥、超声波、渗透压和过滤等。其中最重要的因素是温度。

1. 热力灭菌法

热力灭菌是利用高温来杀死微生物的方法。高温可使微生物的 DNA 断裂、核蛋白解体、蛋白质（包括酶类）变性和膜结构破坏，从而导致微生物死亡。热力灭菌法简便、经济、有效，因此应用非常广泛。常用的热力灭菌方法有干热灭菌和湿热灭菌两大类。

（1）干热灭菌法 是在无水状态下进行的，利用高温使菌体脱水，蛋白质变性。普通细菌在80～100℃的干燥条件下，作用1h可被杀死，细菌的芽孢则需160～170℃，作用2h才能死亡。

① 焚烧。直接点燃或在焚烧炉内焚烧。此法灭菌彻底，迅速简便，但使用范围有限，只适用于被污染的纸张、无经济价值的物品及实验动物尸体等废弃物。

② 烧灼。直接用火焰灭菌。适用于耐热的器皿，如微生物实验用的接种环、接种针、试管口、瓶口等的灭菌。

③ 干烤。主要在干燥箱中利用热空气进行灭菌。通常在160～170℃持续1～2h，便可达到灭菌的目的。一般玻璃器皿、瓷器、金属工具、注射器以及不能遇水的油脂、凡士林等常用此法灭菌。注意温度不要超过170℃以上，因高达170℃以上时包装纸与棉花等纤维物品易烧焦。应用此法灭菌的玻璃器皿等必须洗净烘干，不许沾有油脂等有机物。

（2）湿热灭菌法 湿热灭菌是在流通蒸汽、饱和蒸汽或水中进行的，在同一温度下，湿热灭菌效果比干热好。因为蒸汽的穿透力比干热空气强；微生物蛋白质吸收水分后比干热状态下更易于变性和凝固；蒸汽与物品表面接触后，凝固成水并放出潜热，使被灭菌物品温度迅速提高，可加速微生物的死亡。

① 巴氏消毒法（pasteurization）。巴氏消毒法是一种较低温度消毒法，此法因巴斯德首创而得名，主要适用于酒类、乳制品、果汁及糖浆等食品的消毒。采用这种低温消毒既能杀死某些特定病原菌，又能保持食品风味和营养价值。具体方法有两种，一种是低温维持法（low temperature holding method，LTH），即62℃下维持30min；另一类是高温瞬时法（high temperature short time，HTST），即72℃下维持15～30s。

② 煮沸法。在100℃沸水中煮沸5min，可杀死细菌的繁殖体。如水中加入1％碳酸氢钠，可增高沸点，增强杀灭芽孢作用，同时又可防止金属器械生锈。如水中加入2％～5％的石炭酸，则10～15min可破坏芽孢。此法适用于饮水、食具、载玻片和一般外科器械（刀、剪、胶管、注射器）的消毒。因被灭菌物品要浸湿，故其应用受到一定限制。

③ 流通蒸汽灭菌法。利用阿诺灭菌器或一般蒸笼进行灭菌，流通蒸汽的温度不超过100℃，经15～30min可杀死细菌的繁殖体，但不能全部杀灭芽孢。常用于一般外科器械、注射器、食具等的消毒。

④ 间歇灭菌法（fractional sterilization）。又称丁达尔灭菌法。该法利用流通蒸汽进行多次间歇式的反复灭菌，故称间歇灭菌法。具体方法是将物品置于100℃经15～30min，杀死其中的细菌繁殖体，但尚存有芽孢。取出物品放置于37℃培养箱过夜，使其中的芽孢萌发成繁殖体，次日再用同法重复灭菌。如此连续3次后可杀尽其中的芽孢，但又不破坏被灭菌物品的成分。此法适用于某些不耐高温的培养基，如含有血清、卵黄等的培养基的灭菌。

⑤ 高压蒸汽灭菌法（autoclaving）。该法是实验室和生产中最常采用的灭菌方法。通常在高压蒸汽灭菌锅中进行。它是一个具有夹层的密闭系统，夹层和锅中可以充满蒸汽。由于连续加热，锅内蒸汽不断增多，随着压力加大，温度也逐渐上升。当锅内蒸汽达到平衡时，其中产生的蒸汽为饱和蒸汽。饱和蒸汽含热量高，穿透力强，能迅速杀死细菌和芽孢。

使用高压蒸汽灭菌法时，要事先排出锅内的冷空气。否则压力虽上升，但混杂空气的蒸汽达不到饱和蒸汽产生的温度，因为饱和蒸汽压和温度有一定关系（表10-6）。此外，高压蒸汽灭菌锅内水量必须加足，还须注意锅内的物品排列疏松，以使蒸汽畅通。高压灭菌所需的时间，要考虑灭菌物品的种类和体积，灭菌物品体积愈大，因不易被蒸汽穿透，所需时间也愈长。最后，要定期检测高压蒸锅的性能，看是否能达到彻底灭菌。检测方法是将专用的细菌测定纸条（含有耐热的带芽孢的细菌，如枯草芽孢杆菌、热脂肪芽孢杆菌等）放在待灭菌物品的中间，灭菌后取出放入肉汤培养基中，经培养一定时间后，若不见细菌生长，说明高压蒸锅性能良好。也可采用熔融温度指示剂，其熔点正好是灭菌所需要的温度，如加入硫磺（熔点115℃）、N-乙酰苯胺

（116℃）、苯甲酸（121℃）、β-萘酚（121℃）等结晶，灭菌后看其是否熔化变形，即可判断灭菌温度是否达到要求。

表 10-6　饱和蒸汽的压力和温度的关系

蒸汽压力		温度/℃	蒸汽压力		温度/℃
/kPa	/(lbf/in²)		/kPa	/(lbf/in²)	
34.52	5	108.8	103.46	15	121.3
55.21	8	113.0	137.88	20	127.2
68.94	10	115.6	206.82	30	134.6

高压蒸汽灭菌法适用于各种耐热物品的灭菌，如生理盐水、玻璃器皿、金属器具、敷料、工作服、一般培养基等。一般灭菌条件为 121.3℃，15～30min，此时锅内蒸汽压力为 103.46kPa（15lbf/in²），在该条件下可杀灭包括细菌芽孢在内的所有微生物。需要指出的是高压蒸汽灭菌的条件并不是固定的，实际操作中应根据灭菌材料的性质、耐高温性能等进行选择。如含糖或其他特殊营养成分的培养基或注射液可选择 55.21kPa（8 lbf/in²）、113℃、20～30min 灭菌，目的是不破坏其营养成分。

（3）影响湿热灭菌法的因素

① 微生物因素。不同的微生物个体（包括繁殖体和芽孢）的耐热性是有差别的。一般规律是幼龄菌比老龄菌对热的抵抗力小；细菌芽孢的耐热性最强，其次是放线菌和真菌的孢子，最不耐热的是细菌的繁殖体；在繁殖体中，革兰阳性菌强于革兰阴性菌。因此，灭菌时必须考虑到物品中可能含有的微生物种类和数量。物体中的含菌量越多，杀死最后一个微生物所需的时间就越长。一般以耐热力最强的细菌芽孢作为灭菌的指标。

② 温度与作用时间。热力灭菌常采用致死温度与致死时间为标准。致死温度是指在一定时间内，杀死细菌所需的最低温度值；而致死时间是指在某一温度下，杀死细菌所需要的最短时间。表 10-7 列举几种细菌的致死温度和时间。一般而言，致死温度越高，致死时间愈短，灭菌效果愈好。根据这个原则，高压蒸汽灭菌法显然优于其他灭菌方法。

表 10-7　几种细菌的致死温度与时间

菌　种	致死温度与时间	菌　种	致死温度与时间
白喉棒状杆菌	50℃，10min	伤寒沙门菌	58℃，30min
普通变形杆菌	55℃，60min	大肠埃希菌	60℃，10min
肺炎链球菌	56℃，5～7min	嗜热乳杆菌	71℃，30min

③ pH 的影响。灭菌对象的 pH 值对灭菌效果有较大的影响。pH6.0～8.0 时，微生物不易被杀死；pH 高或低于该范围时，则微生物抵抗性减弱，特别在酸性时，微生物的抗热性明显减弱，因此，对酸性溶液灭菌可考虑降低温度与时间。

④ 介质的性质。灭菌介质在一定程度上也会影响灭菌效果。水分子的极性与细胞膜极性接近，水很容易透过细胞膜进入细胞，故能促进菌体蛋白质凝固，加速菌体死亡，增强灭菌效果。物品中水分越多，杀菌所需的温度越低。固体物如绷带含水分少，灭菌所需要的温度高、时间长。此外，有机物能保护微生物，在灭菌时也应加以考虑。

2. 低温

多数微生物能耐受低温。在低温状态下，微生物代谢活动减慢，最后处于停滞状态，但仍有生命力。因此低温不能灭菌，而仅能抑制微生物生长。低温主要用于防止由于微生物生长引起的物品腐败，也被广泛地用来保存菌种。

一般细菌在 4～10℃ 冰箱内可生存数月，在 −70～−20℃ 下能长期生存。但冷冻也能使部分细菌死亡，因为在此过程中，细菌原生质的水分形成结晶，机械地损伤细胞，并破坏原生质的胶体状态，故可造成部分细菌死亡。冷冻和融化交替进行，对细菌细胞的破坏更大。但迅速冷冻能使细胞内原生质体的水分形成一片均匀的玻璃样结晶，可减少对细菌的损害。故用冷冻法保藏菌种时，要尽可能地快速降温。为避免解冻时对细菌的损伤，宜先将细菌悬于少量保护剂（如脱脂牛乳、甘油及二甲基亚砜等）中再在低温下保存。也可低温真空下抽干去除水分，此即冷冻真空干燥法（lyophilization），用该法保藏菌种，即使在室温下，菌种的生命力也可保持数年甚至数十年之久，是目前保存菌种的最好方法。少数病原菌如脑膜炎奈瑟菌、流感嗜血杆菌对低温敏感，采集标本时应注意保温并迅速送检。

3. 辐射

辐射是能量通过空间传递的一种物理现象。按其能否使被辐射物质发生电离，可分为非电离辐射和电离辐射两种。

（1）非电离辐射　包括可见光、日光、紫外线、微波等。这类辐射光的光波长、能量弱，虽被物体吸收，但不引起物体原子结构的变化。辐射的杀菌作用随光波波长的降低而增强，短波射线的杀菌作用大，长波的可见光通常对细菌是无害的。

① 紫外线。紫外线波长在200～300nm时有杀菌作用，其中265nm波长的紫外线杀菌力最强。紫外线对微生物细胞有明显的致死作用。此外，还对病毒、毒素和酶类有灭活作用。

紫外线对生活细胞的有害作用在于细胞中很多物质能吸收紫外线，如核酸、嘌呤、嘧啶和蛋白质等。核酸的最大吸收峰在265nm。现已清楚，当微生物被照射时，细胞中DNA吸收了紫外线，使DNA一条链或两条链上相邻近的胸腺嘧啶之间形成二聚体，改变了DNA的分子构型，从而干扰了DNA的复制。轻则发生突变，重则导致死亡。

把受紫外线照射损伤的微生物细胞立即暴露于可见光下时，其中一部分细菌又能恢复正常生长，这种现象被称为光复活作用（photo reactivation）。光复活现象说明微生物细胞对紫外线引起的DNA损伤有一定的修复能力。因为微生物细胞内有一种光复活酶（photo reactivating enzyme），在黑暗中此酶能专一性地与胸腺嘧啶二聚体结合，在可见光下此酶会因获得光能而被激活，使二聚体重新分解成单体，从而使DNA恢复成原状。

人工紫外灯是将汞置于石英玻璃灯管中，通电后汞化为气体，放出杀菌波长紫外线。紫外线杀菌力强，但穿透力差，不能透过水蒸气、普通玻璃、纸张、尘埃等，故只能用于物品表面和空气消毒。一般无菌室内装一支30W的紫外线灯管，照射30min即可杀死空气中的微生物。另外，空气中的湿度超过55%～60%时，紫外线的杀菌效果明显下降。如果紫外线不足致死剂量，可引起核酸结构部分改变，使微生物发生变异。因此，紫外线也是一种诱变剂。使用紫外线消毒时，要注意防护，因其对皮肤、眼结膜都有损伤作用。人工紫外灯使空气中产生的臭氧对人体健康也有一定影响。

② 日光。日光是一种天然杀菌因素，其杀菌作用主要也是通过日光中的紫外线实现的。日光杀菌效力因时因地而异，空气中的尘埃、玻璃及有机物等都能减弱日光的杀菌力，所以日光只可作为辅助消毒之用。衣服、被褥、书报等放在日光下曝晒2h以上，可以杀灭其中的大部分细菌。

③ 微波。微波是一种波长在1mm～1m的电磁波，它主要是通过产热使被照射物品的温度升高，导致杀菌作用。微波的穿透力要强于紫外线，它可透过玻璃、塑料薄膜及陶瓷等介质，但不能穿透金属。消毒用的微波主要有2450MHz与915MHz两种。微波常用于对非金属器械的消毒，如实验室用品、食用器具等。

（2）电离辐射　包括α、β、γ射线，X射线和快中子等。这类辐射光波短、能量强，物体吸收后可使物体原子或分子放出电子而变成离子。如水被电离成H^+和OH^-，这些游离基是强烈的还原剂和氧化剂，可直接杀伤细胞。此外，在细菌细胞周围环境中经常有氧气存在，分子氧与电子结合成为O_2^-、O_2^{2-}；而O_2^-、O_2^{2-}和H^+结合成为HO_2、H_2O_2。这些都是强氧化基团，它们可氧化菌体中酶类的—SH，使酶失去活性；还可引起DNA解链、不饱合键氧化，某些组分发生聚合作用等，导致细菌损伤或死亡。所以，加入含有—SH的还原剂可减轻电离辐射的损害作用，而输入氧气则可增强电离辐射的损害作用。

电离辐射在常规的消毒工作中很少应用，但在工业生产上常用来消毒不耐热的塑料注射器、塑料管等。由于电离射线的辐射能量极大，对人体同样具有强损害效应，故在使用时一定要注意安全。电离辐射也可用于粮食、食品的消毒，而且不破坏其营养，但经辐射后的物品中仍有部分射线残留，故该法的安全性尚待解决。

4. 干燥

水是微生物生长繁殖的必备条件。微生物在干燥环境中会停止代谢活动，干燥引起微生物细胞脱水和胞内盐类浓度增高，可导致其死亡。因此，干燥也是控制微生物生长的重要因素。

各种微生物对干燥的抵抗力不同。金黄色葡萄球菌、链球菌、结核分枝杆菌、酵母菌等具有一定的耐干燥能力；放线菌、真菌的孢子抗干燥能力较强，但真菌菌丝不耐干燥；芽孢的抵抗力最强。飞沫或痰液中的微生物由于有机物的保护，可以增强其抵抗干燥能力，这与结核病及其他呼吸道感染的传播有密切关系。

药材、食品、粮食等物品经干燥后，水分降至低点（3%左右），可以抑制微生物生长。用浓盐液或糖浆处理药物或食品，使细菌细胞内水分逸出，也是久存食品和药品的方法之一。

5. 超声波

人类听觉能感受的声波频率在9000Hz以下，频率高于20000Hz者为超声波。超声波由超声波发生器放出，可引起细胞破裂，内含物外溢，导致细胞死亡。其杀菌作用主要是借助空穴效应（cavitation）。在用超声波处理微生物细胞悬液时，通过产生的高频震动能使溶液内产生空穴，空穴内处于真空状态。当悬液中的细菌接近或进入空穴区时，细胞的内外压力差就会使细胞破碎，达到杀菌目的。一般来说，高频率比低频率杀菌效果好，球菌较杆菌抗性强，细菌芽孢具有更强的抗性。

几乎所有的微生物都能受超声波破坏，故其是破碎细胞、提取活性蛋白质类物质的一种常用方法。因超声波处理会产生热能使溶液温度升高，所以为了保持细胞破碎液中蛋白质的活性，在处理过程中一般用冰盐溶液降温。

6. 渗透压

细胞质膜是一种半透膜，水或其他溶剂经过半透膜而进行扩散的现象就是渗透。在渗透时溶剂通过半透膜时的受到的阻力即所谓渗透压（osmotic pressure）。渗透压的高低与溶液浓度成正比，溶液中溶质越多，其渗透压愈高。微生物在生长过程中与环境之间能达到一种渗透压的平衡关系。

适宜于微生物生长的渗透压范围较广，在一定范围内逐渐改变的渗透压对微生物影响不大，但急剧改变或将其调整至微生物所能承受的范围之外（过高或过低）都可以引起其死亡。对一般微生物而言，它们的细胞置于高渗溶液（如20%NaCl）中，会造成细胞脱水而引起质壁分离，使细胞不能生长甚至死亡。相反，若将微生物置于低渗溶液（如0.01% NaCl）或水中，则水将从溶液进入细胞内引起细胞膨胀，以至破裂。

因此，培养微生物或稀释培养物应在等渗透压环境。生理盐水（0.85% NaCl 水溶液）为最常用的等渗透压溶液。在日常生活中，就利用高浓度糖液（50%~70%）或盐液（10%~50%）来抑制微生物生长，以达到长期保存食物的目的。

7. 过滤

过滤除菌是利用滤器（filter）机械地滤除液体或空气中的细菌的方法。过滤除菌只用于不耐热、也不能以化学方法处理的液体或气体，如含抗生素、毒素、病毒、酶、维生素的溶液，血清及细胞培养液等。采用过滤除菌法，可截留溶液中的细菌获得无菌的滤液。过滤除菌也有一定的局限性，滤器不能除去病毒、支原体等体积十分微小的微生物。

过滤的效果与滤器的滤孔大小、滤器与细菌之间的电荷吸引、滤速等因素有关，但都必须在严格无菌操作下进行。常用的细菌滤器有以下几种。

（1）贝克菲滤器（Berkefeld filter） 用硅藻土加压制成的中空圆柱形滤器。按滤孔大小分 V、N、W 三型。V 型滤孔最大（0.8～1.2μm），只能除去较大的细菌；N 型为中型（0.5～0.7μm），能除去大部分细菌；W 型滤孔最小（0.3～0.4μm），能阻止衣原体通过。

（2）蔡氏滤器（Seitz filter） 用金属制成，中间嵌以石棉滤板。石棉板滤孔的大小分为 K，EK，EK-S 三型。K 型滤孔最大，作澄清用；EK 型滤孔较小，常用来滤去细菌；EK-S 型滤孔最小，可阻止衣原体通过。

（3）玻璃滤器（sintered glass filter） 用玻璃制成，滤板是由玻璃细砂加热压成砂芯，镶嵌在玻璃漏斗中。滤孔孔径为 0.15～30μm，分为 G_1～G_6 六种，G_5 和 G_6 滤孔较小，能阻止细菌通过。

（4）膜滤器（membrane filter） 膜滤器是用高分子材料如醋酸纤维或硝酸纤维等制成的微孔性滤膜。滤孔的大小不等。用于滤过病毒的滤膜，其孔径为 25～100nm；滤过细菌的滤膜，其孔径为 0.22～0.45μm。微孔滤膜操作简单，广泛用于医药生产及医药制品的无菌检查，已纳入许多国家药典。

空气通过无菌棉花加活性炭过滤可得无菌空气。由于棉花纤维错综交织，能截住空气中的灰尘和细菌。如微生物试验用的试管、烧瓶的棉塞以及发酵工业中充满棉花或细玻璃纤维的空气过滤器等，既能滤除空气中的杂菌获得无菌空气，又能保持良好的通气状态，有利于需氧微生物的培养。药品生产中 GMP 所要求的无菌车间的空气，则是通过初效、中效和高效滤膜过滤后的净化空气。

（二）化学消毒灭菌法

化学方法是用化学药品来杀死微生物或抑制微生物生长与繁殖的方法。包括用于消毒和防腐的化学消毒剂和防腐剂，用于治疗的化学治疗剂等。

用于杀灭病原微生物的化学药品称为消毒剂（disinfectant），用于防止或抑制微生物生长繁殖的化学药品称为防腐剂（antiseptic）。实际上消毒剂和防腐剂之间无严格的界限，一种化学物质在高浓度下是消毒剂，在低浓度下就是防腐剂，一般统称为消毒防腐剂。消毒防腐剂不仅作用于病原菌，同时对人体组织细胞也有损害作用，故只能外用，主要用于体表（皮肤、黏膜、浅表伤口等）、器械、排泄物和周围环境的消毒。理想的消毒剂应是杀菌力强、使用方便、能长期保存、无腐蚀性、对人畜无毒性或毒性较小且价格低廉的化学药品。

化学治疗剂（chemotherapeutic agents）是指杀灭或抑制机体内病原微生物，用于临床治疗的化学药物，包括磺胺、抗生素等。其最大特点是具有选择毒性，即对病原微生物有杀灭作用，而对人体则没有或不产生明显毒性。

1.常用消毒剂的种类和应用

（1）重金属盐类 所有的重金属（汞、银、砷）盐类对细菌都有毒性。重金属离子易和带负电荷的菌体蛋白结合，使之变性、凝固。汞、银等与酶的巯基（—SH）结合，使一些以巯基为必要基团的酶类，如丙酮酸氧化酶、转氨酶等失去活性。常用的这类消毒剂有红汞和硫柳汞、硝酸银等。

① 红汞：2%，用于皮肤、黏膜和小创伤消毒。

② 硝酸银：1%，用于新生儿滴眼，预防淋球菌感染。

（2）氧化剂 氧化剂可以使菌体酶中的—SH 氧化为—S—S—，从而使酶失去活性。

① 高锰酸钾。一种强氧化剂，性质稳定。0.1%的高锰酸钾可用于皮肤、口腔、蔬菜及水果的消毒。

② 过氧化氢。通过分解成新生态氧和自由羟基而发挥杀菌作用，其稳定性差。3%的过氧化氢常用于伤口和口腔黏膜消毒。

③ 过氧乙酸（CH_3COOOH）。为无色透明液体，易溶于水，其氧化作用很强，对金属有腐蚀性。市售品为 20%水溶液，用前稀释为 0.2%～0.5%。过氧乙酸能迅速杀灭细菌及其芽孢、

真菌和病毒。适用于皮肤、塑料、玻璃、纤维制品的消毒。

(3) 酚类 主要是作用于细菌的细胞壁和细胞膜，使菌体内含物逸出，同时也可使菌体蛋白变性。对细菌繁殖体作用强烈，但对芽孢作用不大。一般用苯酚作为标准来比较其他消毒剂的杀菌力。

① 石炭酸 (苯酚)：2%～5%，用于器械、排泄物消毒。

② 来苏儿 (煤酚皂)：3%～5%，用于器械、排泄物、家具、地面消毒；1%～2%用于手、皮肤消毒。

(4) 醇类

① 乙醇。高浓度及无水乙醇可使菌体表面蛋白质很快凝固，妨碍乙醇向深部渗入，影响杀菌能力。70%～75%的乙醇与细胞膜的极性接近，能迅速通过细胞膜，溶解膜中脂类，同时使细菌蛋白质变性、凝固，从而杀死菌体，但对芽孢作用不大。主要用于皮肤、手、体表等的消毒。

② 苯氧乙醇 (phenoxy ethanol)。为无色黏稠液体，溶于水。其2%溶液可用于治疗绿脓杆菌感染的表面创伤、灼伤和脓疡。

丙醇、丁醇、戊醇也有强杀菌作用，但不易溶于水，且价格昂贵。甲醇对组织有毒性。因而这些醇类很少用于消毒。

(5) 醛类 醛类杀菌作用大于醇类，其中以甲醛和戊二醛作用最强。醛基能与细菌蛋白质的氨基结合，使蛋白质变性，因此有强大的杀菌作用。

① 甲醛。甲醛是气体，溶于水为甲醛溶液。市售的甲醛溶液为37%～40%，亦称福尔马林，可用作防腐剂，保存解剖组织标本。3%～8%的甲醛液可杀死细菌及其芽孢、病毒和真菌。但甲醛液有腐蚀性，刺激性强，不适于体表用。1%甲醛液可用于熏蒸厂房和无菌室、手术室等，但不适于药品、食品存放场所的空气消毒。当室内温度为22℃左右、湿度保持在60%～80%时，消毒效果较好。

② 戊二醛 (glutaraldehyde)。戊二醛比甲醛刺激性小，杀菌力大。碱性 (pH7.8～8.5) 的2%戊二醛水溶液可杀死细菌及其芽孢、病毒和真菌。对金属无腐蚀性，对橡胶、塑料也无损伤，故可用于消毒不耐热的物品和精密仪器。

(6) 烷化剂 烷化剂是指能够作用于菌体蛋白或核酸中的—NH$_2$、—COOH、—OH和—SH等，使之发生烷基化反应，导致其结构改变、生物学活性丧失的化学物质。由于烷化剂具有诱变效应，故是一类常用的化学诱变剂。

作为消毒剂使用的烷化剂主要是环氧乙烷 (ethylene oxide)，是一种小分子气体消毒剂。沸点为10.9℃，常温下呈气态。环氧乙烷对细菌及芽孢、病毒、真菌都有较强的杀菌作用，而且穿透力强，广泛应用于纸张、皮革、木材、金属、塑料、化纤制品等灭菌。但环氧乙烷易燃易爆，当空气混入达3.0% (体积分数) 时即爆炸。故在实际应用时，必须有耐压的密闭容器，将容器内的空气置换成环氧乙烷与 CO$_2$ 混合的惰性气体，连续作用4h，即可将其中物品彻底灭菌。此外，环氧乙烷对人体有一定毒性，严禁直接接触，且严禁接触明火。

(7) 卤素类 氟、氯、溴、碘制剂均有显著的杀菌效果，但以氯和碘常用。

① 氯。氯的杀菌效应是由于氯与水结合产生次氯酸，次氯酸分解产生具有杀菌能力的新生态氧。氯对许多微生物有杀灭作用，包括细菌、真菌、病毒、立克氏体和原虫，但不能杀死芽孢。0.2～0.5mg/L氯气常用于自来水或游泳池的消毒。

② 漂白粉。主要成分为次氯酸钙。次氯酸钙在水中分解为次氯酸，由此产生强烈的杀菌作用。10%～20%漂白粉液用于消毒地面、厕所、排泄物等，既能杀菌又能除臭。

③ 氯胺类 (chloramine)。为含氯的有机化合物，常用的有氯胺 B 和氯胺 T。氯胺类溶于水，无臭，放氯迅速，比漂白粉杀菌力弱，但刺激性及腐蚀性小。0.2%～0.5%溶液可用于消毒手、家具、空气和排泄物。

④ 碘。杀菌作用强，能杀死各种微生物及一些芽孢。其作用机制是使蛋白质及酶的—SH 氧

化，使蛋白质变性，酶失活。碘在碘化钾的存在下易溶于水。2.5%碘酊常用于小范围的皮肤、伤口消毒。

（8）酸碱类 微生物生长需要适宜的 pH 值，过酸或过碱都会导致微生物代谢障碍甚至死亡。但由于强酸强碱具有腐蚀性，使它们的应用受到限制。

酸性消毒剂有硼酸，可用作洗眼剂；苯甲酸和水杨酸可抑制真菌；乳酸和醋酸（乙酸）加热蒸发，可用于手术室、无菌室的空气消毒。

碱类消毒剂常用的是生石灰。生石灰加水使其成为具有杀菌作用的氢氧化钙，用于消毒地面、厕所排泄物等。

（9）表面活性剂 又称去污剂，是能够浓缩在界面的化合物，能降低液体的表面张力，它们同时含有亲水基和疏水基。按亲水基的电离作用分为阳离子、阴离子和非离子型三种表面活性剂。因细菌常带阴电荷，故阳离子型杀菌力较强。

阳离子型表面活性剂多是季铵盐类化合物。其阳离子亲水基与细菌细胞膜磷脂中的磷酸结合，而疏水基则伸到膜内的疏水区，引起细胞膜损伤，使细胞内容物漏出，呈现杀菌作用。阳离子型表面活性剂杀菌范围较广，能杀死多种革兰阳性菌和阴性菌，但对铜绿假单胞菌和芽孢作用弱。属于这类的药物有新洁尔灭、杜灭芬和洗必泰等。以其 0.05%～0.1%消毒手、皮肤和手术器械。由于表面活性剂能降低液体的表面张力，使物体表面的油脂乳化，因而同时兼有除垢去污作用。

阴离子型表面活性剂杀菌作用较弱，主要对革兰阳性菌起作用，如十二烷基硫酸钠；而肥皂，是长链脂肪酸钠盐，杀菌作用不强，常作去垢剂。非离子型表面活性剂一般无杀菌作用，有些还能通过分散菌体细胞，促进细菌生长，如吐温 80。

（10）染料 染料分为碱性染料和酸性染料。碱性染料的杀菌作用比酸性染料强。因为细菌一般情况下带阴电荷，因此碱性染料的阳离子易与细菌蛋白质羧基结合，呈现杀菌或抑菌作用，对革兰阳性菌的效果优于革兰阴性菌。常用的碱性染料包括孔雀石绿、煌绿、结晶紫等。

2.影响消毒剂作用的因素

（1）消毒剂的性质和作用方式 消毒剂由于化学结构和性质不同，对微生物作用方式各异（表 10-8）。在选择消毒剂时，必须注意它的性质和作用方式。

表 10-8　不同性质消毒剂的作用方式

作用方式	重金属	氧化剂	酚类	醇类	醛类	环氧化物	卤素类	碱性染料	酸碱类	季铵盐类
菌体蛋白质凝固或变性	+	+	+	+	+	+	+	+	+	+
菌体成分氧化、水解或结构改变	+	+	+	−	+	+	+	−	+	+
破坏酶活性或干扰代谢	+	+	−	+	+	+	+	+	+	+
增加膜透性使细胞破裂	−	−	+	+	−	−	+	−	+	+

（2）微生物种类和数量 强力消毒剂对各种微生物可能都有杀伤作用，但各种微生物对消毒剂敏感性不同，如细菌繁殖体和芽孢，革兰阳性菌和革兰阴性菌，细菌、真菌和病毒之间均有明显差异。例如 2%戊二醛、环氧乙烷、0.5%过氧乙酸等都可高效杀伤所有微生物；但 5%来苏儿只能杀死细菌繁殖体，对芽孢作用不大；而 2%龙胆紫仅能杀伤革兰阳性球菌和真菌。因此要根据消毒对象来确定消毒剂。此外，消毒物品中微生物的数量越大，所需消毒时间越长。

（3）消毒剂的浓度、作用时间 消毒剂的杀菌需一定的浓度和作用时间。低浓度仅起抑菌作用；在规定的浓度下，作用时间愈长，杀菌效果愈好。

（4）环境因素 被消毒物体的温度、pH 值、环境中的有机物的存在等都对杀菌效果有重要影响。一般来说，温度升高有助于提高杀菌效果；介质的 pH 值降低或升高也可使消毒剂对某种微生物的杀灭效果提高。环境中有机物的存在，可减弱消毒剂的杀菌效力，因为它常与消毒剂结合，使杀菌效果下降。所以在对皮肤或医疗器械消毒时，应先洗净再用药，对痰、排泄物的消毒，应选用受有机物影响小的消毒药。

有些消毒剂的毒性大，在杀菌的同时，对人或动物都会带来一定危害，还有些消毒剂本身就是强致癌物。因此，在选择和使用消毒剂时一定要根据消毒的目的、想要达到的效果及可能对周围环境带来的影响等综合来考虑。

第四节 细菌的遗传和变异

遗传与变异是所有生物共同的生命特征，细菌也不例外。细菌的形态结构、生理代谢、致病性、耐药性、抗原性等性状都是由细菌的遗传物质所决定的。遗传（heredity）使细菌的性状保持相对稳定，且代代相传，使其种属得以保存。另外，在一定条件下，若子代与亲代之间以及子代与子代之间的生物学性状出现差异，则称为变异（variation）。变异可使细菌产生新变种，变种的新特性也靠遗传得以巩固，并使物种得以发展与进化。

细菌的变异分为遗传性变异与非遗传性变异，前者是细菌的基因结构发生了改变，如基因突变或基因转移与重组等，故又称基因型变异；后者是细菌在一定的环境条件影响下产生的变异，其基因结构未改变，称为表现型变异。基因型变异常发生于个别的细菌，不受环境因素的影响，变异发生后是不可逆的，产生的新性状可稳定的遗传给后代。相反，表现型变异易受到环境因素的影响，凡在此环境因素作用下的所有细菌都可能出现变异；且当环境中的影响因素去除后，变异的性状又可复原，表现型变异不能遗传。

一、细菌的变异现象

1. 形态结构的变异

细菌的大小和形态在不同的生长时期可不同，在生长过程中受外界环境条件的影响也可发生变异。如鼠疫杆菌在陈旧的培养物或含 30g/LNaCl 的培养基上，形态可从典型的椭圆形的小杆菌变为多形态性，如球形、酵母样形、哑铃形等。又如许多细菌在青霉素、免疫血清、补体和溶菌酶等因素影响下，细胞壁合成受阻，可成为细胞壁缺陷型细菌（细菌 L-型变异），L-型细菌的革兰染色多为阴性，呈球形、长丝状或多形态性，在含血清的高渗低琼脂培养基（含 20％血清、5％NaCl、0.8％琼脂）上能缓慢生长，形成中央厚而四周薄的荷包蛋样小菌落。

细菌的一些特殊结构，如荚膜、芽孢、鞭毛等也可发生变异。肺炎链球菌在机体内或在含有血清的培养基中初分离时可形成荚膜，致病性强；经传代培养后荚膜逐渐消失，致病性也随之减弱。将有芽孢的炭疽芽孢杆菌在 42℃培养 10～20d 后，可失去形成芽孢的能力，同时毒力也会相应减弱。将有鞭毛的普通变形杆菌点种在琼脂平板上，由于鞭毛的动力使细菌在平板上弥散生长，称迁徙现象，菌落形似薄膜（德语 hauch 意为薄膜），故称 H 菌落。若将此菌点种在含 1％石炭酸的培养基上，细菌失去鞭毛，只能在点种处形成不向外扩展的单个菌落，称为 O 菌落（德语 ohne hauch 意为无薄膜）。通常将失去鞭毛的变异称为 H-O 变异，此变异是可逆的。

2. 毒力变异

细菌的毒力变异包括毒力的增强和减弱。无毒力的白喉棒状杆菌常寄居在咽喉部，不致病；当它被 β-棒状杆菌噬菌体感染后会变成溶原性细菌，则获得产生白喉毒素的能力，引起常被称为"白喉"的疾病。有毒的菌株长期在人工培养基上传代培养，可使细菌的毒力减弱或消失。如卡-介（Calmette-Guerin）二氏曾将有毒的牛分枝杆菌在含有胆汁的甘油、马铃薯培养基上，经过 13 年连续传 230 代后，终于获得了一株毒力减弱但仍保持免疫原性的变异株，然后首次制备出卡介苗（BCG）。

3. 耐药性变异

细菌对某种抗菌药物由敏感变成耐药的变异称耐药性变异。从抗生素广泛应用以来，细菌对抗生素耐药的不断增长是世界范围内的普遍趋势。金黄色葡萄球菌耐青霉素的菌株已从 1946 年的 14％上升至目前的 80％以上。耐甲氧西林的金黄色葡萄球菌 MRSA（methicillin resistant *Staphylococcus aureus*）也逐年上升，我国于 1980 年前仅为 5％，1985 年上升至 24％，1992 年以后达 70%。耐青霉素的肺炎链球菌也达 50% 以上，1998 年首次报道粪肠球菌能够耐万古霉素。有些细菌还表现为同时耐受多种抗菌药物，即多重耐药性（multiple resistance），甚至还有的细菌变异后产生对药物的依赖性，如痢疾志贺菌依赖链霉素株，离开链霉素则不能生长。细菌的耐药性变异给临床治疗带来很大的麻烦，并成为当今医学上的重要问题。

4. 菌落变异

细菌的菌落主要有光滑（smooth，S）型和粗糙（rough，R）型两种。S 型菌落表面光滑、湿润、边缘整齐，有荚膜。细菌经人工培养多次传代后菌落表面变为粗糙、干燥、边缘不整，无荚膜。从光滑型变为粗糙型，称为 S-R 变异。S-R 变异常见于肠道杆菌，变异时不仅菌落的特征发生改变，而且细菌的理化性状、抗原性、代谢酶活性及毒力等也发生改变。

一般而言，S 型菌的致病性强。但有少数细菌是 R 型菌的致病性强，如结核分枝杆菌、炭疽芽孢杆菌和鼠疫杆菌等。这在从标本中分离致病菌时，如何挑选菌落具有实际意义。

二、细菌遗传变异的物质基础

细菌的遗传物质是 DNA，DNA 靠其构成的特定基因来传递遗传信息。细菌的基因组是指细菌染色体和染色体以外的遗传物质所携带基因的总称。染色体外的遗传物质是指质粒和转位因子等。

1. 细菌染色体

细菌染色体是一条环状双螺旋 DNA 长链，缺乏组蛋白，外无核膜包围。以大肠埃希菌 K12 为例，染色体长 $1300 \sim 2000 \mu m$，约为细菌细胞长的 1000 倍，在菌体内高度盘旋缠绕成丝团状。染色体 DNA 分子量为 3×10^9 左右，约含 4700000bp，若以 600bp 构成一个基因，整个染色体含 $4000 \sim 5000$ 个基因，现已知可编码 2000 多种酶类及其他结构蛋白。

细菌染色体 DNA 的复制，在大肠埃希菌已证明是双向复制。即双链 DNA 解链后从复制起点开始，在一条模板上按顺时针方向复制连续的大片段，另一条模板上按逆时针方向复制若干断续的小片段，然后再连接成长链。复制到 180° 时汇合，完成复制全过程约需 20min。

2. 质粒

质粒（plasmid）是存在于细菌细胞质中的染色体以外的遗传物质，是环状、闭合、共轭的双链 DNA 分子（即 cccdDNA），经人工抽提后可变成开环状或线状。质粒有大小两类，大质粒可含几百个基因，约为染色体的 1%～10%，小质粒仅含 20～30 个基因，约为染色体的 0.5%。质粒基因可编码很多重要的生物学性状。①致育质粒或称 F 质粒（fertility plasmid），编码有性生殖功能，带有 F 质粒的细菌为雄性菌，能长出性菌毛；无 F 质粒的细菌为雌性菌，无性菌毛。②耐药性质粒，编码细菌对抗菌药物的耐药性，可以通过细菌间的接合进行传递，称接合性耐药质粒，又称 R 质粒（resistance plasmid）。③毒力质粒即 Vi 质粒（virulence plasmid），编码与该菌致病性有关的毒力因子。④细菌素质粒，编码各种细菌产生细菌素，如 Col 质粒编码大肠埃希菌产生大肠菌素。细菌素对同品系或近缘的细菌具有抑制作用，实际是对产生细菌素细菌本身起保护作用。⑤代谢质粒，编码产生相关的代谢酶，如沙门菌发酵乳糖的能力通常是由该类质粒决定的，另又发现了编码产生脲酶及枸橼酸盐利用酶的若干种质粒。细菌携带有哪种质粒，则有相应的功能，但也有某种质粒可同时决定几种功能，如 F 质粒除有致育性功能外，还能提供辅助质粒转移的能力；某些耐药性质粒上还带有编码毒力的基因，故带此种质粒的细菌，不仅获得了耐药性，而且致病性也得到了增强。

质粒具有以下共同的特征。

① 质粒具有独立自我复制的功能。一个质粒是一个复制子（replicon），在细菌内可复制出拷贝（copy）。有的质粒拷贝数只有 1～2 个，其复制往往与染色体的复制同步，称严密型质粒；有的质粒拷贝数较多，可随时复制，与染色体的复制不相关，称松弛型质粒。

② 质粒 DNA 所编码的基因产物赋予细菌某些性状特征。如致育性、耐药性、致病性、某些生化特性等。

③ 质粒可自行丢失或消除。质粒并非细菌生命活动不可缺少的遗传物质，可自行丢失或经紫外线等理化因素处理后消除。随着质粒的丢失与消除，质粒所赋予细菌的性状亦随之消失，但细菌仍然可以正常存活。

④ 质粒还具有转移性。质粒可通过接合、转化或转导等方式在细菌细胞间进行转移。如耐药性质粒的转移，并非限制在革兰阳性菌与革兰阳性菌或革兰阴性菌与革兰阴性菌之间，而且也发生在革兰阳性菌与革兰阴性菌之间，在实验室中甚至能发生在细菌与哺乳动物细胞之间。

⑤ 质粒可分为相容性与不相容性两种。在极少数情况下，几种不同的质粒可以同时共存于一个细菌细胞内的现象，称相容性（compatibility）。但大多数质粒则是不能相容的，即一种细菌细胞中只能允许一种质粒存在。

三、细菌的变异机制

非遗传性变异是细菌在环境因素等影响下出现的变化，并非基因结构的改变所致。如大肠埃希菌在有乳糖的培养基中，乳糖操纵子通过基因表达的调节来适应营养环境的变化而产生乳糖酶，则属于这种情况。而遗传性变异是由基因结构发生改变所致，基因结构的改变又主要是通过基因突变、基因损伤后修复、基因的转移与重组等方式来实现的，这就是细菌基因型变异的主要机理。

（一）基因突变与损伤后修复

突变（mutation）是指生物遗传物质结构发生突然而稳定的改变，导致其生物学性状发生遗传性变异的现象。若细菌DNA上核苷酸序列的改变仅为一个或几个碱基的置换、插入或丢失，出现的突变只影响到一个或几个基因，引起较少的性状变异，称为小突变或点突变（point mutation），又叫做基因突变；若涉及大片段的DNA发生改变，则称为大突变或染色体畸变（chromosome aberration）。

1. 基因突变

基因突变包括碱基的置换和移码。碱基置换又可以分为转换（transition）和颠换（transversion）两种类型，如不同嘌呤碱基之间或不同嘧啶碱基之间的替代称为转换，若是嘌呤与嘧啶之间的相互交换则称为颠换。当DNA序列中一对或几对核苷酸发生插入或丢失，必将引起该部位其后的序列移位，由于遗传信息是以三联密码子的形式表达，移位必将导致密码的意义发生错误，这种现象则称移码突变（transhift mutation）。基因突变具有如下规律或特征。

① 自发性。生物中编码各种性状的基因的突变，可以在没有人为的诱变因素影响下自发地发生。

② 随机性。细菌DNA上的基因每时每刻都可能发生突变，即突变随时都可能发生。突变不仅对某一细胞是随机的，且对某一基因也是随机的。

③ 稀有性。自发突变虽可随时发生，但突变率是较低和稳定的，一般在 $10^{-9} \sim 10^{-6}$。所谓突变率，一般指每一细胞在每一世代中发生某一性状突变的概率，也有用每单位群体在繁殖一代过程中所形成突变体的数目来表示的。例如，突变率为 1×10^{-8} 者，就意味着当 10^8 个细胞群体分裂成 2×10^8 个细胞时，平均会形成1个突变体。

④ 独立性。每个基因突变的发生一般都是独立的，即在某一群体中，既可发生抗青霉素的突变型，也可发生抗链霉素或任何其他抗菌药物的抗药性突变型，而且还可发生其他不属抗药性的任何突变。某一基因的突变，既不提高也不降低其他基因的突变率。例如，巨大芽孢杆菌抗异烟肼的突变率是 5×10^{-5}，而抗氨基柳酸的突变率是 1×10^{-6}，对两者具有双重抗性的突变率是 8×10^{-10}，正好近乎两者的乘积。

⑤ 诱变性。基因突变既能够自发产生，也可以通过人工诱导来进行。通过诱变剂的作用，可提高自发突变的频率，一般可提高 $10 \sim 10^5$ 倍。不论是自发突变或诱发突变（诱变）得到的突变型，它们间并无本质上的差别，因为诱变剂仅起着提高突变率的作用。

⑥ 稳定性。由于突变的根源是遗传物质结构上发生了稳定的变化，所以产生的新性状也是

相对稳定的，可遗传的。

⑦ 可逆性。由原始的野生型基因变异为突变型基因的过程，称为正向突变（forward mutation），相反的过程则称为回复突变或回变（back mutation 或 reverse mutation）。实验证明，任何性状既有正向突变，也可发生回复突变，尽管回复突变的突变率极低。

⑧不对应性。这也是基因突变的一个重要特点，即突变的性状与引起突变的原因间无直接的对应关系。例如，细菌在有青霉素的环境下，出现了抗青霉素的突变体；在紫外线的作用下，出现了抗紫外线的突变体；在较高的培养温度下，出现了耐高温的突变体等。表面上看来，会认为正是由于青霉素、紫外线或高温的诱变，才产生了相对应的突变性状。事实恰恰相反，这类性状都可通过自发的或其他任何诱变因子诱发而行。这里的青霉素、紫外线或高温仅是起着淘汰原有非突变型个体的作用。如果说它有诱变作用（例如其中的紫外线），是指可以诱发任何性状的变异，而不是专一地诱发抗紫外线的一种变异。

2. DNA 的损伤修复

当细菌 DNA 受到损伤时，细胞会用有效的 DNA 修复系统进行细致的修复，以使损伤降为最小，修复机制对细胞生命的维持极其重要。但损伤修复本身也会出现错误，如对损伤 DNA 片段进行切除修复时可能附带将正常 DNA 序列切掉；或在 DNA 损伤之后，或在 DNA 复制的休止期，DNA 应急修复的 SOS 反应（SOS response）可能产生许多（约 15 个）基因；或在细菌死亡之前，细菌的 DNA 模板对直接准确的修复已不能利用时，细菌细胞只能利用差误倾向的修复（error-prone repair）。这些修复过程都会发生错误而造成细菌的变异。

（二）基因的转移与重组

与上述介绍的细菌内在基因发生突变不同，外源性的遗传物质由供体菌转入某受体菌细胞内的过程称为基因转移（gene transfer）。但仅有基因的转移尚不够，受体菌必须能容纳外源性基因，并将转移过来的供体菌的基因与受体菌的 DNA 整合在一起，使受体菌获得供体菌的某些生物性状。供体菌的基因与受体菌的 DNA 整合在一起的过程，称为重组（recombination）。外源性遗传物质包括供体菌染色体 DNA 片段、质粒 DNA 及噬菌体基因等。细菌的基因转移和重组通常可通过转化、接合、转导和细胞融合等方式来完成。

1. 转化

转化（transformation）是指供体菌游离的 DNA 片段被受体菌直接摄取，使受体菌获得新的性状的过程。

转化现象在肺炎链球菌、葡萄球菌和流感嗜血杆菌等细菌中已经被证实。1928 年 Griffith 用肺炎链球菌进行了试验，有荚膜的肺炎链球菌为Ⅲ型，属光滑（S）型菌落，ⅢS 型菌有毒力；无荚膜的肺炎链球菌为Ⅱ型，属粗糙（R）型菌落，ⅡR 菌无毒力。分别用ⅡR 型菌和ⅢS 型菌注射小鼠，注射前者的存活，注射后者的死亡，而且从死鼠心血中分离到ⅢS 型菌。如将ⅢS 型菌杀死后再注射小鼠，则小鼠存活。若将杀死的ⅢS 型菌与活的ⅡR 菌混合在一起给小鼠注射，则小鼠死亡，并从死鼠心血中分离出活的ⅢS 型菌。这表明活的ⅡR 型菌从死的ⅢS 型菌中获得了产生ⅢS 型菌荚膜的遗传物质，使活的ⅡR 型菌转化为ⅢS 型菌（如图 10-23 所示）。

后来 Avery 在 1944 年用活的ⅡR 型菌加上提取的ⅢS 型菌 DNA 片段注射小鼠，同样致小鼠死亡，且从死鼠中分离到ⅢS 型菌。又应用 DNA 酶处理转化物质，发现可破坏转化，进一步证实引起转化的物质是 DNA。

在转化过程中，转化的 DNA 片段称为转化因子（transforming principle），分子量小于 1×10^7，最多不超过 10～20 个基因。受体菌只有处于感受态时，才能摄取转化因子。细菌处于感受态是因为其表面有一种吸附 DNA 的受体。感受态一般出现在细菌对数生长期的后期，保持时间短，仅数分钟至 3～4h。用 Ca^{2+} 与 Mg^{2+} 处理，可增加感受细胞摄取 DNA 的能力。

在转化时，转化因子首先吸附在受体菌表面受体上，然后再被摄入。在摄入前，供体菌的双链 DNA 片段被受体菌表面的核酸内切酶切开，其中一条链进入受体菌，另一条链为进入提供能

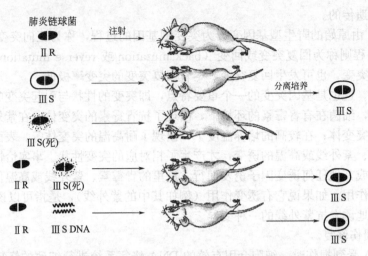

图 10-23　小鼠体内肺火链球菌的转化试验

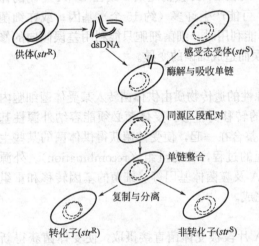

图 10-24　转化过程示意图

量。进入的供体菌 DNA 片段与受体菌相应 DNA 进行重组。当重组菌繁殖，DNA 复制时，与原型菌一样的 DNA 序列链仍保持原来的性状，而比原型菌多一段外来的供体菌 DNA 序列的链则获得新的性状，成为转化菌突变株。转化过程如图 10-24。

2. 接合

接合（conjugation）是细菌通过性菌毛相互连接沟通，将遗传物质（主要是质粒 DNA）从供体菌转移给受体菌的过程。能通过接合方式转移的质粒称为接合性质粒，主要包括 F 质粒、R 质粒、Col 质粒和毒力质粒等。不能在细菌间转移的质粒为非接合性质粒。接合不是细菌的一种固有功能，而是由各种质粒决定的，F 质粒就是主要的一种，因为只有带有 F 质粒的细菌才能生成性菌毛沟通供体菌与受体菌，当 F 质粒丢失后细菌间就不能进行接合。过去一直认为接合只是革兰阴性菌中质粒的特征，近年来发现革兰阳性菌也存在接合系统，主要是粪肠球菌菌株。下面主要以 F 质粒为例阐述接合过程。

带有 F 质粒的细菌表面着生性菌毛，相当于雄性菌（F^+）；没有性菌毛的细菌无 F 质粒，相当于雌性菌（F^-）。如有性生殖一样，当 F^+ 与 F^- 菌杂交时，F^+ 菌的性菌毛末端与 F^- 菌表面受体接合时，性菌毛逐渐收缩使两菌之间靠近并形成通道（如图 10-25），F^+ 的质粒 DNA 中的一条链断开并通过性菌毛通道进入 F^- 菌内。两菌细胞内的单股 DNA 链以滚环式进行复制，各自形成完整的 F 质粒。因此，杂交后供体菌的 F 质粒并不会失去，而受体菌获得了 F 质粒后也长出性菌毛，成为 F^+ 菌（如图 10-26）。

F 质粒进入受体菌后，能单独存在和自行复制；但有时小部分 F 质粒片断可插入到受体菌的染色体中，与染色体一起复制。整合后的细菌能高效地转移染色体上的基因，故称此菌为高频重组菌株（high frequency recombinant，Hfr）。在

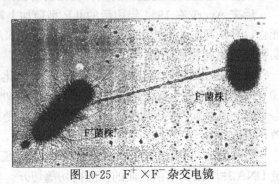

图 10-25　$F^+ \times F^-$ 杂交电镜

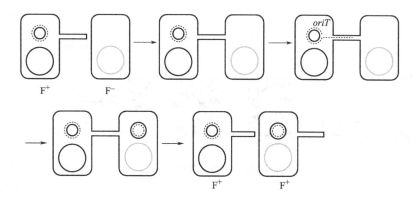

图 10-26　F^+ 与 F^- 结合过程图

Hfr 中，F 质粒结合在染色体的末端。当 Hfr 与 F^- 杂交时，F 质粒发动转移作用。首先从 Hfr 菌染色体伸出一股 DNA 链，通过性菌毛进入 F^- 菌，整个转移需约 100min。在转移过程中，任何震动都能使转移中的 DNA 断裂而中止。故在 Hfr 转移中，可有不同长度的供体菌染色体片段进入 F^- 菌进行重组。但 F^- 菌获得 F 质粒的机会是很少的，因它位于染色体末端，最后进入 F^- 受体菌。Jacob 曾经应用间断交配（interrupted mating）实验，根据各种基因进入受体菌的先后顺序画出染色体图，找出各基因在大肠埃希菌染色体上排列的序列。

　　Hfr 菌中的 F 质粒有时会从染色体上脱离下来，终止其 Hfr 状态，变成 F^+ 菌。而从染色体上脱离的 F 质粒，有时可带有染色体上几个邻近的基因，这种质粒称为 F'。

　　F^+、Hfr、F' 三种菌都有性菌毛，都为雄性菌株，而 F^- 菌则无性菌毛，称为雌性菌株。在性菌毛表面都有一种雄性特异性噬菌体（male specific phage）受体，在电镜下可见相应噬菌体黏附在性菌毛表面。F^+、Hfr、F'、F^- 这四种形式的存在方式及其相互关系如图 10-27 所示。

　　3. 转导

　　转导（transduction）是以转导噬菌体（transducting phage）为载体，将供体菌的一段 DNA 转移重组到受体菌内，使受体菌获得新性状的过程。根据转导基因片段的范围可分为普遍性转导和局限性转导两种。从实质上来讲，溶源性转变也是广义转导中的一种，也一并在此进行介绍。

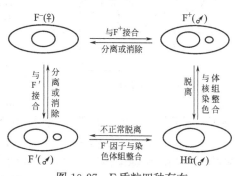

图 10-27　F 质粒四种存在形式及其相互关系

　　（1）普遍性转导（generalized transduction）　用溶原性噬菌体感染供体菌后，会将自身的基因组整合于供体菌染色体中，形成前噬菌体。前噬菌体从溶原菌染色体上脱离，进行增殖。在裂解期的后期，噬菌体的 DNA 可大量复制。在噬菌体 DNA 装入外壳蛋白组成新的噬菌体时，在 $10^5 \sim 10^7$ 次装配中会发生大约 1 次装配错误，误将供体菌的 DNA 片段装入噬菌体的头部，成为一个转导噬菌体。转导噬菌体能以正常方式感染另一宿主菌，即受体菌，并将其头部的染色体注入受体菌内。因被包装的 DNA 可以是供体菌染色体上的任何部分，故称为普遍转导。普遍性转导也能转导质粒，例如金黄色葡萄球菌中 R 质粒的转导在医学上就具有重要意义。

　　转导比转化可转移更大片段的 DNA，而且由于包装在噬菌体的头部受到保护，不被 DNA 酶降解，故比转化的效率高。供体 DNA 片段进入受体菌后可发生两种结果，一种是外源性 DNA 片段与受体菌的染色体整合，并随染色体而传代，称完全转导；另一种是外源性 DNA 片段游离在细胞质中，既不能与受体菌染色体整合，也不能自身复制，称为流产转导（Abortive transduction），后一种结果属大多数（如图 10-28）。如编码色氨酸的外源性基因 trp^+ 转导至 trp^- 受体菌中，trp 基因虽呈游离状态，但可使细菌产生色氨酸合成酶，故此菌能在无色氨酸的

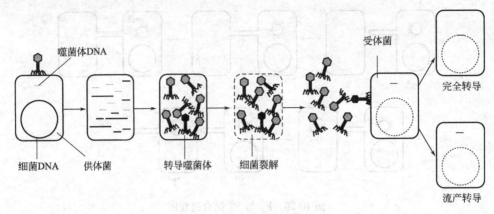

图 10-28　普遍性转导模式

培养基中生长。但因 trp^+ 基因不能自身复制，故随着细菌分裂后始终只有一个子细胞有 trp^+ 基因，另一个没有 trp 基因的子细胞则在无色氨酸的培养基中不能生长，所以流产转导的细菌菌落比正常菌落小得多，易于识别。

　　(2) 局限性转导（restricted transduction）　这种转导所转导的只限于供体菌染色体上特定的基因。如 λ 噬菌体进入大肠埃希菌 K12 时，当处于溶原期时，噬菌体 DNA 整合在大肠埃希菌染色体的特定部位，即在半乳糖基因 gal 和生物素基因 bio 之间。当噬菌体 DNA 从细菌染色体上分离，将有 10^{-6} 概率发生偏差分离。即噬菌体将其本身 DNA 上的一段留在细菌染色体上，却带走了细菌 DNA 上两侧的 gal 或 bio 基因（图 10-29）。这样的噬菌体基因转导并整合到受体菌中，使受体菌获得供体菌的某些遗传性状。由于所转导的只限于供体菌 DNA 上个别的特定基因（如 gal 或 bio），故称局限性转导。局限性转导中的噬菌体由于缺少某些本身

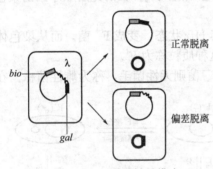

图 10-29　局限性转导模式

的基因，因而影响其相应功能，属于缺陷性噬菌体。

　　(3) 溶源性转变　还有一种与转导相似但又有所不同的现象，叫作溶源性转变，或叫做噬菌体转换。即当温和噬菌体感染其宿主而使之发生溶源化时，因噬菌体的基因整合到宿主的基因组上，而使后者获得了除免疫性以外的新性状的现象，称为溶源转变。当宿主丧失这一噬菌体时，通过溶源转变而获得的性状也同时消失。溶源转变与转导有本质上的不同，首先是它的温和噬菌体不携带任何供体菌的基因；其次，这种噬菌体是完整的，而不是缺陷的。但从广义上而言也属于转导范畴。

　　溶源性转变的典型例子是不产毒素的白喉棒状杆菌菌株在被 β-棒状杆菌噬菌体感染而发生溶源化时，会变成产白喉毒素的致病菌株（图 10-30）；另一例子是鸭沙门菌用 E15 噬菌体感染而引起溶源化时，细胞表面的多糖结构会发生相应的变化。国内有人发现，在产红霉素的链霉菌中的 P4 噬菌体也具有溶源转变能力，它决定了该菌的红霉素生物合成及形成气生菌丝等能力。

　　4. 原生质体融合

　　通过人为方法，使遗传性状不同的两个细胞的原生质体发生融合，并产生重组子的过程，称为原生质体融合或细胞融合。这是近年来才出现的继转化、转导、接合以后的另一基因重组方式。能进行原生质体融合的细胞不仅有原核生物中的细菌、放线菌，而

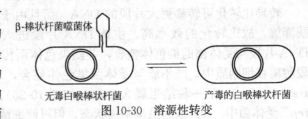

图 10-30　溶源性转变

且还有真核微生物中的酵母、霉菌以及高等动、植物细胞。

微生物细胞融合的研究开始于 1976 年。其一般原理和主要过程是：先准备两个有选择性遗传标记的突变株，在高渗溶液中，用适当的脱壁酶（如细菌可用溶菌酶或青霉素处理，放线菌可用溶菌酶或相应的脱壁酶，真菌可用蜗牛酶或相应的脱壁酶等）去除细胞壁，再将形成的原生质体离心聚集，并加入促融合剂 PEG（聚乙二醇）促进融合，然后在高渗溶液中稀释，涂在能使其再生细胞壁或进行分裂的培养基上，待形成菌落后，通过影印接种法，将其接种到各种选择性培养基上，最后鉴定它们是否是重组子。有关原生质体融合的机制还有待研究。细胞融合现象的发现，为一些还未发现转化、转导或接合的原核生物的遗传学研究和育种技术的提高创造了有利的条件，还将使种间、属间、科间甚至更远缘的微生物或高等生物细胞间的融合成为可能，以期得到生产性状比较优良的新物种。

四、细菌遗传变异的实际意义

（一）在疾病的诊断、治疗与预防中的应用

由于细菌的变异可发生在形态、结构、染色性、生化特性、抗原性及毒力等方面，故在临床细菌学检查中不仅要熟悉细菌的典型特性，还要了解细菌的变异规律，只有这样才能去伪存真，作出正确的诊断。如金黄色葡萄球菌随着耐药性菌株的增加，绝大多数菌株所产生的色素也由金黄色变为灰白色，许多血浆凝固酶阴性的葡萄球菌也成为致病菌，这不仅给诊断和治疗带来困难，而且对以往判断葡萄球菌致病性的指标也产生了怀疑。另外，从伤寒患者分离到的伤寒沙门菌中 10％的菌株不产生鞭毛，检查时无动力，患者也不产生抗鞭毛抗体。故进行血清学试验时，不出现 H 凝集或 O 凝集，影响正确的判断。

由于抗生素的广泛应用，临床分离的细菌中耐药株日益增多，更发现有对多种抗生素多重耐药的菌株，以至于感到新药开发研究的速度跟不上细菌耐药性变异的变化。而且有些耐药质粒同时带有编码毒力的基因，使其致病性增强，这些变异的后果给疾病的治疗带来很大的困难。为此，对临床分离的致病菌，必须在细菌药物敏感试验的指导下正确选择用药，不能滥用抗生素。为了提高抗生素的疗效，防止耐药菌株的扩散，应考虑合理的联合用药原则。尤其在治疗慢性疾病需长期用药时，除联合使用抗生素外，还要考虑使用免疫调节剂。

为预防传染病的发生，用人工的方法减弱细菌的毒力，用遗传变异的原理使其诱变成保留原有免疫原性的减毒株或无毒株，可制备成预防疾病的各种疫苗。目前已经可以通过条件选择和基因工程技术来获得新的变异株，用以制备更理想的疫苗。近年来除研制预防性疫苗外，尚出现了具有治疗作用的疫苗，为疫苗的应用拓宽了范围。

（二）在测定致癌物质中的应用

肿瘤的发生一般认为是细胞内遗传物质发生了改变，使正常细胞变为转化细胞。因此，凡能诱导细菌发生突变的物质都有可能是致癌物质。Ames 试验就是根据能导致细菌基因突变的物质均为可疑致癌物的原理设计的。

（三）在流行病学中的应用

近年来的分子生物学分析方法已被用于流行病学调查，如应用质粒指纹图（PFP）的方法来检测不同来源细菌所带质粒的大小，比较质粒的各种酶切图，以其产生片段的数目、大小、位置来判断引起某一疾病暴发流行的病菌是流行菌株还是非流行菌株等。遗传变异原理也可用于调查医院感染的各种细菌的某种耐药质粒的传播扩散情况。另外，从对噬菌体敏感性及溶源性，对细菌素的敏感性等也可研究流行菌株的同源性等。

（四）在基因工程中的应用

基因工程是根据遗传变异中细菌可因基因转移和重组而获得新性状的原理来设计的。基因工程的主要步骤是：

① 从供体细胞 DNA 上切取一段需要表达的目的基因；

② 将目的基因结合在合适的载体（质粒或噬菌体）上；

③ 通过载体将目的基因转移到工程菌（受体菌）内，随着细菌的大量繁殖表达出大量的目的基因产物。

目前通过基因工程已能使工程菌大量生产胰岛素、干扰素、生长激素、白细胞介素等细胞因子和 rHBs 乙肝疫苗等生物制品，并已探索用基因工程技术治疗基因缺陷性疾病等。今后，基因工程在医学领域和生命科学中必将得到更广泛的推广应用。

（五）在菌种复壮和保藏中的应用

在菌种的衰退、复壮和保藏工作中，都涉及一系列遗传变异问题，因此，有必要在此加以讨论。

1. 菌种的衰退和预防

在生物进化的历史长河中，变异是绝对的，遗传是相对的，其中退化性的变异是大量的，而进化性的变异却是个别的。在自然情况下，个别的适应性变异通过自然选择就可保存和发展，最后成为进化的方向；在人为条件下，人们可以通过人工选择去有意识的筛选出个别的正变体而用于生产实践中。如果对菌种工作长期放任自流，不搞纯化、复壮和育种，退化的菌种就会对其进行"惩罚"，反映到生产上就会出现持续的低产、不稳产等。这说明菌种的生产性状也是"不进则退"的。

对产量性状来说，菌种的负变就是衰退。其他原有的典型性状变得不典型时，也是衰退。最易觉察到的衰退是菌落和细胞形态的改变。例如细黄链霉菌"5406"的孢子、孢子丝和菌落形态的变化，苏云金杆菌的芽孢与伴孢晶体变得小而少等。其次，就是生长速度缓慢，产孢子越来越少，例如，"5406"的菌苔变薄、生长缓慢，不产生典型的丰富的橘红色孢子层，有时甚至只长些黄绿色的基内菌丝。再次，则是代谢产物生产能力下降。比如赤霉素生产菌株藤仓赤霉产赤霉素能力的下降，枯草杆菌"7658"生产淀粉酶能力的衰退等。最后，衰退还表现在抗不良环境条件（抗噬菌体、抗低温等）能力的减弱等方面。

菌种的衰退是发生在细胞群体中的一个从量变到质变的逐步演变过程。开始时，群体中只有个别细胞发生负变，这时如不及时发现并采取有效措施，而一味移种传化，则群体中这种负变个体的比例将逐步增大，最后由它们占了优势，从而使整个群体表现出严重的衰退。所以，在开始时所谓"纯"的菌株，实际上其中已包含着一定程度的不纯因素；同样，到了后来，整个菌种虽已"衰退"了，但也是不纯的，即其中还有少数尚未衰退的个体存在着。

了解菌种衰退的原因后，就有可能提出防止衰退和进行菌种复壮的对策。狭义的复壮仅是一种消极的措施，它指的是菌种已发生衰退后，再通过纯种分离和性能测定等方法，从衰退的群体中找出少数尚未衰退的个体，以达到恢复该菌种原有典型性状的一种措施。而广义的复壮则应是一项积极的措施，即在菌种的生产性能尚未衰退前，就经常有意识地进行纯种分离和有关性能的测定工作，以使菌种的生产性能逐步有所提高。所以，这实际上是一种利用自发突变（正变）不断从生产中进行选种的工作。一般说来，防止衰退的方法主要有以下几种。

（1）控制传代次数　即尽量避免不必要的移种和传代，将必要的传代降低到最低限度，以减少发生突变的概率。微生物存在着自发突变，而突变都是在繁殖过程中发生或表现出来的。有人指出，在 DNA 的复制过程中，碱基发生错差的概率低于 5×10^{-4}，一般自发突变率在 $10^{-9} \sim 10^{-8}$ 之间。由此可以看出，菌种的传代次数越多，产生突变的机率就越高，因而发生衰退的机会也就越多。所以，不论在实验室还是在生产实践上，必须严格控制移种代数，并采用良好的菌种保藏方法。

（2）创造良好的培养条件　在实践中，有人发现如创造一个适合原种的生长条件，可以防止菌种衰退。例如，用老苜蓿根汁培养基培养细黄链霉菌"5406"就可以防止它的退化；利用菟丝子种子培养"鲁保一号"真菌，也可以防止其退化；在赤霉素生产菌藤仓赤霉的培养基中，加入糖蜜、天门冬素、谷氨酰胺等丰富营养物时，也有防止菌种衰退的效果。此外，在栖土曲霉的培养中，有人曾用改变培养温度的措施，从 $28 \sim 30℃$ 提高到 $33 \sim 34℃$，来防止产孢子能力的衰退。

（3）利用不同类型的细胞进行接种传代 在放线菌和霉菌中，由于它们的菌丝细胞常含几个核或甚至是异核体，因此用菌丝接种就会出现不纯和衰退；而孢子一般是单核的，用它接种时，就没有这种现象发生。有人在实践中创造了用灭过菌的棉团轻巧地对"5406"菌进行移种，由于避免了菌丝的接入，因而达到了防止衰退的效果。又有人发现，构巢曲霉如用其分生孢子传代就易退化，而改用子囊孢子移种则不易退化。

（4）采用更有效的菌种保藏方法 在工业生产用的菌种中，主要的性状都属于数量性状，而这类性状恰是最易衰退的。即使在较好的保藏条件下，还是存在这种情况。例如，据报道链霉素产生菌灰色链霉菌，其孢子在冷冻干燥条件下保藏，经过 5 年后，菌群中衰退菌落的数目有所增加；即使在−20℃下进行冷冻保藏，经 12～15 个月后，该链霉素产生菌的效价水平还是有明显降低。由此说明有必要研究和采用更有效的保藏方法以防止菌种的衰退。

2.菌种复壮的方法

（1）纯种分离 通过纯种分离，可把退化菌种的细胞群体中一部分仍保持原有典型性状的单细胞分离出来，经过扩大培养，就可恢复原菌株的典型性状。常用的分离纯化方法很多，大体上可将它们分成两类。一类较粗放，只能达到"菌落纯"的水平，即从种的水平来说是纯的。例如在琼脂平板上进行划线分离、表面涂布或与琼脂培养基混匀后浇铺平板的方法以获得单菌落。另一类是较精细的单细胞或单孢子分离方法，它可以达到细胞纯即"菌株纯"的水平。这类方法种类很多，既有简便的利用培养皿或凹玻片等分离室的方法，也有利用复杂的显微操纵器等分离方法。如果遇到不长孢子的丝状菌，则可用无菌小刀切取菌落边缘的菌丝尖端进行分离移植；也可用无菌毛细管插入菌丝尖端，以截取单细胞的方法进行纯种分离。

（2）通过寄主体进行复壮 对于寄生性微生物的退化菌株，可通过接种至相应昆虫或动、植物寄主体内以提高菌株的毒性。如经过长期人工培养的苏云金芽孢杆菌，会发生毒力减退、杀虫率降低等现象，这时可将退化的菌株感染菜青虫的幼虫，然后再从病死的虫体内重新分离典型产毒菌株。如此反复多次，就可提高菌株的杀虫效率。

（3）淘汰已衰退的个体 有人曾对细黄链霉菌"5406"的分生孢子采用−10℃低温处理5～7d，使其死亡率达到 80％。结果发现，在抗低温的存活个体中，留下了未退化的健壮个体。

以上综合了一些在实践中收到一定效果的防止衰退和达到复壮的某些经验。但是，必须强调指出的是，在使用这类措施时，还得仔细分析和判断一下自己的菌种究竟是发生了衰退，还是仅为一般性的表型变化，或只是杂菌的污染而已。只有对症下药，才能使复壮工作奏效。

3.菌种保藏

菌种是重要自然资源，菌种保藏是一项重要的微生物学基础工作。菌种保藏机构的任务是在广泛收集生产和实验室菌种、菌株的基础上，将它们妥善保藏，使之达到不死、不衰、不乱以及便于研究、交流和使用的目的。为此，在国际上一些工业比较发达的国家都设有相应的菌种保藏机构。

菌种保藏的方法很多，原理也大同小异。首先要挑选典型菌种的优良纯种，最好采用它们的休眠体（如分生孢子、芽孢等）；其次，还要创造一个最有利休眠的环境条件，诸如干燥、低温、缺氧、避光、缺乏营养以及添加保护剂或酸度中和剂等。保持原种的优良性状不变，同时还须考虑方法的通用性和简便性。

目前主要的菌种保藏方法有以下几种。

（1）传代培养保藏法 包括斜面培养、穿刺培养、疱肉培养基培养等（后者作保藏厌氧细菌用），培养后于 4～6℃冰箱内保存。

（2）液体石蜡覆盖保藏法 是传代培养的变相方法，能够适当延长保藏时间。它是在斜面培养物和穿刺培养物上面覆盖灭菌的液体石蜡，一方面可防止因培养基水分蒸发而引起菌种死亡；另一方面可阻止氧气进入，以减弱代谢作用。

（3）载体保藏法 是将微生物吸附在适当的载体，如土壤、沙子、硅胶、滤纸上，而后进行干燥的保藏法，例如沙土管保藏法和滤纸保藏法的应用就相当广泛。

（4）寄主保藏法　用于目前尚不能在人工培养基上生长的微生物，如病毒、立克次体、螺旋体等，它们必须在生活的动物、昆虫、鸡胚内感染并传代。此法相当于一般微生物的传代培养保藏法。

（5）冷冻保藏法　可分低温冰箱（−30～−20℃，−80～−50℃）、干冰酒精快速冻结（约−70℃）和液氮（−196℃）超低温等保藏法。

（6）冷冻干燥保藏法　是先使微生物在极低温度（−70℃左右）下快速冷冻，然后在减压下利用升华现象除去水分（真空干燥）的保藏方法。

有些方法如滤纸保藏法、液氮保藏法和冷冻干燥保藏法等均需使用保护剂来制备细胞悬液，以防止因冷冻或水分不断升华对细胞的损害。保护性溶质可通过氢和离子键对水和细胞所产生的亲和力来稳定细胞成分的构型。保护剂主要有牛乳、血清、糖类、甘油、二甲亚砜等。

第五节　细菌的感染与免疫

感染（infection），又称为传染，是指病原菌克服机体的防御机能，侵入机体，在一定部位生长繁殖，引起不同程度的病理过程。这些能够引起人体或动物体发生感染的微生物称为病原微生物或病原菌。感染的发生、发展和结果，是病原菌的致病作用和机体的免疫力相互斗争的过程。而能否使机体发生病变，主要取决于细菌的致病性。所谓致病性是指病原菌能引起机体产生疾病的能力。

一、细菌的感染

（一）感染的来源

1. 外源性感染

外源性感染（exogenous infection）是指来自宿主体外的病原菌通过各种途径进入体内所引起的感染。传染源主要包括患者、恢复期病人、健康带菌者，以及病畜、带菌动物、媒介昆虫等。

2. 内源性感染

少数细菌在正常情况下，寄生于人体的体表或体内并不引起疾病。当机体免疫力低下时，如长期应用免疫抑制剂；或者由于外界因素的影响，如长期大量使用广谱抗生素引起体内正常菌群失调，由此导致条件致病菌迅速繁殖而造成的感染称之为内源性感染（endogenous infection）。

（二）感染的类型

病原菌由于受到多种因素的影响侵入机体后并不一定导致机体发病，因此，按感染后是否出现临床症状可将感染分为隐性感染、显性感染及带菌状态三种类型。

1. 隐性感染

隐性感染（inapparent infection）又称亚临床感染（subclinical infection），是指机体的免疫力较强，或侵入的病原菌数量少，毒力弱，感染后对机体造成的损伤较轻，不出现或出现不明显的临床症状的感染。隐性感染后，机体可获得足够的特异性免疫力，对机体有利。

2. 显性感染

显性感染（apparent infection）是指机体抗感染免疫力较弱，或侵入的病原菌数量多，毒力较强，以至机体组织细胞受到较严重损伤，生理功能发生改变，并出现一系列临床症状的感染。显性感染的过程在机体内可分为潜伏期、发病期和恢复期。这是机体与病原菌之间力量对比的变化所造成的，也反映了感染与免疫的发生与发展。

根据临床症状出现的快、慢、缓、急，显性感染可分为急性感染（acute infection）和慢性感染（chronic infection）；根据感染部位与性质的不同，显性感染又可分为局部感染（local infection）和全身感染（generalized infection）。

（1）局部感染　是指病原菌侵入机体后，在一定部位定居下来，生长繁殖并产生毒性产物，不断侵害机体的感染过程。这是由于机体动员了一切免疫功能，将入侵的病原菌限制于局部，阻止了它们的蔓延扩散。如化脓性球菌引起的疖痈等。

（2）全身感染　全身感染是感染中比较严重的类型，感染发生后，病原菌及其毒性代谢产物向全身扩散引起全身性症状，临床有如下表现。

① 菌血症（bacteremia）　病原菌由局部侵入血流，但不在血液中繁殖，只是通过血流播散，且无明显的中毒症状。如伤寒病早期可发生菌血症。

② 败血症（septicemia）　病原菌侵入血流，并在其中大量生长繁殖，产生毒性代谢产物，造成机体严重损伤，出现全身中毒症状。如高热、白细胞增高、肝脾肿大等。

③ 毒血症（toxemia）　病原菌侵入机体后，在局部组织中生长繁殖，本身不侵入血流，但其毒素进入血流引起特殊的中毒症状。如白喉、破伤风等。

④ 脓毒血症（pyemia）　化脓性细菌在引起败血症的同时，通过血流到达其他组织器官，产生新的化脓性病灶。如严重的金黄色葡萄球菌的感染。

3.带菌状态

带菌状态（carrier state）是指感染后临床症状消失，但病原菌未被及时清除，而在体内继续存在，并可经常或间歇性向体外排菌。处于带菌状态的个体称为带菌者（carrier）。由于带菌者一般不被人们注意，故是一些传染病的重要传染源。若健康人（包括隐性感染者）体内带有病原菌，称为健康带菌者。如在流行性脑脊膜炎或白喉的流行期间，不少健康人的鼻咽腔内带有脑膜炎球菌或白喉棒状杆菌；医护工作者常与病人接触，很容易成为带菌者，在病人之间互相传播，造成交叉感染。患者病愈之后但体内仍带有病原菌的，称为恢复期带菌者。如痢疾、伤寒、白喉恢复期带菌者均比较常见。因此，及时查出带菌者，并有效地加以隔离治疗，在防止传染病的流行上是重要的手段之一。

二、细菌的致病性

细菌能引起疾病的性能称为细菌的致病性（pathogenicity）。病原菌的致病作用与其毒力、侵入机体的数量以及途径密切相关。

（一）细菌的毒力

细菌致病力的强弱程度称为细菌的毒力（virulence），毒力的大小常用半数致死量（median lethal dose，LD_{50}）或半数感染量（median infective dose，ID_{50}）表示。即在一定时间内，通过一定接种途径，能使一定体重或年龄的某种动物半数死亡或感染所需要的最少细菌数或毒素量。构成细菌毒力的物质是侵袭力和毒素。

1.侵袭力

侵袭力（invasiveness）是细菌突破宿主的防御机能，在体内定居、繁殖、扩散的能力。侵袭力包括荚膜、黏附素和侵袭性物质等。

（1）与侵袭有关的菌体表面结构

① 荚膜。细菌细胞表面的荚膜及荚膜类物质具有抵抗宿主吞噬细胞的吞噬和体液中杀菌物质对细菌的损伤作用，从而使病原菌在机体内迅速繁殖，引起疾病。因此，荚膜可增强细菌的侵袭力。如有荚膜的炭疽芽孢杆菌、肺炎球菌等，不易被吞噬细胞吞噬杀灭，其致病性明显增强；当其失去荚膜后，则能被吞噬细胞迅速吞噬、杀灭。某些细菌表面有类似荚膜的物质，如链球菌的微荚膜，伤寒沙门菌和丙型副伤寒沙门菌表面的 Vi 抗原，以及某些大肠埃希菌的 K 抗原等也具有抵抗吞噬作用及抵御抗体和补体的作用。

② 黏附素。黏附素是病原菌借以黏附到宿主靶细胞表面的蛋白质物质。细菌的黏附素可以分为两种：一种是细菌菌毛分泌的，如大肠埃希菌菌毛、淋病耐瑟菌菌毛产生的菌毛黏附素；另一种是非菌毛分泌，而是由细菌细胞的表面结构组成，如 A 族链球菌的膜磷壁酸、肺炎支原体表面的 P1 蛋白等。

细菌的黏附素与宿主细胞相应受体结合，通常是构成细菌感染的第一步。如果细菌不能黏附到宿主细胞表面，将会被机体呼吸道的纤毛运动、肠蠕动、尿液冲洗等活动所清除，以致不能形成感染。因此，细菌的黏附作用与细菌的致病性密切相关。

细菌的黏附作用具有组织特异性，如 A 族链球菌一般黏附于咽喉部位，志贺菌黏附于结肠黏膜部位。黏附作用的特异性往往与宿主易感细胞表面的相应受体有关。

细菌黏附于宿主细胞表面后，有的仅在组织表面生长繁殖并引起疾病，如霍乱弧菌、百日咳鲍特杆菌；有的能侵入上皮细胞繁殖，使细胞发生病变，并使浅表组织产生炎症或损伤，如志贺菌、白喉棒状杆菌；有的则通过黏膜上皮细胞间隙侵入深层组织或血液，引起严重的深部感染或全身感染，如链球菌、布氏杆菌。

（2）胞外酶　细菌在生长繁殖过程中能产生一些胞外酶，其本身无毒性，但在细菌的感染过程中有一定作用，有利于细菌在机体组织中的生长、繁殖及扩散。常见的胞外酶主要有血浆凝固酶、透明质酸酶、链激酶、胶原酶、sIgA 酶等。

①　血浆凝固酶（coagulase）。大多数致病性金黄色葡萄球菌能产生一种血浆凝固酶（游离血浆凝固酶），加速人或兔血浆的凝固，保护病原菌不被吞噬或免受抗体等的作用。血浆凝固酶是一种类似凝血酶原的物质，其作用是使血浆中的纤维蛋白原变为纤维蛋白，使血浆凝固。凝固物堆积在菌体表面或病灶周围，保护吞噬细胞不被吞噬和杀灭。

②　透明质酶酶（hyaluronidase）。又称扩散因子。它可溶解机体结缔组织中的透明质酸，从而使结缔组织疏松，通透性增强，有利于病原菌扩散。如化脓性链球菌具有透明质酸酶，使病菌在组织中扩散，易造成全身感染。

③　链激酶（streptokinase）。又称链球菌溶纤维蛋白酶，大多数引起人类感染的链球菌能产生链激酶。其能激活溶纤维蛋白酶原成为溶纤维蛋白酶，而使纤维蛋白凝块溶解，以促进病原菌和毒素在体内的扩散。致病性链球菌能产生此酶。

④　胶原酶（collagenase）。一种蛋白水解酶，能分解肌肉和皮下组织的胶原蛋白，促进病原菌在机体组织内扩散。如产气荚膜梭菌、溶组织梭菌均能产生此酶。

⑤　sIgA 酶。能破坏 sIgA 对黏膜的免疫保护作用。

2. 毒素

细菌的毒素是细菌致病性的关键因素。按其来源、性质和毒性作用的不同，可分为外毒素和内毒素两大类。

（1）外毒素（exotoxin）　通常是革兰阳性菌产生，如破伤风梭菌、白喉棒状杆菌、肉毒梭菌、金黄色葡萄球菌和产气荚膜杆菌等；某些革兰阴性菌如霍乱弧菌、志贺菌、铜绿假单胞菌等亦能产生。大多数外毒素是细菌在生长繁殖过程中合成并分泌到菌体外的毒性物质，但也有存在于菌体细胞内，当细胞破裂后才被释放到胞外，如产毒素性大肠埃希菌和志贺菌的外毒素。此外，还有一类肉毒毒素，并非由肉毒梭菌直接释放，而是在细胞内先合成无毒的前体毒素，当细菌死亡后游离出来，再通过肠道内的胰蛋白酶或细菌产生的蛋白酶激活后才具有毒性。但因它的毒性、化学成分、致病作用等与外毒素相似，故归为外毒素。

多数外毒素的化学成分为蛋白质，分子量 27000～900000，不耐热，不稳定。一般 60～80℃加热 30min 即可被破坏。如破伤风毒素 60℃ 加热 20min 或经太阳光直射，或经化学药品如 0.3%NaOH、0.55% 盐酸或 70% 乙醇作用 1h，均可破坏毒性。但葡萄球菌肠毒素能耐 100℃ 30min，并能抵抗胰蛋白酶的破坏作用。

外毒素一般具有很强的免疫原性，可刺激机体产生抗毒素抗体，其能中和游离外毒素的毒性作用。如果用 0.3%～0.4% 的甲醛作用外毒素后，就会成为失去毒性而仍保留免疫原性的类毒素。用类毒素免疫动物可以制备抗毒素，因此，类毒素在某些传染病的防治上具有重要的意义。

外毒素的分子结构一般由 A、B 两个亚单位组成。A 亚单位为外毒素的活性成分，决定毒素的致病特点和作用方式；B 亚单位为结合成分，无毒性但能与宿主细胞膜上的特异性受体结合，决定毒素对宿主细胞的选择亲和性。通常 B 亚单位协助 A 亚单位进入靶细胞，然后再发挥其毒性作用，两个亚单位中的任何一个单独存在时，均对机体无毒害作用。如霍乱弧菌肠毒素、产毒素型大肠埃希菌产生的不耐热肠毒素等。由于 B 亚单位无毒性且抗原性强，可以将其提纯制成亚单位疫苗，预防相关的外毒素性疾病。

外毒素的毒性极强，尤其是肉毒毒素，其毒性比 KCN 强 1 万倍，1mg 肉毒梭菌的外毒素纯品可杀死 2 亿只小鼠。不同细菌产生的外毒素，对机体组织器官的毒性作用具有选择性，能引起特定的病变和症状。例如肉毒梭菌、破伤风梭菌及白喉棒状杆菌所产生的外毒素，虽对神经系统都有作用，但作用部位不同，临床症状亦不相同。肉毒梭菌外毒素主要作用于胆碱能神经轴突终末，阻断传递介质（乙酰胆碱）的释放，引起运动神经末梢麻痹，出现眼肌、咽肌等的麻痹，引起眼睑下垂、复视、吞咽困难等，严重的可因呼吸肌麻痹不能呼吸而死亡；破伤风梭菌外毒素能与中枢神经系统抑制性突触前膜的神经节苷脂结合，阻断抑制性介质的释放，导致神经持续兴奋，引起骨骼肌强直性痉挛；白喉棒状杆菌外毒素有和外周神经末梢及特殊组织（如心肌）的亲和力，通过抑制蛋白质的合成引起心肌炎、肾上腺出血及神经麻痹等。根据外毒素对宿主细胞的亲和性及作用方式的不同，可将外毒素分为细胞毒素、神经毒素和肠毒素三大类。肉毒毒素和破伤风毒素为典型的神经毒素；白喉毒素是细胞毒素；而霍乱弧菌和产毒型大肠埃希菌产生的则为肠毒素（表 10-9）。

表 10-9　外毒素种类及特点

毒素名称			产生细菌	作用特点
肠毒素	霍乱肠毒素		霍乱弧菌	活化腺苷酸环化酶,使 cAMP 增加
	不耐热性肠毒素(LT)		产毒素型大肠埃希菌	活化腺苷酸环化酶,使 cAMP 增加
	耐热性肠毒素(ST)			活化鸟苷酸环化酶,使 cGMP 增加
神经毒素	痉挛毒素		破伤风梭菌	阻止神经元之间的抑制性冲动传递
	肉毒毒素		肉毒梭菌	抑制胆碱能神经释放乙酰胆碱
细胞毒素	白喉毒素		白喉棒状杆菌	抑制多种细胞的蛋白质合成
	外毒素-A		铜绿假单胞菌	
	溶细胞毒素	α-溶血素	金黄色葡萄球菌	插入膜脂质双层结构形成通道
		β-溶血素	亲水气单胞菌	使细胞膜形成小孔,改变细胞膜渗透压
		α-毒素	产气荚膜杆菌	分解细胞膜卵磷脂,使膜受损

（2）内毒素（endotoxin）　通常是革兰阴性菌细胞壁中的脂多糖（lipopolysaccharide，LPS）成分，只有当菌体死亡、自溶或用人工方法裂解后才释放出来。如伤寒沙门菌、脑膜炎球菌。此外，个别的革兰阳性菌、螺旋体、支原体、衣原体以及立克次体也含有类似脂多糖的内毒素成分。

内毒素主要化学成分为脂多糖，性质稳定，耐热，100℃加热 1h 不被破坏；必须 160℃加热 2～4h，或用强酸、强碱、强氧化剂加热煮沸 30min 才能被灭活。各种革兰阴性菌具有相同的 LPS 基本骨架，即由 O-特异多糖、非特异核心多糖和类脂 A 三部分组成（图 10-31）。类脂 A 在脂多糖的内层，是一种特殊的糖磷脂，是内毒素的主要毒性成分。各种革兰阴性菌内毒素的化学成分和结构相似，因此由不同的革兰阴性菌感染时，由内毒素引起的病理改变和临床症状大致相同。

内毒素具有抗原性，但较外毒素弱。内毒素刺激机体产生的抗菌性抗体不能中和毒性作用。用甲醛处理不能使其脱毒成为类毒素。

内毒素的毒性较弱，作用时无组织细胞选择性，主要引起发热、糖代谢紊乱、白细胞增多及微循环障碍等症状；严重时，大量的内毒素还能引发内毒素血症、中毒性休克及弥散性血管内凝

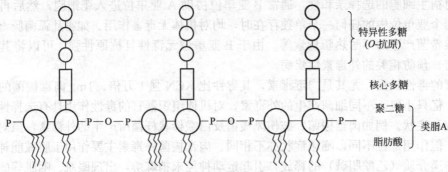

图 10-31 细菌脂多糖的基本结构

血等疾病，死亡率高。

① 发热反应。内毒素作为外源性致热原（即热原质）作用于血液中粒细胞和单核细胞等，使之释放内源性热原质，经血流到达下丘脑并刺激该区的体温中心而引起发热。

② 白细胞反应。内毒素进入人体后，大量白细胞黏附于微血管壁，引起血液循环中白细胞数量减少，经 1~2h 后白细胞数量又有增多，12~24h 达到高峰。这是因为 LPS 诱生中性粒细胞释放因子，从而刺激骨髓释放中性粒细胞进入血液循环的缘故。此外，内毒素本身也有促进白细胞有丝分裂的作用。但伤寒沙门菌内毒素作用较特殊，它始终使血液循环中的白细胞数量减少，原因尚不清楚。

③ 内毒素血症及内毒素休克。当细菌释放大量内毒素进入机体血液时，可引起内毒素血症。由于血中大量内毒素作用血小板、白细胞、补体、激肽系统时，导致组织胺、5-羟色胺、激肽等血管活性介质释放，引起微血管收缩、舒张功能紊乱和微循环障碍。由于微循环中血液淤滞，有效循环血量减少，从而引起血压下降、组织器官毛细血管灌注不足、缺氧、酸中毒等，严重时可导致以微循环衰竭和低血压为特征的内毒素休克。

④ 弥漫性血管内凝血（DIC）。内毒素能活化凝血系统的Ⅻ因子，当凝血作用开始后，使纤维蛋白原转变为纤维蛋白，造成 DIC；由于血小板与纤维蛋白原大量消耗，以及内毒素直接激活纤溶系统，导致血管内凝血被溶解，进而产生出血、渗血倾向，严重时可致死亡。

但适量的、小剂量的内毒素一般对机体无害，并且可激活 B 细胞产生抗体，促进 T 细胞成熟，激活巨噬细胞增强其吞噬消化能力，并释放干扰素和肿瘤坏死因子等。故内毒素有增强机体非特异性免疫和抗肿瘤、抗辐射等作用。

内毒素检测一般用于两种情况：①确定所制备的注射用液和生物制品是否有内毒素污染；②在临床上确定患者是否发生革兰阴性菌引起的内毒素血症，以方便及时治疗，减少休克的发生和死亡。内毒素检测方法常有家兔发热法和鲎试验法两种，前者操作繁琐，影响因素不易控制；后者可用于快速检测。鲎是栖生海边的大型节肢动物，其血液中的有核变形细胞内含有凝固酶原和可凝固蛋白（称为凝固蛋白原）。对这些变形细胞进行冻融并裂解，制成含有鲎变形细胞溶解物（LAL）的试剂。当 LAL 与内毒素相遇时，内毒素能激活其中的凝固酶原，使其成为具有活性的凝固酶，从而使凝固蛋白原转变成肉眼可见的凝胶状态的凝固蛋白。该法灵敏度高，可检测出 0.01~1.00ng/ml 的微量内毒素，但其不能区别测出内毒素由何种革兰阴性菌产生，而且试验所用的玻璃器皿、溶液等均必须绝对无致热原。

细菌内、外毒素的区别见表 10-10。

（二）细菌侵入的数量

病原菌引起感染，除需要一定的毒力外，还必须有足够的数量。一般情况下，细菌毒力愈强，引起感染所需的菌量愈少；反之则愈大。如毒性较强的鼠疫杆菌，在无特异性免疫力的机体中，只要有数个细菌侵入就可导致感染；而毒力较弱的细菌，如沙门菌，则需摄入上亿个细菌才能引起感染。

表 10-10　外毒素与内毒素的比较

区别要点	外　毒　素	内　毒　素
毒素来源	革兰阳性菌和部分革兰阴性菌产生	革兰阴性细菌产生
存在部位	胞浆内合成分泌至胞外	菌体细胞壁成分,细菌裂解后释放
化学组成	蛋白质	脂多糖
毒素性质	不稳定,易被热、酸及消化酶破坏	较稳定、耐热
毒性作用	强,对机体组织器官有选择性毒害作用,引起特殊的临床症状	较弱,毒性作用大致相同,可引起发热、微循环障碍、感染性休克、DIC 等
抗原性质	强,可刺激机体产生抗毒素,经甲醛处理后可脱毒成类毒素	弱,刺激机体产生抗菌性抗体,甲醛处理不形成类毒素

（三）细菌侵入的适当部位

宿主的不同部位、不同组织器官对病原菌的敏感性不同,因此病原菌的侵入部位也是构成感染的重要环节之一。如霍乱弧菌必须经口进入肠道后才能引起感染;破伤风梭菌及其芽孢只有经缺氧状态的深部伤口感染才能引起破伤风;肺炎链球菌则必须借助呼吸道才能引起感染。但也有一些病原菌可经多种渠道感染,如结核分枝杆菌可经呼吸道、消化道、皮肤伤口等多种途径侵入机体,引起结核病。

细菌感染的传播途径有以下几种。

① 呼吸道感染:病人或带菌者通过咳嗽、喷嚏等将含有病原体的呼吸道分泌物随飞沫排至空气,健康人通过吸入病原体污染的空气而引起感染。如肺结核、白喉等。

② 消化道感染:通过食入病原体污染的食品,或饮用水而引起的感染。如伤寒、痢疾和霍乱等。

③ 接触感染:通过人与人或人与带菌动物密切接触引起的感染。如淋病、梅毒等。

④ 创伤感染:通过皮肤、黏膜破损或创伤引起的感染。如葡萄球菌、链球菌引起的化脓性感染等。

⑤ 虫媒传播:以节肢动物为媒介,通过叮咬引起的感染。如鼠疫、乙型脑炎等。

感染过程的发生、发展与结果,除与上述病原菌和机体的各种因素有关外,还与社会因素如社会制度、生活方式、文化程度、卫生状况等及自然因素都有密切关系。

三、机体的抗细菌免疫

抗细菌感染的免疫是指机体抵抗细菌感染的能力,是由机体的非特异性免疫和特异性免疫共同协调完成。先天具有的非特异性免疫包括机体的屏障结构、吞噬细胞的吞噬功能以及正常组织和体液中的抗菌物质;后天获得的特异性免疫包括以抗体作用为中心的体液免疫和致敏淋巴细胞及其淋巴因子为中心的细胞免疫。

病原菌侵入机体后,由于其种类繁多、生物学特性的不同、致病物质和致病机制各不相同,机体对它们的抗感染免疫亦随细菌的种类不同而各有差别。

（一）宿主体表的防御功能

1.机械的阻挡和清除作用

健康和完整的皮肤与黏膜能有效地阻挡病原菌的侵入。呼吸道黏膜上皮细胞的纤毛的定向摆动,可将细菌咳出或咽下;随粪便每日排菌约 10^{12} 个;尿液的冲洗可清除尿道上皮的细菌。

2.分泌液中化学物质的局部抗菌作用

汗腺分泌的乳酸和皮脂腺分泌的脂肪酸都有一定的抗菌作用。胃酸对伤寒沙门菌、志贺菌和霍乱弧菌等病原微生物均有一定的杀灭作用。阴道分泌物中的酸类亦具有抗菌作用。前列腺分泌的精素（spermine）是正常精液中存在的对革兰阳性菌有效的抑制物。泪液、唾液、乳汁和呼吸道分泌物中广泛分布的溶菌酶能溶解革兰阳性菌。

3.正常菌群的拮抗作用

人体体表以及与外界相通腔道中的正常菌群，可以通过它们的代谢产物抵御病原菌的侵入。如皮肤上的痤疮丙酸菌（*Propionibacterium acnes*）能产生抗菌性脂类，从而抑制金黄色葡萄球菌和化脓性链球菌在皮肤上生长；肠道中的某些厌氧菌能产生脂肪酸而阻止沙门菌在局部生长；肠道中大肠埃希菌产生的大肠菌毒和酸性产物能抑制志贺菌和金黄色葡萄球菌；咽部的草绿色链球菌亦能阻止肺炎球菌在局部生长；鼻腔的表皮葡萄球菌和类白喉杆菌能阻止金黄色葡萄球菌定居等。当这种拮抗作用受到影响时，则可发生菌群失调症。

（二）机体抗毒性免疫

抗毒性免疫是一种以抗体为主的体液免疫应答。许多以外毒素致病的病原菌造成的感染，如白喉、破伤风、气性坏疽等，机体的免疫应答主要表现为抗毒素（IgG）中和毒素的作用。由抗毒素与外毒素特异结合形成的免疫复合物，可被吞噬细胞吞噬，并将其降解清除。抗毒素与毒素结合后，可以通过空间屏障而阻碍毒素的毒性基团与易感宿主细胞表面受体结合，或者使毒素的生物学活性部位（酶）被封闭，从而使毒素不能发挥其毒性作用，但抗毒素不能对已与组织结合的毒素起中和作用。

根据外毒素的免疫特点，可用类毒素进行预防接种，应用抗毒素血清进行早期治疗和紧急预防，使用时须保证"早期足量"。

（三）机体的抗菌性免疫

病原侵入机体后，根据其生物学特性的不同，可分为胞外菌感染和胞内菌感染两大类，机体对这两类感染的免疫反应各有差别。

1. 胞外寄生菌的抗感染免疫

针对胞外细菌感染，机体的特异性免疫主要以体液免疫为主。抗体主要通过以下途径清除感染。

（1）抑制细菌的吸附作用　许多经黏膜感染的细菌（如沙门菌、志贺菌、霍乱弧菌等）须通过其表面的黏附素与黏膜上皮细胞表面的受体结合，才能在黏膜表面定植，是造成感染的先决条件。黏膜表面的抗体，在防止病原菌对黏膜的侵犯中具有非常重要的作用。在黏膜表面起阻断黏附作用的抗体主要是SIgA，它是局部免疫的主要因素。例如SIgA能阻止链球菌、致病性大肠埃希菌、霍乱弧菌、淋球菌、百日咳鲍特菌等对黏膜表面的吸附。目前关于SIgA阻断细菌与细胞黏附的精确机理尚不清楚，很可能是阻碍了细菌表面起黏附作用的特定部位与宿主细胞相应受体之间的相互作用。

（2）抗体、补体介导的溶菌作用　在许多感染中，当细菌表面抗原和IgG、IgM类抗体结合形成免疫复合物后，可通过激活补体的经典途径而溶解杀伤某些革兰阴性菌，如霍乱弧菌、大肠埃希菌、志贺菌、伤寒沙门菌等。革兰阳性菌因其特殊的细胞壁结构而对补体介导的溶菌作用不敏感。

（3）调理作用　中性粒细胞和单核吞噬细胞表面具有IgG的Fc受体，当IgG类抗体通过其特异性抗原结合部位（Fab）与细菌表面相应抗原结合后，其Fc段可与吞噬细胞表面相应Fc受体结合，于是在细菌与吞噬细胞间形成抗体"桥梁"，促进吞噬细胞的吞噬作用。IgG、IgM类抗体通过激活补体经典途径产生C3b、C4b等补体片段而覆盖于菌体表面，经与吞噬细胞表面的CR1或CR3结合发挥调理吞噬作用。尤以IgM类抗体的作用更强，此作用在感染的早期特别重要，因此时IgM类抗体占优势。

2. 胞内寄生菌的抗感染免疫

凡侵入人体后大部分时间停留在宿主细胞内并繁殖的病原菌称为胞内寄生菌。例如结核杆菌、麻风杆菌、布鲁菌、军团菌、沙门菌以及立克次体、衣原体等均属此类，多数引起慢性感染。由于这类细菌能对抗吞噬细胞的吞噬杀菌机制，中性粒细胞和未活化的巨噬细胞虽能将其摄入胞内，但不能将其杀死、消化。而且单核/巨噬细胞常常成为多种胞内菌寄生的主要宿主细胞。因此，非特异性免疫对胞内菌的防御作用有限。此外，抗体不能进入细胞内，故体液免疫对此类细菌感染的作用也受到限制，因此，机体对胞内感染的防御功能主要依靠细胞免疫。细胞免疫的效应通过 Th1 细胞和 CTL 来完成，前者主要分泌 IFN-γ 等细胞因子，激活巨噬细胞和 NK 细胞来杀伤病原体或病原体感染的靶细胞，后者可直接并连续杀伤受感染的靶细胞。例如机体初次感染结核杆菌时，由于其细胞免疫尚未建立，吞噬细胞虽可将它们吞噬但不能有效地杀灭和消化，因此病原菌容易随吞噬细胞在体内扩散、蔓延，而引起全身感染。但在感染过程中，机体在病原菌的刺激下逐渐形成细胞免疫，通过致敏淋巴细胞释放的各种淋巴因子，激活吞噬细胞，大大增强其吞噬消化能力，并抑制病原菌在吞噬细胞内生存，从而获得防御同种病原菌再次感染的免疫力。

如上所述，机体抗细菌特异性免疫的特点如下。①产外毒素的胞外菌感染主要以体液免疫为主，机体通过抗毒素的中和作用来完成对此类细菌的免疫。如白喉棒状杆菌、破伤风梭菌等。②胞外菌引起的侵袭性感染主要以体液免疫为主，通过 IgG 介导的 Fc 调理和 IgG、IgM 激活补体后的 C3 调理，以增强吞噬细胞的吞噬功能，最终消灭清除病原菌；黏膜表面的 SIgA 能阻止细菌黏附定植。如化脓性球菌、霍乱弧菌、志贺菌、炭疽芽孢杆菌等。③胞内菌引起的慢性感染主要以细胞免疫为主。通过 Th1 细胞分泌细胞因子激活巨噬细胞和 NK 细胞从而杀伤靶细胞和 CTL 的直接杀伤作用来完成。如结核杆菌、麻风杆菌、布鲁菌、沙门菌等。

第六节　常见病原性细菌

一、化脓性细菌

化脓性细菌是能引起机体组织化脓性感染的细菌，它们所导致的疾病包括疖、痈、蜂窝组织及身体各部位的化脓性感染。引起化脓性感染的细菌种类有很多，如葡萄球菌、链球菌、肺炎球菌、脑膜炎球菌、淋球菌、大肠埃希菌、铜绿假单胞菌、变形杆菌等。下面介绍几种化脓性细菌。

（一）葡萄球菌

葡萄球菌属（*Staphylococcus*）是一群革兰阳性球菌，因常堆聚成葡萄串状而得名。多数为非致病菌，少数可导致疾病。葡萄球菌是最常见的化脓菌，是医院交叉感染的重要来源。

1. 生物学性状

【形态与染色】

球形或稍呈椭圆形，直径 0.4～1.2μm，葡萄串状排列。葡萄球菌无芽孢，无鞭毛，除少数菌株外一般不形成荚膜。革兰染色为阳性（图 10-32）。当其衰老、死亡或被巨噬细胞吞噬后，以及耐药的某些菌株可被染成革兰阴性。

【培养特性】

葡萄球菌需氧或兼性厌氧，少数专性厌氧。对营养要求不高，在普通培养基上生长良好，在含有血液和葡萄糖的培养基中生长更佳。致病菌最适生长温度为 37℃，最适 pH 为 7.4。耐盐性强，在含 10%～15%NaCl 的培养基中能生长。葡萄球菌在肉汤培养基中 24h 后呈均匀浑浊生长，在琼脂平板培养基上形成圆形凸起、表面光滑湿润、边缘整齐、不透明的菌落。不同种的菌种可产生不同的脂溶性色素，如金黄色、白色、柠檬色。多数致病性葡萄球菌在血琼脂平板上可形成明显的全透明溶血环（β-溶血）。

【生化反应】

大多葡萄球菌能分解葡萄糖、麦芽糖和蔗糖，产

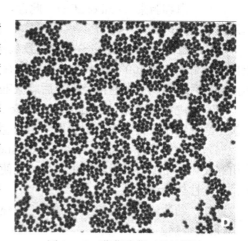

图 10-32　葡萄球菌（革兰阳性）

酸不产气。致病菌株能分解甘露醇。

【分类与分型】

根据产生色素和生化反应不同，可分为金黄色葡萄球菌、表皮葡萄球菌和腐生葡萄球菌三种。

(1) 金黄色葡萄球菌 (*Staphyoccocus*) 能产生金黄色色素，血浆凝固酶试验呈阳性，细胞壁上存在葡萄球菌 A 蛋白 (SPA)，分解甘露醇，能产生 α-溶血素，在血平板上菌落周围出现透明溶血环，致病性强。目前许多国家药典规定在外用药物中不得检测出此菌。

(2) 表皮葡萄球菌 (*Staph. Epidermidis*) 产生白色色素，致病力弱或无致病。血浆凝固酶试验呈阴性，不分解甘露醇，不产生 α-溶血素。

(3) 腐生葡萄球菌 (*Staph. saparophytics*) 产生柠檬色色素，一般不致病。血浆凝固酶试验呈阴性，不分解甘露醇，不产生 α-溶血素。

【抵抗力】

在无芽孢细菌中抵抗力最强。在干燥脓汁、痰液中可存活 2～3 个月，60℃加热 1h 或 80℃加热 30min 才被杀死，耐盐性强。但对碱性染料敏感，2%～4% 的龙胆紫可治疗皮肤黏膜的葡萄球菌感染，且对青霉素、庆大霉素、红霉素等抗生素敏感。近年来，葡萄球菌的抗药菌株不断增加，据统计，金黄色葡萄球菌对青霉素 G 的抗药菌株已高达 90% 以上，给临床用药带来一定困难。

2. 致病性与免疫性

【致病物质】

金黄色葡萄球菌产生多种毒素与侵袭性酶，故毒力强。

(1) 血浆凝固酶 (coagulase) 是能使含有枸橼酸钠或肝素抗凝剂的人或兔血浆发生凝固的酶类物质，致病菌株多数能产生，常作为鉴别葡萄球菌有无致病性的重要指标。

凝固酶和葡萄球菌的毒力关系密切。它使血液或血浆中的纤维蛋白沉积于菌体表面，阻碍体内吞噬细胞对葡萄球菌的吞噬；同时，凝固酶聚集在菌体四周，亦能保护病菌免受血清中杀菌物质的作用，有利于病菌在机体内繁殖。葡萄球菌引起的感染易于局限化和形成血栓，均与凝固酶的作用有关。

(2) 葡萄球菌溶血素 (staphyolysin) 是损伤细胞膜的毒素，包括 α、β、γ、δ、ε 五种，其中对人有致病作用的主要是 α-溶血素。它是一种外毒素，能溶解多种哺乳动物的红细胞，故其在血平板上的菌落周围可出现透明溶血环。该毒素对白细胞、血小板、肝细胞、成纤维细胞、血管平滑肌均有损伤作用，能使局部小血管收缩，导致局部缺血坏死，并能引起平滑肌痉挛。α-溶血素具有良好的抗原性，经甲醛处理可制成类毒素。

(3) 杀白细胞素 (leukocidin) 此毒素可攻击中性粒细胞和巨噬细胞，抵抗宿主细胞的吞噬作用。

(4) 肠毒素 (enterotoxin) 某些致病菌可产生引起急性胃肠炎的肠毒素。它是一种可溶性蛋白质，耐热，经 100℃煮沸 30min 仍保存部分活性，也不受胰蛋白酶的影响。故误食肠毒素污染的食物后，其到达中枢神经系统后刺激呕吐中枢，引起以呕吐为主要症状的食物中毒。

(5) 表皮溶解毒素 (epidermolytic toxin) 也称表皮剥脱毒素 (exfoliatin)，其抗原性强，可被甲醛脱毒制成类毒素。主要发生于新生儿和婴幼儿，引起烫伤样皮肤综合征。

(6) 毒性体克综合征毒素-1 (toxic shock syndrome toxin-1, TSST-1) 具有超抗原活性，可引起发热，增加对内毒素的敏感性，促使内毒素在机体内蓄积，引起机体多个器官系统的功能紊乱或毒性休克综合征。

此外，葡萄球菌还可产生葡激酶、耐热核酸酶、透明质酸酶、脂酶等多种致病物质。

【所致疾病】

侵袭性疾病主要引起化脓性炎症。葡萄球菌可通过多种途径侵袭机体，导致皮肤或器官的多种化脓性感染，甚至败血症。皮肤软组织化脓性感染主要有疖、痈、毛囊炎、脓痂疹、麦粒肿、蜂窝组织炎、伤口化脓等。内脏器官感染，如气管炎、肺炎、脓胸、中耳炎、脑膜炎、心包炎、心内膜炎等。全身化脓性感染如败血症、脓毒血症等，多由金黄色葡萄球菌引起。当新生儿或机体防御机能严重受损时，表皮葡萄球菌也可引起严重败血症。

毒性疾病由金黄色葡萄球菌产生的有关外毒素引起。

（1）食物中毒 进食含肠毒素食物后 1～6h 即可出现食物中毒症状，如恶心、呕吐、腹痛、腹泻等，体温一般不升高，大多数病人于数小时至 1d 内恢复，预后良好。

（2）烫伤样皮肤综合征 多见于新生儿、幼儿和免疫功能低下的成人，开始有红斑，1～2d 有皮起皱，继而形成水疱至表皮脱落。由表皮溶解毒素引起。

（3）毒性休克综合征 由 TSST-1 引起，主要表现为高热、低血压、红斑皮疹伴脱屑和休克等，半数以上病人有呕吐、腹泻、肌痛、结膜及黏膜充血、肝肾功能损伤等，偶尔有心脏受累的表现。

（4）假膜性肠炎 是一种菌群失调性肠炎。人群中约有少量金黄色葡萄球菌寄居于肠道，当肠道中正常菌群如脆弱类杆菌、大肠埃希菌等优势菌因抗菌药物的应用而被抑制或杀灭后，耐药的金黄色葡萄球菌就乘机繁殖而产生肠毒素，引起以腹泻为主的临床症状。

【免疫性】

人类对葡萄球菌有一定的天然免疫力。当机体免疫力降低时易引起感染。病愈后所获免疫力不强，难以防止再次感染。

3. 防治原则

加强卫生宣传教育，注意个人卫生；皮肤创伤应及时使用消毒药物处理，防止感染。若皮肤有化脓性感染，尤其在手部者，未痊愈前不宜从事食品、药物制备工作。医院应加强消毒管理措施，防止医源性感染。应根据药敏试验的结果选用有效的抗菌药物。

（二）链球菌

链球菌（*Streptococcus*）是另一类常见的化脓性球菌，广泛存在于自然界、人和动物粪便及健康人鼻咽部，引起各种化脓性炎症。

1. 生物学性状

【形态与染色】

球形或椭圆形，直径 0.5～1.0μm，呈链状排列，链的长短与菌种及生长环境有关。幼龄培养物大多可见到透明质酸形成的荚膜。无芽孢，无鞭毛，有菌毛样结构，革兰染色阳性（图 10-33）。

【培养特性】

需氧或兼性厌氧，少数为厌氧菌。营养要求较高。普通培养基中需加入血液、血清、葡萄糖等才能生长良好。最适温度为 37℃，最适 pH 为 7.4～7.6，在血平板上形成灰白色、光滑、圆形突起的小菌落，不同菌株有不同溶血现象。

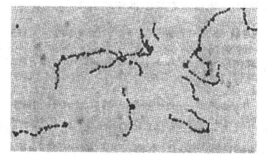

图 10-33 链球菌（革兰阳性）

【生化反应】

能发酵简单的糖类，产酸不产气。一般不分解菊糖，不被胆汁溶解（与肺炎球菌鉴别）。触酶试验阴性。

【分类】

根据链球菌对红细胞的溶血能力可分为三类。

（1）甲型溶血性链球菌（*α-Hemolytic streptococcus*） 又称草绿色链球菌，菌落周围有 1～2mm 宽的草绿色溶血环，称甲型溶血或 α-溶血。此菌为条件致病菌。

（2）乙型溶血性链球菌（β-*Hemolytic streptococcus*） 又称溶血性链球菌，菌落周围形成 2～4mm 宽、界限分明、完全透明的无色溶血环，称为乙型溶血或 β-溶血。此菌致病力强，引起多种疾病。

（3）丙型链球菌（γ-*Streptococcus*） 又称不溶血性链球菌，不产生溶血素，菌落周围无溶血环，一般不致病。

此外，链球菌亦可按抗原不同分类。如根据细胞壁多糖抗原的差异，可分为 A、B、C……等 18 个族。对人致病的大多属于 A 族，A 族链球菌又称为化脓性链球菌。

【抵抗力】

抵抗力不强，55℃可杀死大部分链球菌，对常用消毒剂敏感，在干燥尘埃中可存活数月，对青霉素、红霉素、氯霉素、四环素等较敏感，耐药性低。

2. 致疾性

【致病物质】

致病性链球菌有较强的侵袭力，可产生多种胞外酶和外毒素。

（1）链球菌溶血毒素 有溶解红细胞、杀死白细胞及毒害心脏的作用，主要有溶血素 O 和溶血素 S 两种。

链球菌溶血素 O 为含—SH 基的蛋白质，对氧敏感，遇氧时—SH 基被氧化为—S—S—基，失去溶血能力，还原后又可恢复溶血能力。此毒素能破坏白细胞和血小板，对心脏有急性毒害作用。抗原性强，感染 2～3 周后，85％以上患者的血液中可产生相应抗体。

溶血素 S 为一种小分子的多肽，无抗原性。对氧稳定，对热和酸敏感。血平板上所见透明溶血是由该毒素所引起，它能破坏白细胞和血小板。

（2）致热外毒素 又称红疹毒素或猩红热毒素，是导致人类猩红热的主要毒性物质。为一种耐热性外毒素，使病人皮肤出现红疹，并可直接作用于下丘脑而引起发热反应。

（3）透明质酸酶 又称扩散因子。能分解细胞间质的透明质酸，使细菌易于在组织中扩散。

（4）链激酶 又称溶纤维蛋白酶，可溶解血块并阻止血浆凝固，有利于细菌在组织中的扩散。

（5）链道酶 又名 DNA 酶。能分解黏稠脓液中具有高度黏稠性的 DNA，使脓汁稀薄，促进细菌扩散。

（6）M 蛋白 具有抗吞噬和抗吞噬细胞内的杀菌作用。M 蛋白有抗原性，刺激机体产生相应抗体，并与变态反应性疾病有关。

【所致疾病】

链球菌可引起人类各种化脓性炎症、猩红热、丹毒、新生儿败血症、急性肾小球肾炎、细菌性内膜炎及风湿热等多种疾病。

3. 防治原则

链球菌感染的防治原则与葡萄球菌相同。应对带菌者和病人及时治疗，以减少传染源。对病房空气、器械、敷料等注意消毒。对感染链球菌的患者，尤其是儿童，须及时彻底治疗，防止变态反应性疾病的发生。青霉素为首选药物。

（三）大肠埃希菌

大肠埃希菌（*E. coli*）为埃希菌属（*Escherichia*）的代表菌种，俗称大肠杆菌。一般多不致病，为人和动物肠道中的正常菌群，在一定条件下可引起肠外感染。某些菌株的致病性强，引起肠内感染腹泻，统称致病大肠埃希菌。

1. 生物学性状

【形态与染色】

大肠埃希菌为中等大小的革兰阴性杆菌（图 10-34）。无芽孢，有周鞭毛，能运动，有普通菌毛与性菌毛，有些菌株有多糖类包膜（微荚膜）。

【培养特性与生化反应】

普通培养基上生长良好，生化反应能力强，大部分菌株能发酵乳糖、葡萄糖等多种糖类，产酸产气。如在肠道菌鉴别培养基上生长时因分解乳糖产酸而使菌落带颜色，故可与不分解乳糖的肠道致病菌区别。典型的大肠埃希菌 IMViC 试验（吲哚、甲基红、VP、枸橼酸盐利用试验）为"＋、＋、－、－"。

【抵抗力】

该菌对热的抵抗力较其他肠道杆菌强，55℃加热60min 或 60℃加热 15min 仍有部分细菌存活。在自然界水中可存活数周至数月，在温度较低的粪便中存活得更久。胆盐、煌绿等对大肠埃希菌有选择性抑制作用。它对磺胺类药物、链霉素、氯霉素等抗生素敏感；但易耐药，是由 R 质粒转移而获得的。

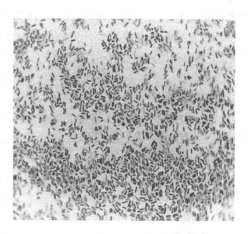

图 10-34　大肠埃希菌（革兰阴性）

2.所致疾病

（1）肠道外感染　多为内源性感染，主要因寄居部位发生改变，细菌从肠道内转移到肠道外的组织或器官而引起的化脓性感染。如尿道炎、膀胱炎、肾盂肾炎、胆囊炎、阑尾炎等。也可因婴幼儿、老年人免疫力低下，大肠埃希菌侵入这些人血流引起败血症，治疗比较困难。

（2）肠道内感染　某些血清型大肠埃希菌能引起人类腹泻。根据其致病机理不同，分为 5 种类型。

① 肠产毒型大肠埃希菌（Enterotoxigenic E.coli，ETEC）。主要引起婴幼儿和旅游者腹泻，出现轻度水泻，或呈严重的霍乱样症状。其致病物质主要是菌毛和肠毒素。菌毛是致病菌黏附肠黏膜细胞而定植的结构，在生长繁殖过程中释放肠毒素而出现腹泻。大肠埃希菌肠毒素有两种，化学成分均为蛋白质。一种对热不稳定，65℃经 30min 即失活，称为不耐热肠毒素（heat labile enterotoxin，LT）。另一种对热稳定，100℃经 20min 仍不被破坏，称为耐热肠毒素（heat stable enterotoxin，ST）。LT 由 A、B 两个亚单位组成，A 亚单位又分成 A1 和 A2，其中 A1 是毒素的活性部分，B 亚单位是与小肠黏膜上皮细胞膜表面受体结合的部位。LT 的致病机制与霍乱弧菌肠毒素相似。

② 肠致病性大肠埃希菌（Enteropathogenic E.coli，EPEC）。是婴幼儿腹泻的主要病原菌，有高度传染性，严重者可导致死亡；成人少见。细菌侵入肠道后，主要在十二指肠、空肠和回肠上段黏膜大量繁殖。切片标本中可见细菌黏附于局部黏膜细胞表面的微绒毛，导致刷状缘破坏、微绒毛萎缩、上皮细胞排列紊乱和功能受损，可引起严重腹泻。

③ 肠侵袭性大肠埃希菌（Enteroinvasive E.coli，EIEC）。引起较大儿童和成人腹泻的病原菌。可出现脓血便、里急后重等症状，其致病机制与志贺菌所致痢疾类似。

④ 肠出血性大肠埃希菌（Enterohemorrhagic E.coli，EHEC）。引起散发性或暴发性出血性肠炎。患者症状轻重各异，轻者腹泻呈水样；重者可出现血性腹泻，并伴剧烈疼痛。

⑤ 肠集聚型大肠埃希菌（Enteroaggregative E.coli，EAggEC）。引起婴幼儿持续性腹泻的病原菌，因其能在 Hep-2 细胞上呈集聚性黏附而得名。

3.卫生细菌学检查

大肠埃希菌不断随粪便排出体外，污染周围环境、水源和饮食等。如取样检查时，样品中大肠埃希菌数量越多，表明样品被粪便污染的程度越严重，也表明样品中存在肠道致病菌的可能性越大。故应对饮水、食品、药品等进行卫生细菌学检查。大肠埃希菌已被许多国家药典列为规定控制菌之一。

卫生细菌学检查常用细菌总数和大肠菌群数两项指标。细菌总数是检测每毫升或每克样品中所含的细菌数，采用倾注培养计算。我国规定的卫生标准是每毫升饮用水中细菌总数不得超过100个。大肠菌群数是指每1000ml水中大肠菌群的数目，采用乳糖发酵法检测。我国的卫生标准是每1000ml饮用水中不得超过3个大肠菌群；瓶装汽水、果汁等每100ml大肠菌群数不得超过5个。

4. 防治原则

改善环境卫生和加强饮食品的检查与检测是预防和控制大肠埃希菌感染的一般方法。人工自动免疫是预防肠产毒性大肠埃希菌感染的重要措施。治疗可选用庆大霉素、丁胺卡那霉素等。

（四）铜绿假单胞菌

铜绿假单胞菌（*Pseudomonas aeruginosa*）属假单胞菌属（*Pseudomonas*），广泛分布于自然界及正常人体皮肤、肠道和呼吸道，是临床上常见的条件致病菌之一。此菌引起的感染可形成一种有特殊臭味的绿色脓液，故得名。

1. 生物学性状

【形态与染色】

菌体呈小杆菌，单个或成双排列，长短不一，菌体一端有1～3根鞭毛，运动活泼，有菌毛，无荚膜，无芽孢。革兰染色阴性。

【培养】

专性需氧菌，营养要求不高，普通培养基上生长良好，菌落大小形态不一，边缘不整齐，扁平湿润。在血平板上形成透明溶血环。液体培养基中呈浑浊生长，并有菌膜形成。铜绿假单胞菌能产生两种水溶性色素：一种为绿脓素，为蓝绿色，无荧光性，具有抗菌作用；另一种为荧光素，呈黄绿色。水溶性绿脓素只有铜绿假单胞菌产生，故有诊断意义。但广泛使用有效抗生素后筛选出的变异菌株常丧失合成绿脓素的能力。

【生化特性】

分解蛋白质能力较强，而发酵糖类能力较低，分解葡萄糖产酸不产气，不分解乳糖、蔗糖及甘露醇，能液化明胶。分解尿素，氧化酶试验阳性，可利用枸橼酸盐，不形成吲哚。

【抵抗力】

铜绿假单胞菌抵抗力较其他细菌强，潮湿处可长期生存，干燥环境亦可存活数月，对紫外线抵抗力较强，但56℃经30min可被杀死，对染料、石炭酸、甲酚皂等消毒剂较敏感，但对醛类、汞类及表面活性剂等消毒剂有不同程度的抵抗力。铜绿假单胞菌有天然抗药菌之称，对青霉素、氯霉素、链霉素、四环素等多种抗生素均有抗药性，给临床治疗造成困难。

2. 致病性

铜绿假单胞菌为条件致病菌，正常人体表面、肠道及上呼吸道均有此菌存在，通常不致病。但在一定条件下如机体抵抗力低下、严重感染、患恶性或慢性消耗性疾病时，可引起继发性感染或混合感染。本菌可产生内毒素、外毒素及胞外酶等致病物质，若细菌侵入血流可引起败血症，病死率高。此外，铜绿假单胞菌还能产生胶原酶，故一旦眼睛受伤后感染此菌，则使角膜形成溃疡、穿孔而导致患者失明。铜绿假单胞菌可通过污染医疗器具及药品而导致医源性感染，应引起人们的重视。

3. 防治原则

铜绿假单胞菌是院内感染的常见病原菌，所以应严格控制医院内感染，做好烧伤病房、医疗器械和敷料等消毒灭菌工作。我国药典和药品卫生标准规定，一般的眼科制剂和外伤用药规定不得检出铜绿假单胞菌。治疗可选用多黏菌素B、庆大霉素等抗生素，联合用药可减少耐药菌株的产生，或用多价菌苗及特异性单克隆抗体。

二、内毒素致病菌

（一）沙门菌

沙门菌属（*Salmonella*）是一大群寄生于人和动物肠道内的生化反应和抗原构造相似的革兰

阴性杆菌。目前已发现该属细菌有 2000 多种，其中少数对人致病，如伤寒沙门菌和甲、乙、丙型副伤寒沙门菌可引起伤寒和副伤寒，只在人与人之间发生传染；引起食物中毒或败血症的有鼠伤寒沙门菌、猪霍乱沙门菌、肠炎沙门菌等。

1. 生物学性状

【形态与染色】

革兰阴性短杆菌，大小为 $(0.6～1.0)\mu m \times (2～4)\mu m$，一般无芽孢、无荚膜，多数有周鞭毛，能运动，有菌毛。

【培养特性及生化反应】

兼性厌氧菌，营养要求不高，在普通琼脂平板上形成中等大小、无色半透明的 S 型菌落。发酵葡萄糖、麦芽糖和甘露醇，除伤寒沙门菌产酸不产气外，其他沙门菌均产酸产气。不发酵乳糖和蔗糖，不分解尿素，不产生吲哚，VP 试验阴性，多数产生硫化氢。在含乳糖和指示剂的肠道杆菌选择性培养基（如中国蓝、SS 培养基）上因不分解乳糖而形成无色菌落，易与大肠埃希菌菌落区别。

【抵抗力】

对热抵抗力不强，60℃经 1h 或 65℃经 15～20min 即可被杀死。但在水中能存活 2～3 周，粪便中可存活 1～2 个月，在冰冻土壤中可过冬。胆盐、煌绿等对沙门菌的抑制作用较其他肠道杆菌小，故可用其制备肠道杆菌选择性培养基，利于分离粪便中的沙门菌。在一般食物中能生长繁殖，是沙门菌引起食物中毒的主要原因。对氯霉素、复方新诺明、呋喃唑酮敏感。

2. 致病性

【致病物质】

沙门菌感染必须经口进入足够量的细菌，并定位于小肠才能导致疾病。

（1）侵袭力 沙门菌借菌毛黏附于小肠黏膜上皮细胞表面并侵入上皮细胞下的组织。细菌虽被吞噬细胞吞噬，但不被杀灭，并在其中继续生长繁殖。这可能与 Vi 抗原的保护作用有关。

（2）内毒素 沙门菌内毒素较强，可引起发热、白细胞减少，大剂量时可导致中毒症状和休克。此外，内毒素可激活补体系统释放趋化因子，吸引吞噬细胞，引起肠道局部炎症反应。

（3）肠毒素 有些沙门菌，如鼠伤寒沙门菌可产生类似肠产毒型大肠埃希菌的肠毒素，引起水样腹泻。

【所致疾病】

人类沙门菌感染有以下三种类型。

（1）肠热症 是伤寒病和副伤寒病的总称，是由伤寒沙门菌（*S. typhi*）和甲、乙、丙型副伤寒沙门菌（*S. paratyphi* A、B、C）引起，传染源为患者或带菌者。

典型伤寒病的病程较长。细菌到达小肠后，穿过肠黏膜上皮细胞侵入到肠壁淋巴组织，经淋巴液到达肠系膜淋巴结及其他淋巴组织并在其中大量繁殖，经胸导管进入血流引起第一次菌血症。此时病人有发热、全身不适、乏力等前驱症状。之后细菌随血流至骨髓、肝、脾、肾、胆囊等脏器继续繁殖，并再次进入血流，引起第二次菌血症。此时病人全身中毒症状加剧，持续高热，肝脾肿大、皮肤出现玫瑰疹。存在于胆囊中的病菌随胆汁排至肠道，一部分随粪便排出体外，其余部分菌可再次侵入肠壁淋巴组织，发生超敏反应，引起局部肠壁组织坏死、溃疡，严重者可发生肠出血和肠穿孔。肾脏中的病菌可随尿排出体外。第 3～4 周进入恢复期，患者逐渐康复。病愈后部分病人的粪便或尿液仍可继续排菌，故恢复期带菌者是伤寒病重要的传染源。副伤寒病与伤寒病症状相似，但一般较轻，病程也较短，约 1～3 周即痊愈。

（2）急性胃肠炎（食物中毒） 是最常见的沙门菌感染。在我国由细菌引起的食物中毒中，沙门菌引起的占首位，主要由鼠伤寒杆菌（*S. typhimurium*）、猪霍乱杆菌（*S. choleraesuis*）、肠炎杆菌（*S. enteritidis*）等引起。因食用患沙门菌病或携带有沙门菌的病畜病禽的食物制品，或食用被病畜病禽排泄的含沙门菌的排泄物污染的食品，多为集体食物中毒。潜伏期短，一般 4～

24h，患者症状主要为发热、恶心、呕吐、腹痛腹泻。细菌随食物进入肠道而繁殖，侵袭肠黏膜及黏膜下层，释放内毒素，通常不侵入血流，病程较短，一般 2～4d 内可完全恢复，预后较好。

（3）败血症　常见于儿童或原有慢性疾患的成年人，主要由猪霍乱杆菌、丙型副伤寒沙门菌、鼠伤寒沙门菌、肠炎杆菌等引起。病菌进入肠道后，迅速侵入血流，导致组织器官感染，如脑膜炎、骨髓炎、胆囊炎、肾盂肾炎、心内膜炎等。可出现高热、畏寒、厌食、贫血等症状。在发热期，血培养往往可查到沙门菌。

3.防治原则

沙门菌主要通过消化道传播，因此要加强饮用水、食品的卫生监督和管理，对饮食加工及服务行业、制药行业工作人员均应定期进行健康检查，及时发现带菌者并调离其工作岗位。我国药典规定，脏器口服制剂不得检出沙门菌。现在使用 Vi 荚膜多糖疫苗，环丙沙星是目前使用有效的主要药物。

（二）志贺菌

志贺菌属（Shigella）是一类革兰阴性杆菌，是人类细菌性痢疾最常见的病原菌，统称为痢疾埃希菌。

1.生物学性状

【形态与染色】

此菌为革兰阴性短小杆菌，长为 2.0～3.0μm，宽为 0.5～0.7μm。无芽孢，无荚膜，无鞭毛，大多有菌毛。

【培养特性】

为兼性厌氧菌，营养要求不高，在普通培养基上生长形成中等大小、半透明的光滑型菌落。在肠道杆菌选择性培养基上形成无色菌落，易与大肠埃希菌区别。

【生化反应】

分解葡萄糖，产酸不产气。VP 试验阴性，不分解尿素，不形成硫化氢，不能利用枸橼酸盐作为碳源。

【抵抗力】

本菌对理化因素的抵抗力较其他肠道杆菌要弱。对酸非常敏感，在外界环境中的抵抗能力以宋内志贺菌最强，福氏志贺菌次之，痢疾志贺菌最弱。一般 56～60℃经 10min 即可被杀死；在 37℃水中可存活 20d，在冰块中可存活 96d，在蝇肠内可存活 9～10d；对化学消毒剂敏感，如 1‰石炭酸 15～30min 可杀死。

2.致病性

【致病物质】

（1）侵袭力　志贺菌有菌毛，细菌必须侵入肠黏膜后方能致病，否则，细菌数量再大也不能致病。

（2）内毒素　各型志贺菌均具有强烈的内毒素。内毒素作用于肠黏膜使其通透性增高，促进毒素吸收，引起发热、神志障碍，甚至出现中毒性休克等一系列症状。内毒素能破坏肠黏膜形成炎症、溃疡，产生典型的脓血黏液便。内毒素还作用于肠壁自主神经系统，导致肠功能紊乱、肠蠕动失调和痉挛，尤以直肠括约肌痉挛最为明显，从而出现腹痛、里急后重等症状。

（3）外毒素　志贺菌某些菌株还可产生外毒素，称志贺毒素。该毒素可作用于中枢神经系统，引起神经麻痹等症状。

【所致疾病】

志贺菌可引起细菌性痢疾。传染源主要为病人和带菌者，通过粪口感染。人类对志贺菌普遍易感，200 个细菌即可致病。志贺菌感染分急性和慢性两种类型，病程在 2 个月以上的属慢性细菌性痢疾；急性细菌性痢疾可有发热、腹痛、里急后重等症状，并伴有脓血黏液便。

3.防治原则

预防细菌性痢疾和预防其他肠道传染病一样，要注意饮食卫生，对患者和带菌者要早发现并彻底治疗，控制和消除传染源。特异性预防主要采用口服减毒活菌苗。治疗细菌性痢疾的抗菌药物有很多，但容易出现多重耐药菌株，故在治疗前应先作药物敏感试验，选用敏感抗生素使用。

三、外毒素致病菌

（一）破伤风梭菌

破伤风梭菌（*Clostridium tetani*）是破伤风的病原菌，大量存在于人和动物肠道内，由粪便污染土壤，通过伤口感染引起疾病。

1.生物学性状

【形态与染色】

破伤风梭菌是细长、较大的杆菌，周身鞭毛；芽孢呈正圆形，位于菌体顶端，直径比菌体大，如鼓槌状，是本菌的形态特征。革兰阳性（图10-35）。

【培养特性及生化反应】

本菌为专性厌氧菌，最适生长温度为37℃，pH7.0～7.5，营养要求不高，常用庖肉培养基培养，细菌在肉汤中生长使肉汤变浑浊，肉渣部分被消化，微变黑，产生甲基硫醇、硫化氢等气体，并伴有腐败

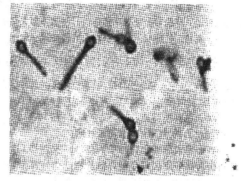

图10-35 破伤风梭菌（革兰阳性）

臭味。在血平板上培养可见明显溶血环。一般不发酵糖类，能液化明胶，产生硫化氢，形成吲哚，不能还原硝酸盐为亚硝酸盐，对蛋白质有微弱消化作用。

【抵抗力】

本菌繁殖体抵抗力与其他细菌相似，但其芽孢抵抗力强大。在土壤中可存活数十年，能耐煮沸1h，在5%石炭酸中可存活10～15h。对青霉素敏感，磺胺类有抑菌作用。

2.致病性

【致病物质】

破伤风梭菌能产生强烈的外毒素，有溶血素和痉挛毒素两种，溶血素与致病性无关，痉挛毒素主要引起疾病。破伤风痉挛毒素是一种神经毒素，化学成分为蛋白质，性质不稳定，不耐热，易受日光、酸碱等理化因素而被破坏，也可被肠道蛋白酶破坏，故口服毒素不起作用。用甲醛处理可使其失去毒性但仍保留免疫原性，成为破伤风类毒素。破伤风毒素的毒性非常强烈，仅次于肉毒毒素。

【所致疾病】

破伤风梭菌及其芽孢广泛分布于自然界中，可经伤口侵入人体，只在伤口局部生长繁殖，不扩散到血流，伤口的厌氧环境是破伤风梭菌感染的重要条件。窄而深的伤口、有泥土铁锈等异物污染，或大面积烧伤、坏死组织多、局部组织缺血缺氧或同时有需氧菌或兼性厌氧菌混合感染，以上均易造成厌氧环境，有利于破伤风梭菌生长繁殖，分泌外毒素而致病。

破伤风多见于战伤，平时除创伤感染外，分娩时断脐不洁、手术器械灭菌不彻底，均可感染此菌，其中新生儿破伤风（俗称脐风）尤为常见。破伤风潜伏期不定，短的1～2d，长的达2个月，平均1～2周。潜伏期越短病死率越高。主要是破伤风痉挛毒素作用于神经细胞，封闭抑制性突触，阻断抑制性传导介质的释放，从而导致骨骼肌对任何刺激都发生反射亢进，产生强直性痉挛。患者发病早期有发热、头痛、不适、肌肉酸痛等前驱症状，局部肌肉抽搐，出现张口困难、咀嚼肌痉挛、牙关紧闭，呈现苦笑面容。随后颈部、躯干和四肢肌肉发生强直性收缩，身体呈角弓反张，面部紫绀，呼吸急促，最后可因窒息而死。病死率约50%，新生儿和老年人尤高。

3.防治原则

破伤风一旦发病，治疗效果不佳，故应以预防为主。首先要正确处理伤口，及时清创扩创。大剂量的抗生素能有效地抑制破伤风梭菌在局部病灶中繁殖，并对混合感染的其他细菌也有作

用，故亦可用于治疗。破伤风主要致病物质是外毒素，因此其防治原则均以使体内达到足够的破伤风抗毒素为目的。

(1) 人工自动免疫 用破伤风类毒素对战士、建筑工人等易受伤人群进行预防接种，以刺激机体自动产生破伤风抗毒素，可有效地预防破伤风的发生。儿童则注射"百、白、破"（百日咳菌苗、白喉类毒素、破伤风类毒素）混合制剂，可同时使接种者获得对这三种传染病的免疫力。

(2) 人工被动免疫 注射破伤风抗毒素可使机体获得被动免疫，其有两方面用途。

① 紧急预防。受伤后，伤口有可能被破伤风梭菌及芽孢污染时，应及时注射破伤风抗毒素（tetanus antitoxin, TAT），以作紧急预防。

② 特异治疗。对已发病的破伤风病人，应立即注射破伤风抗毒素，要早期足量，一般须用10万～20万单位，以中和进入体内的破伤风外毒素。注射抗毒素前必须作皮肤试验，防止发生血清过敏性休克。国外已开始用人的破伤风丙种球蛋白（teatanus immunoglobulin, TIG）进行治疗，既可避免过敏反应，还可提高疗效。

在药品卫生检验中，外伤用药及敷料一律不得检出破伤风梭菌。

(二) 白喉棒状杆菌

白喉棒状杆菌（*Corynebacterium diphtheriae*）属于棒状杆菌属，是引起小儿白喉的病原菌，其致病物质主要是白喉类毒素。

1. 生物学性状

【形态与染色】

白喉棒状杆菌菌体细长稍弯，一端或两端膨大成棒状，排列不规则，常呈 L、Y、V 等字母形或排成栅栏状。革兰染色阳性；用美兰或奈瑟氏染色法，菌体内可见着色深的或与菌体着色不同的异染颗粒，是本菌的形态特征之一，在鉴别时具有重要意义。

【培养特性】

需氧或兼性厌氧菌，最适温度为 37℃，最适 pH7.2～7.8，营养要求高，在含血液、血清或鸡蛋的培养基上生长良好，形成灰白色、光滑、圆形凸起的菌落，在含有 0.033% 亚碲酸钾血清培养基上生长繁殖时，因能吸收碲盐并还原为金属碲，故使菌落呈黑色而便于识别。亚碲酸钾能抑制标本中其他细菌的生长，故此培养基可作为棒状杆菌的选择培养基。

【抵抗力】

白喉棒状杆菌对干燥、寒冷和日光的抵抗力较其他无芽孢的细菌为强，在日常物品、食品及衣物上能生存多日。但对热和常用消毒剂敏感，60℃加热 10min 或煮沸 1min 迅速被杀死，在1% 石炭酸中经 1min 死亡，对青霉素和常用抗生素比较敏感。

2. 致病性

【致病物质】

本菌的致病物质主要是白喉外毒素。白喉外毒素是含有 2 个二硫键的多肽链，经蛋白酶水解后可分为 A 链和 B 链 2 个亚单位，中间仍由二硫键连接。A 链含有毒素的毒性基团，具有酶活性，能使细胞蛋白质合成受阻，导致细胞死亡。B 链无酶活性，但能与宿主易感细胞膜表面的特异性受体结合，并通过易位作用使 A 链进入易感细胞，抑制蛋白质的合成。

并非所有的白喉棒状杆菌菌株均能产生白喉外毒素，只有携带 β-棒状杆菌噬菌体的溶源性白喉棒状杆菌才能产生外毒素，细菌失去该噬菌体即失去产毒能力。

【所致疾病】

白喉是一种急性呼吸道传染病，其传染源是白喉病人及恢复期带菌者。本菌存在于假膜及鼻咽腔或鼻分泌物内，经飞沫或污染物品而传播。白喉棒状杆菌侵入易感者呼吸道，通常在鼻、咽、喉等部位黏膜上生长繁殖，并分泌外毒素及侵袭性物质，引起局部组织炎症和全身中毒症状。由于局部黏膜上皮细胞发生坏死，血管扩张，粒细胞浸润及纤维渗出，因此形成灰白色膜状物，称为假膜，为白喉病的特征。若假膜进一步扩展至喉部、气管时，可引起呼吸道阻塞，甚至窒息。白喉棒状杆菌一般不侵入血流,但外毒素可进入血液,引起毒血症。毒素迅速与易感组织细胞结合,如心肌、肝、肾、肾上腺及外周神经等,导致细胞变性坏死、内脏出血和神经麻痹。

【免疫性】

患白喉或隐性感染后机体有较强的免疫力,主要是机体能产生中和白喉外毒素的抗体——抗毒素。1~5岁易感性最高,5岁以上易感性逐渐下降,成人多数由于隐性感染或预防接种已获得免疫力。

3.防治原则

预防白喉的主要措施是注射白喉类毒素。6个月以上至8岁儿童应预防接种"百、白、破"三联疫苗或明矾沉淀白喉类毒素。对密切接触过白喉病人的易感儿童,应立即肌内注射1000~2000U白喉抗毒素作紧急预防,同时应注射白喉类毒素以便延长免疫力。

白喉抗毒素做为特效治疗制剂,应在发病早期注射足量的白喉抗毒素,根据病情通常用量为2万~10万单位,作肌肉注射或静脉滴注。使用白喉抗毒素之前须进行皮肤过敏试验,防止变态反应的发生,阳性者须进行脱敏治疗。

四、其他常见病原性细菌

其他常见的病原性细菌见表10-11。

表10-11 其他常见的病原性细菌

菌名	形态染色	致病物质	传染途径	所致疾病
肺炎球菌	G^+,成双排列,菌体呈矛头状,钝端相对,可有荚膜	荚膜	呼吸道	大叶型肺炎
脑膜炎球菌	G^-,成双排列,菌体呈肾形,凹面相对,有荚膜	菌毛,荚膜,内毒素	呼吸道	流行性脑脊髓膜炎(流脑)
淋球菌	G^-,成双排列,菌体呈肾形,凹面相对,有荚膜	菌毛,荚膜,内毒素	主要通过性接触	淋病
霍乱弧菌	G^-,菌体呈弧形或逗点状,有鞭毛	菌毛,霍乱肠毒素	消化道	霍乱
布氏杆菌	G^-,短小杆菌,可有荚膜	内毒素,侵袭性酶	接触病兽或食用该菌污染的食物	布氏杆菌病
鼠疫杆菌	G^-,两端钝圆,浓染的短杆菌,有荚膜	鼠疫毒素,内毒素	鼠→蚤→人(呼吸道、皮肤等)	鼠疫
炭疽杆菌	G^+,大杆菌,两端平切,链状排列,有芽孢,有荚膜	荚膜,炭疽毒素	呼吸道,皮肤,消化道	皮肤炭疽,肺炭疽,肠炭疽
产气荚膜杆菌	G^+,粗大杆菌,有芽孢、荚膜	多种外毒素及侵袭性酶,荚膜	创伤感染,食入含肠毒素食物	气性坏疽,食物中毒
肉毒杆菌	G^+,大杆菌,周鞭毛,有芽孢	肉毒外毒素	消化道(食入带肉毒毒素食物)	食物中毒
百日咳杆菌	G^-,卵圆形,短小杆菌,有荚膜	荚膜,菌毛,外毒素	呼吸道	百日咳
结核杆菌	抗酸杆菌,细长略弯曲	菌体特殊成分	呼吸道,消化道,皮肤黏膜破损等多种途径	结核病

(曹小敏 龙正海 叶剑尔)

第十一章　放　线　菌

本章概要

　　放线菌属于原核细胞型微生物，具有菌丝和孢子结构，革兰氏染色呈阳性，主要繁殖方式为无性孢子繁殖。放线菌广泛分布于自然界，主要存在于土壤中，大多数是需氧性腐生菌，对营养要求不高，分解淀粉能力强。只有少数为寄生菌，可使人和动物致病。

　　链霉菌属是放线菌中最大的一个属，该属产生的抗生素种类最多。现有的抗生素80%由放线菌产生，而其中90%又是由链霉菌属产生的。

　　放线菌（*Actinomyces*）是一类菌落呈分枝状生长的原核细胞型微生物。因其菌落呈放射状，故称为放线菌。放线菌具有菌丝和孢子结构，革兰染色呈阳性。

　　放线菌广泛分布于自然界，主要存在于土壤中，泥土特有的"土腥味"主要是由于多数放线菌种类可产生土腥味素（geosmins）。放线菌在分解有机物质、改变土壤结构以及自然界物质转化中起一定作用。大多数放线菌是需氧型腐生菌；只有少数为寄生菌，可使人和动物致病。

　　放线菌是抗生素的主要产生菌，迄今报道的8000多种抗生素中，约80%是由放线菌产生的。常用的抗生素除了青霉素和头孢霉素外，绝大多数是放线菌的产物。放线菌还可用于制造维生素、酶制剂（蛋白酶、淀粉酶、纤维素酶等）及有机酸，在医药工业上有重要意义。

第一节　放线菌的生物学特性

一、放线菌的形态与结构

　　放线菌是介于细菌和真菌之间又接近于细菌的单细胞分枝微生物，基本结构与细菌相似，细胞壁由肽聚糖组成，并含有二氨基庚二酸（DAP），不含有真菌细胞壁所具有的纤维素或几丁质。目前在进化上已经把放线菌列入广义的细菌。

　　放线菌由菌丝和孢子组成。

　　1.菌丝

　　菌丝是由放线菌孢子在适宜环境下吸收水分，萌发出芽，芽管伸长呈放射状、分枝状的丝状物。放线菌的菌丝基本为无隔的多核菌

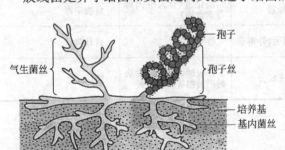

气生菌丝　　孢子　　孢子丝　　培养基　　基内菌丝

图 11-1　放线菌的一般形态和构造

丝，直径细小，大量菌丝交织成团，形成菌丝体（mycelium）。

　　菌丝按着生部位及功能不同，可分为基内菌丝、气生菌丝和孢子丝三种（图11-1）。

　　（1）基内菌丝　伸入培养基质表面或伸向基质内部，像植物的根一样，具有吸收水分和营养的功能，又称营养菌丝或一级菌丝。基内菌丝无隔，直径较细，通常为 0.2～1.2μm。有的无

色；有的产生色素，呈现不同的颜色。色素分为脂溶性色素和水溶性色素两类，后者可向培养基内扩散，使之呈现一定的颜色。

（2）气生菌丝　基内菌丝不断向空中生长，分化出直径比基内菌丝粗、颜色较深的分枝菌丝，称为气生菌丝或二级菌丝。

（3）孢子丝　气生菌丝发育到一定阶段，顶端可分化形成孢子（spore），这种形成孢子的菌丝称为孢子丝。孢子丝的形状、着生方式，螺旋的方向、数目、疏密程度以及形态特征是鉴定放线菌的重要依据（图11-2）。

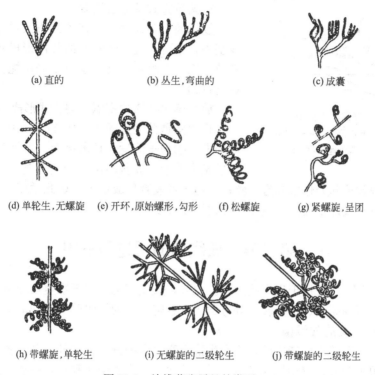

(a) 直的　　　(b) 丛生，弯曲的　　　(c) 成囊

(d) 单轮生，无螺旋　(e) 开环，原始螺形，勾形　(f) 松螺旋　(g) 紧螺旋，呈团

(h) 带螺旋，单轮生　(i) 无螺旋的二级轮生　(j) 带螺旋的二级轮生

图 11-2　放线菌孢子丝的类型

2.孢子

气生菌丝发育到一定阶段即分化形成孢子。孢子成熟后，可从孢子丝中逸出飞散。放线菌的孢子属无性孢子，是放线菌的繁殖器官。孢子的形状不一，有球形、椭圆形、杆形或柱状。排列方式不同，有单个、双个、短链或长链状。在电镜下可见孢子表面结构不同，有的表面光滑，有的为疣状、鳞片状、刺状或毛发状。孢子颜色多样，呈白、灰、黄、橙黄、淡黄、红、蓝等色。孢子的形态、排列方式和表面结构以及色素特征是鉴定放线菌的重要依据。

二、放线菌的培养特性

1.培养条件

绝大多数放线菌为异养菌，营养要求不高，能在简单培养基上生长。多数放线菌分解淀粉的能力较强，故培养基中大多含有一定量的淀粉。放线菌对无机盐的要求较高，培养基中常加入多种元素，如钾、钠、硫、磷、镁、铁、锰等。

放线菌大多为需氧菌，所以在抗生素生产中，需进行通气搅拌培养，以增加发酵液中的溶氧量。

放线菌最适生长温度 28～30℃，对酸敏感，最适 pH 为中性偏碱，在 pH7.2～7.6 环境中生长良好。

放线菌生长缓慢，培养 3～7d 才能长成典型菌落。

2.菌落特征

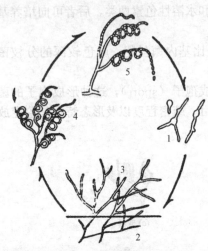

图 11-3　链霉菌生活史

1—孢子萌发；2—基内菌丝；3—气生菌丝；

4—孢子丝；5—孢子丝分化为孢子

放线菌菌落通常为圆形，类似或略大于细菌的菌落，比真菌菌落小。菌落表面干燥，有皱褶，致密而坚实。当孢子丝成熟时，形成大量孢子堆，铺于菌落表面，使菌落呈现颗粒状、粉状、石灰状或绒毛状，并带有不同的颜色。由于大量基内菌丝伸入培养基内，故菌落与培养基结合紧密，不易被接种针挑起。放线菌在固体平板培养基上培养后形成的菌落特征，可作为菌种鉴别的依据。

3. 繁殖方式及生活周期

放线菌主要通过无性孢子的方式进行繁殖。在液体培养基中，也可通过菌丝断裂的片段形成新的菌丝体而大量繁殖，工业发酵生产抗生素时常采用搅拌培养即是依此原理进行的。

放线菌主要通过横隔分裂方式形成孢子。

现以链霉菌的生活史（图 11-3）为例说明放线菌的生活周期：①孢子萌发，长出芽管；②芽管延长，生出分枝，形成基内菌丝；③基内菌丝向培养基外空间生长形成气生菌丝；④气生菌丝顶部分化形成孢子丝；⑤孢子丝发育形成孢子。如此循环反复。孢子是繁殖器官，一个孢子可长成许多菌丝，然后再分化形成许多孢子。

第二节　放线菌的用途与危害

放线菌在医药上主要用于生产抗生素。此外，放线菌也应用于维生素和酶类的生产、皮革脱毛、污水处理、石油脱蜡、甾体转化等方面。少数寄生性的放线菌对人和动植物有致病性。

一、产生抗生素的放线菌

放线菌是抗生素的主要产生菌，除产生抗生素最多的链霉菌属外，其他各属中产生抗生素较多的依次为小单孢菌属、游动放线菌属、诺卡菌属、链孢囊菌属和马杜拉放线菌属。由于抗生素在医疗上的应用，许多传染性疾病已得到很好的治疗和控制。

1. 链霉菌属

链霉菌属（*Streptomyces*）是放线菌中最大的一个属，该属产生的抗生素种类最多。现有的抗生素 80％由放线菌产生，而其中 90％又是由链霉菌属产生的。根据该菌属不同菌的形态和培养特征，特别是根据气生菌丝、孢子丝和基内菌丝的颜色及孢子丝的形态，可把链霉菌属分为 14 个类群，其中有很多种类是重要抗生素的产生菌，如灰色链霉菌产生链霉素，龟裂链霉菌产生土霉素，卡那霉素链霉菌产生卡那霉素等。此外，链霉菌还产生氯霉素、四环素、金霉素、新霉素、红霉素、两性霉素、制霉菌素、万古霉素、放线菌素 D、博莱霉素以及丝裂霉素等。

有的链霉菌能产生一种以上的抗生素，而不同种的链霉菌也可能产生同种抗生素。

链霉菌有发育良好的基内菌丝、气生菌丝和孢子丝，菌丝无隔，孢子丝性状各异，可形成长的孢子链（图 11-4）。

2. 诺卡菌属

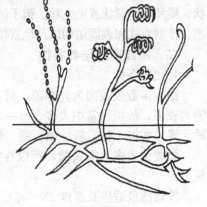

图 11-4　链霉菌的形态

诺卡菌属（*Nocardia*）的放线菌主要形成基内菌丝，菌丝纤细，一般无气生菌丝（图 11-5）。少数菌产生一薄层气生菌丝，成为孢子丝。基内菌丝和孢子丝均有横隔，断裂后形成不同长

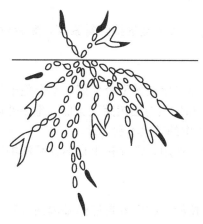

图 11-5 诺卡菌的形态

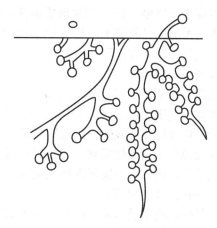

图 11-6 小单孢菌的形态

度的杆形，这是该菌属的重要特征。

本属菌落表面多皱、致密、干燥或湿润，呈黄、黄绿、橙红等色。用接种环一触即碎。

诺卡菌属产生 30 多种抗生素，如治疗结核和麻风的利福霉素，对引起植物白叶病的细菌和原虫、病毒有作用的间型霉素，以及对革兰阳性菌有作用的瑞斯托菌素等。此外，该菌属还可用于石油脱蜡、烃类发酵及污水处理。

3.小单孢菌属

小单孢菌属（*Micromonospora*）放线菌的基内菌丝纤细，无横隔，不断裂，亦不形成气生菌丝，只在基内菌丝上长出孢子梗，顶端只生成一个球形或椭圆形的孢子，其表面为棘状或疣状（图 11-6）。

本属菌落凸起，多皱或光滑，常呈橙黄、红、深褐或黑色。

本属约 40 多种，喜居于土壤、湿泥和盐地中，能分解自然界的纤维素、几丁质、木素等，同时也是产生抗生素较多的属，可产生庆大霉素、创新霉素、卤霉素等 50 多种抗生素。

4.链孢囊菌属

链孢囊菌属（*Streptosporangium*）的特点是孢囊由气生菌丝上的孢子丝盘卷而成（图 11-7）。孢囊孢子无鞭毛，不能运动。有氧环境中生长发育良好。菌落与链霉菌属的相似。能产生对革兰阳性菌、革兰阴性菌、病毒和肿瘤有作用的抗生素，如多霉素。

5.游动放线菌属

游动放线菌属（*Actinoplanes*）的放线菌一般不形成气生菌丝，基内菌丝有分枝并形成各种形态的球形孢囊，这是该菌属的重要特征（图 11-8）。囊内有孢子囊孢子，孢子有鞭毛，可运动。

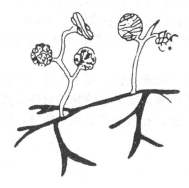

图 11-7 链孢囊菌的形态

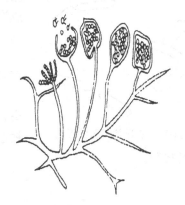

图 11-8 游动放线菌的形态

本属生长缓慢，2~3 周才形成菌落，菌落湿润发亮。

本属菌至今已报道 14 种，产生的抗生素有创新霉素、奈醌类的绛红霉素等，后者对肿瘤、细菌、真菌均有一定作用。

6.高温放线菌属

高温放线菌属（*Thermoactinomycetes*）的基内菌丝和气生菌丝发育良好，单个孢子侧生在基内菌丝和气生菌丝上（图 11-9）。孢子是内生的，结构和性质与细菌芽孢类似，孢子外面有多层外壁，内含吡啶二羧酸，能抵抗高温、化学药物和环境中的其他不利因素。

该菌属产生高温红霉素，对革兰阳性菌和阴性菌均有作用。常存在于自然界高温场所如堆肥、牧草中，可引起农民呼吸系统疾病。

7.马杜拉放线菌属

马杜拉放线菌属（*Actinomadura*）细胞壁含有马杜拉糖，有发育良好的基内菌丝和气生菌丝体，气生菌丝上形成短孢子链（图 11-10）。产生的抗生素如洋红霉素等。

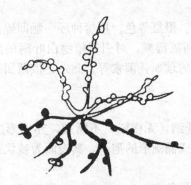

图 11-9　高温放线菌的形态

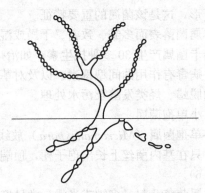

图 11-10　马杜拉放线菌的形态

二、病原性放线菌

病原性放线菌主要是厌氧放线菌属和需氧诺卡菌属中的少数放线菌。厌氧放线菌属的基内菌丝有横隔，断裂为 V、Y、T 型，不形成气生菌丝和孢子。对人致病的主要是衣氏放线菌（*A.israclii*），见图 11-11。它存在于正常人口腔、齿龈、扁桃体与咽部，为条件致病菌。近年来临床大量使用广谱抗生素、皮质激素、免疫抑制剂或进行大剂量放疗，造成机体菌群失调，使放线菌条件致病菌引起的二重感染发病率急剧上升；或因机体抵抗力减弱或拔牙、口腔黏膜损伤而引起内源性感染，导致软组织的慢性化脓性炎症，疾病多发于面颈部、胸部、腹部。病变部位常形成许多瘘管。在排出的脓汁中，可查见硫磺样颗粒，肉眼可见，可疑颗粒压片、镜检后可见放射状排列的菌丝。

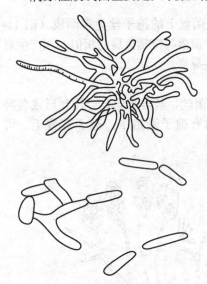

图 11-11　衣氏放线菌的形态及多发性瘘管。

牛型放线菌首先自母牛体内分离出，对人无致病能力，可引起牛的颚肿病。

星型诺卡菌主要由呼吸道或创口侵入人体，引起肺部感染，症状类似脓肿的急性感染或伴发脓肿的急性肺炎。也可播散至全身如肾、肝、脾、心包及肾上腺等器官，引起脓肿。

（曲均革）

第十二章 其他原核细胞型微生物概述

本章概要

本章主要介绍了"四体"的生物学性状及所致疾病，如支原体是无细胞壁、能在无生命培养基中独立生长繁殖的最小的原核细胞型微生物。衣原体、立克次体需专性细胞内寄生；衣原体具有独特的生活周期，在不同时期有原体和始体两种形态。在所致疾病中介绍了传播途径、临床症状及防治原则，其中衣原体、螺旋体、支原体与性传播疾病关系密切

原核细胞型微生物除了细菌和放线菌外，还有古菌、蓝细菌、螺旋体、支原体、衣原体和立克次体。

蓝细菌（*Cyanobacteria*）旧名蓝藻（blue algae）或蓝绿藻（blue-green algae），是一类进化历史悠久、革兰染色阴性、无鞭毛、含叶绿素 a（但不形成叶绿体）、能进行产氧性光合作用的大型原核生物。蓝细菌广泛分布于淡水、海洋和土壤中，富营养的湖泊或水库中的水华（water bloom）常常就是蓝细菌形成的。蓝细菌抗逆性很强，在岩石表面和其他恶劣环境（高温、低温、盐湖、荒漠和冰原等）中都可找到它们的踪迹，因此有"先锋生物"之美称。

古菌（*Archaebacteria*）旧称古细菌，是对一类栖息环境类似于早期（远古）的地球环境（如过热、过酸、过盐、过碱、过冷等）的生物的统称。古菌具有一些独特的性状，不同于其他的原核生物，如不具有一般细菌细胞壁所含有的肽聚糖；16S rRNA 序列既不同于一般细菌又不同于真核生物；蛋白质合成起始氨基酸是蛋氨酸；有数个 RNA 聚合酶及核糖体又类似于真核生物等。现在人们认为古菌和细菌大约是在 40 亿年以前从它们最近的共同祖先分叉进化产生的，而现代的真核生物又从古菌分叉进化而来，这使古菌成为一种引人注目的生命形式，生物工程的学者们希望能获得古菌特殊的抗热、抗冷、抗酸、抗碱、抗盐等酶类。

第一节 螺 旋 体

螺旋体（*Spirochete*）是一类细长、柔软、弯曲呈螺旋状、运动活泼的原核细胞型微生物。它具有与细菌相似的细胞壁，内含脂多糖及胞壁酸；有不定型的细胞核，以二分裂方式进行繁殖；对抗生素敏感。螺旋体无鞭毛，借助富有弹性的轴丝屈曲与伸展，使菌体作弯曲、旋转和前后位移等运动。轴丝位于细胞壁和细胞膜之间，插入细胞两端的质膜中，化学成分与细菌的鞭毛蛋白相似。

螺旋体种类很多，广泛存在于自然界及动物体内。根据螺旋体的大小、螺旋数目、规则程度及螺旋间距等，可将其分为五个属，分别是疏螺旋体属（*Borrelia*）、密螺旋体属（*Treponema*）、钩端螺旋体属（*Leptospira*）、脊螺旋体属（*Cristispira*）和螺旋体属（*Spirochete*），其中前三属中有引起人患回归热、梅毒、钩端螺旋体病的致病菌，后二属不致病。

一、钩端螺旋体

钩端螺旋体简称钩体，分寄生性（致病性）和腐生性（非致病性）两大类。致病性钩端螺旋体可使人畜等患钩端螺旋体病（钩体病）。钩体病在世界各地均有流行，是严重威胁人们生命健康的传染病。

（一）生物学性状

1. 形态与染色

钩体菌体纤细，螺旋细密而规则，菌体一端或两端弯曲如钩状，呈现"C"或"S"形。在

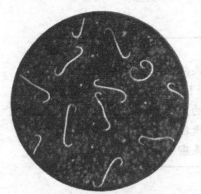

暗视野显微镜下可见钩体像一串发亮的微细珠粒（图 12-1），运动活泼。钩体革兰染色阴性，但较难着色，常用镀银染色法，可染成棕褐色。

2. 培养特性

钩体是唯一能人工培养的致病性螺旋体，营养要求较高，常用 Korthof 培养基培养（含 10％兔血清、磷酸缓冲液、蛋白胨）。钩体需氧，28～30℃生长良好，最适 pH 为7.2～7.6。

钩端螺旋体在人工培养基中生长缓慢。在液体培养基中，分裂一次需 6～8h；28℃孵育 1～2 周，液体培养基呈半透明云雾状生长。在固体培养基上，经 28℃孵育 1～3

图 12-1 钩端螺旋体

周，可形成透明、不规则、直径小于 2mm 的扁平细小菌落。实验动物以幼龄豚鼠及金地鼠最易感。

3. 抵抗力

钩体耐冷不耐热，对热抵抗力较差，60℃10s 即可被杀死；对低温抵抗力较强，置于－30℃可保存 6 个月，其毒力、动力等均不改变。对化学消毒剂敏感，如 0.15％的各种酚类作用 10～15min 即死，1％苯酚溶液作用 10～30min 可被杀死。但钩体在水中可生存数周至数月，对钩体病的传播有重要意义。钩体对青霉素、金霉素等抗生素敏感。

4. 抗原与分型

钩体有表面抗原和内部抗原，前者为蛋白质多糖复合物，具有型特异性，是钩体分型的依据；后者为脂多糖复合物，具有群特异性，是钩体分群的依据。根据钩体抗原组成不同，可用血清学试验将其分群与分型。目前世界上已发现 19 个钩体血清群，180 多个血清型。我国至少已发现有 16 个血清群，49 个血清型，其中常见的有黄疸出血型、流感伤寒型、秋季热型和七日热型等。

（二）致病性

钩体病是一种相当严重的人、畜共患的自然疫源性疾病，世界各地均有流行。每年春、夏季节发病较多，病势急剧，尤其是肺弥散性出血型常可致死。

钩体在自然界可感染动物和家畜，并在其肾小管中生长繁殖，随尿排出，带菌动物的尿污染周围的环境，如水源、稻田沟渠等，人接触了被污染的水和泥土就有被感染的可能。在我国鼠类和猪是钩体病的主要传染源和储存宿主。鼠类带菌率高，繁殖力强，野外田间活动觅食频繁；猪的带菌率也高，且排菌量大，排菌期长，污染环境严重，它们在钩体病的传播上具有重要作用。

钩体可通过微小的伤口、鼻眼黏膜、胃肠道黏膜、生殖道等侵入人体内，迅速穿过血管壁进入血流，临床症状可分为三期。①早期：钩体在血液中生长、繁殖并不断死亡，造成菌血症和毒血症，病人出现典型的全身感染中毒症状，如发热、头痛、乏力、眼结膜充血、淋巴结肿大等急性感染症状。②中期：即器官损伤期，此期钩体侵犯肝、肾、心、肺、脑等脏器，临床上显示肺出血型、肺弥散性出血型、休克型、黄疸出血型、肾功能衰竭型或脑膜炎型等症状。③恢复期或后发病期：经过败血症后，多数病人恢复健康，不留后遗症，称为恢复期，少数病人出现眼和神

经系统后发症。

患者病后可获得对同型钩体牢固的免疫力，以体液免疫为主。

（三）防治原则

钩端螺旋体的主要宿主为啮齿类动物（尤其是鼠）和家畜，因而预防钩体病的主要措施是防鼠、灭鼠，做好家畜的粪便管理（特别是猪，分布广、带菌高，是广大农村引起洪水型钩体病爆发和流行的主要传染源），保护好水源。人工自动免疫可用菌苗接种，如外膜菌苗、基因工程口服疫苗等。治疗上可首选青霉素，庆大霉素、氨苄西林等其他药物也有效。

二、梅毒螺旋体

梅毒螺旋体（*Treponema pallidum*，TP）分类上属苍白密螺旋体苍白亚种，是梅毒的病原体，梅毒是一种危害严重的性传播疾病。

（一）生物学性状

梅毒螺旋体是小而柔软、纤细的螺旋状微生物，菌体长约 $5\sim12\mu m$，宽 $0.5\mu m$ 左右，螺旋弯曲规则，平均 $8\sim14$ 个，两端尖直（图 12-2），运动活泼。一般细菌染料难以着色，用姬姆萨染色法将其染成桃红色，或用镀银染色法染成棕褐色。梅毒螺旋体是厌氧菌，可在体内长期生存繁殖，只要条件适宜，便以横断裂方式一分为二进行繁殖，但体外人工培养较为困难。

梅毒螺旋体对冷、热、干燥均十分敏感，离体 $1\sim2h$ 即死亡。对化学消毒剂敏感，$1\%\sim2\%$ 的苯酚作用数分钟即死亡，苯扎溴铵、来苏水、乙醇、高锰酸钾溶液等都很容易将其杀死。在血液中 $4℃$ 经 3d 可死亡，故在血库冷藏 3d 后的血液就无传染性了。梅毒螺旋体对青霉素、四环素、砷剂等敏感。

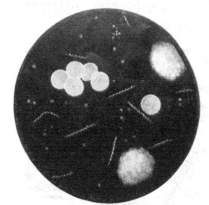

图 12-2　梅毒螺旋体

（二）致病性

在自然情况下，人是梅毒的唯一传染源。由于传染方式不同可分为先天性梅毒和获得性梅毒。

1.先天性梅毒

又称胎传梅毒，由患梅毒的孕妇经胎盘传染给胎儿。梅毒螺旋体在胎儿内脏（肝、肺、脾等）及组织中大量繁殖，造成流产或死胎。如胎儿不死则称为梅毒儿，会出现皮肤梅毒瘤、马鞍鼻、骨膜炎、锯齿形牙、先天性耳聋等症状。

2.获得性梅毒

主要由两性直接接触传染，梅毒病人是传染源。在患者的皮肤、黏膜中含梅毒螺旋体，可通过皮肤或黏膜的极小破损处侵入。临床表现复杂，依其传染过程可分为三期。

（1）一期梅毒　梅毒螺旋体侵入皮肤约 3 周左右，在入侵部位出现无痛性硬结及溃疡，称作硬性下疳，多发于外生殖器，其溃疡渗出物中含有大量梅毒螺旋体，传染性极强。如不治疗，下疳在一个月左右能自然愈合，进入血液的梅毒螺旋体则潜伏在体内，约经 $2\sim3$ 个月无症状的潜伏期后进入二期梅毒。

（2）二期梅毒　此期的主要表现为全身皮肤、黏膜出现梅毒疹，全身淋巴结肿大，有时可累及骨、关节、眼及其他器官，在梅毒疹及淋巴结中有大量螺旋体。如不治疗，症状可在 3 周至 3 月后自然消退。二期梅毒治疗不当，可出现三期梅毒。

（3）三期梅毒　发生于感染 2 年以后，也有长达 $10\sim15$ 年的。主要表现为皮肤黏膜的溃疡性损害或内脏器官的肉芽肿样病症，如眼、鼻损害，心血管梅毒、神经梅毒等，甚至死亡。此期病灶中的螺旋体很少，不易检出。

一期、二期梅毒又称早期梅毒，此期传染性大而破坏性小；三期梅毒又称晚期梅毒，该期传染性小、病程长而破坏性大。

梅毒的免疫是有菌免疫，以细胞免疫为主，体液免疫只有一定的辅助防御作用。当螺旋体从体内清除后仍可再感染梅毒，出现相应症状。此病的周期性潜伏与再发的原因可能与体内产生的免疫力有关，如机体免疫力强，梅毒螺旋体变成颗粒形或球形，在体内一定部位潜伏起来，一旦免疫力下降，梅毒螺旋体又侵犯某些部位而复发。

（三）防治原则

梅毒是一种性病，预防的主要措施是加强性健康教育，加强卫生宣传教育，目前无疫苗预防。对确诊的梅毒病人应及早治疗。青霉素治疗梅毒效果较好，但剂量要足，疗程要够，治疗要彻底，一般治疗 3 个月到 1 年，以血清中抗体转阴为治愈指标。

三、回归热螺旋体

回归热是一种以节肢动物为传播媒介，发病症状以发热期与间歇期反复交替出现为特征的急性传染病。病原体有两种：回归热螺旋体，以虱为传播媒介，引起虱型或流行性回归热；杜通螺旋体，以蜱为传播媒介，引起蜱型或地方性回归热。

1. 生物学性状

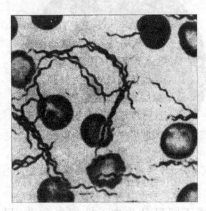

图 12-3 回归热螺旋体

两种引起回归热的螺旋体同属疏螺旋体，形态相同，螺旋稀疏有不规则弯曲，呈波浪形（图 12-3），运动活泼。易被常用染料着色，革兰染色阴性，姬姆萨染色呈紫红色。人工培养困难，一般用动物接种或鸡胚接种进行培养。对砷剂、青霉素、四环素敏感。

2. 致病性

回归热螺旋体在虱体腔内繁殖，当人被虱叮咬而抓痒时，虱体中的螺旋体就通过损伤的皮肤侵入人体。杜通螺旋体在蜱唾液腺内进行繁殖，能经卵传代，蜱叮咬时随唾液侵入人体。

螺旋体侵入人体，先在内脏中繁殖，然后进入血流，引起败血症。患者出现高热，肝脾肿大，黄疸等症状。发热持续一周左右骤退，血中螺旋体同时消失。间歇 1～2 周后，可再次发热，血中又出现螺旋体。如此反复发作可达数次，直至痊愈，故称回归热。体液免疫在抗感染中起重要作用。

3. 防治原则

预防回归热主要在于加强个人卫生，消灭传播媒介。治疗可用四环素、青霉素、金霉素等抗生素。

第二节 支 原 体

支原体（*Mycoplasma*）是一类无细胞壁，呈多种形态，能在无生命培养基中独立生长繁殖的最小的原核细胞型微生物。由于它们能形成有分支的长丝，故称之为支原体。

支原体广泛分布于自然界，种类较多。与人类感染有关的有支原体属（*Mycoplasma*），有70 余种，其中 14 个种对人致病；另一为脲原体属（*Ureaplasma*），只有一个种。对人致病的主要是肺炎支原体和解脲脲原体。

一、生物学性状

1. 形态与染色

支原体体积微小，能通过一般细菌滤器。因其无细胞壁，故形态不定，可呈球形、丝状、杆状、分枝状等多种形态。它的最外层为细胞膜，是由蛋白质和脂质组成的三层结构，内外二层主要是蛋白质，中层为磷脂和胆固醇。由于中层胆固醇含量较多，故支原体对作用于胆固醇的抗菌物质较敏感，如两性霉素 B、皂素、毛地黄苷等均能破坏支原体的细胞膜而使其死亡。常用姬姆萨染色将支原体染成淡紫色。

2. 培养特性

支原体可人工培养，但由于生物合成及代谢能力有限，细胞中主要成分需从外界摄取，因此营养要求较高。一般采用的培养基是以牛心浸液为基础，添加 10％～20％的动物血清和 10％的新鲜酵母浸液，以提供生长所需的脂肪酸、氨基酸、维生素、胆固醇等物质。多数支原体在 pH7.0～8.0 之间生长良好，最适培养温度为 37℃，多数需氧或兼性厌氧。支原体不耐干燥，固体培养时相对湿度在 80％～90％的大气环境中生长良好。

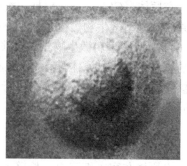

图 12-4　支原体"油煎蛋"样菌落

支原体主要以二分裂方式繁殖，繁殖速度较细菌慢，在液体培养基中生长量较少，不易见到浑浊，只有小颗粒沉于管底和黏附管壁；在固体琼脂平板上培养约 2～6d，用低倍镜可观察到"油煎蛋"样微小菌落，菌落呈圆形，边缘整齐、透明、光滑，中心部分较厚，边缘较薄（图 12-4）。

3. 抵抗力

支原体抵抗力不强，45℃15min 即被杀死。对一般化学消毒剂敏感，但因缺乏细胞壁，故对青霉素不敏感，对醋酸铊、结晶紫的抵抗力也比细菌强。支原体对红霉素、四环素、卡那霉素等敏感，故可用这些抗生素进行治疗。

二、致病性

支原体在细胞外寄生，很少侵入血液及组织内，多数支原体对宿主无致病性。对人致病的主要有呼吸道感染的肺炎支原体和泌尿生殖道感染的解脲脲原体。

肺炎支原体是人类原发性非典型性肺炎的病原体，此病占非细菌性肺炎的三分之一。一般经呼吸道感染，多发于青少年。隐性感染和轻型感染者较多，也可导致严重肺炎。此外还可引起皮肤黏膜斑丘疹、溶血性贫血及脑膜炎等。

解脲脲原体通过性行为传播，可引起泌尿生殖道感染，如非淋球菌性尿道炎、阴道炎、盆腔炎、输卵管炎等。此外，还可通过胎盘感染胎儿，引起早产、死胎和新生儿呼吸道感染，并且与不孕症有关。

三、支原体与 L 型细菌的区别

支原体与 L 型细菌均无细胞壁，因而在多形态性和菌落特征方面较相似，如对作用于细胞壁的抗生素不敏感、"油煎蛋"样菌落等，但两者之间仍有较大的区别（见表 12-1）。

表 12-1　支原体与 L 型细菌的区别

生物性状	支原体	L 型细菌
生存环境	广泛分布于自然界	多见于实验条件下诱导产生
培养条件	营养要求高，在培养基中稳定，一般需加胆固醇	营养要求高，需高渗培养，生长一般不需加胆固醇
固体培养基上生长	"油煎蛋"样菌落较小，直径大多为 0.1～0.3mm	"油煎蛋"样菌落较大，直径大多为 0.5～1mm
液体培养基上生长	液体培养基浑浊度较低	液体培养基有一定浑浊度，可黏附于管底或管壁
致病性	对动物、人致病	大多无致病性
其他	遗传上与细菌无关，天然无细胞壁	可回复为有细胞壁的细菌

四、防治原则

要严防支原体污染实验动物和培养细胞（特别是传代细胞），保证实验用动物、血清、生物培养基、传代培养细胞等的质量。治疗上可选用庆大霉素、红霉素、四环素，能迅速减轻临床症状，疗效好。但部分病人在症状消退后，较长一段时间内仍可在感染部位分离出支原体。支原体死疫苗和减毒活疫苗经试用，有一定预防效果，以减毒活疫苗鼻内接种效果较好。

第三节 衣 原 体

衣原体（*Chlamydia*）是一类能通过细菌滤器，进行严格的细胞内寄生，并有独特发育周期的原核细胞型微生物。由于它个体微小，只能在活细胞内寄生，曾一度被认为是大型病毒。直至1956年，我国著名微生物学家汤飞凡等自沙眼中首次分离到衣原体后，才逐步证实它是一类独特的原核生物。衣原体含有 DNA 和 RNA 两种类型的核酸，有细胞壁，以二分裂方式繁殖，具有核糖体及较复杂的酶系统，进行一定的代谢活动，多种抗生素能抑制其生长繁殖，这些特性均不同于病毒。

一、生物学性状

1.形态和生活周期

衣原体在宿主细胞内生长繁殖，有其特殊的生活周期。在不同时期中，可见到衣原体两种形态与结构不同的颗粒：原体和始体。

（1）原体 呈圆形，直径约 0.3μm，外有坚韧的细胞壁，内有致密的类核结构。姬姆萨染色呈紫色。原体存在于宿主细胞外，具有高度感染性。它先吸附于易感细胞表面，经吞饮而入细胞，被宿主细胞膜包裹形成空泡，空泡内的原体逐渐增大、演化为始体。

（2）始体 较原体大，直径约 0.6~1μm，呈球形，内无致密的核质，染色质分散呈纤细的网状结构，故始体又称网状体。姬姆萨染色呈蓝色。始体在空泡中以二分裂方式繁殖，形成众多的子代原体。它们在宿主细胞内可构成各种形态的包涵体，如散在型、帽型、桑椹型、填塞型等，有助于衣原体的鉴定。始体是衣原体在生活周期中的繁殖型，无感染性。形成的子代原体从感染的细胞内释放出来，又可感染新的细胞，开始新的生活周期。

衣原体的生活周期见图 12-5。

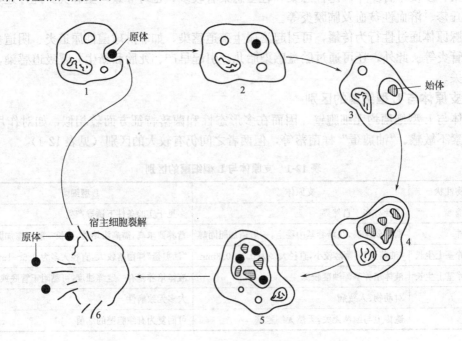

图 12-5 衣原体的生活周期

1—吸附和摄入；2—原体被吞入细胞浆中；3—原体发育成始体；
4—始体增殖；5—始体分化为原体，形成包涵体；6—细胞破裂，释放原体

2.培养特性

衣原体的培养类似于病毒的培养，需提供易感的活细胞。如沙眼衣原体是由我国微生物学家汤飞凡及其助手于1956年用鸡胚卵黄囊接种法分离出来，对全球人民防盲的贡献巨大，并解决了新生儿结膜炎、男性非淋球菌性尿道炎等疾病的病原学问题。近年采用细胞培养法，较为经济、快速，且敏感性高。鹦鹉热衣原体可接种于小白鼠腹腔、脑内而使之感染。

3.抵抗力

衣原体耐低温，在−60～−20℃条件下可保存数年；但对热敏感，在56～60℃环境中仅能存活5～10min。常用化学消毒剂可灭活衣原体。利福平、四环素、红霉素、氯霉素、青霉素均可抑制衣原体繁殖，故常用于治疗。

二、致病性

衣原体的致病物质主要是类似革兰阴性菌内毒素样的物质，存在于衣原体细胞壁中，不易与衣原体分离，加热能破坏其毒性。衣原体侵入机体后，在上皮细胞中增殖，也能进入单核巨噬细胞内，直接破坏所寄生的细胞。衣原体抗原可诱发Ⅳ型变态反应。

对人类致病的衣原体主要有沙眼衣原体和鹦鹉热衣原体，它们可引起多种疾病。

1.沙眼

据统计，全球每年有5亿人患沙眼，其中有700万～900万人失明，是人类致盲的第一病因。由衣原体沙眼生物变种A、B、Ba、C血清型引起，可通过眼—眼、眼—手—眼等途径直接或间接感染。病原体侵入眼结膜上皮细胞后，在其中大量增殖并在细胞质内形成包涵体，导致局部炎症。患者早期表现为流泪，并伴有黏液状脓性分泌物，眼结膜充血，随着病变的深入，血管翳和瘢痕形成，眼睑板内翻、倒睫，严重的导致角膜损害，影响视力，最终可致失明。

2.包涵体结膜炎

由沙眼生物变种D～K血清型引起。包括婴儿及成人两种。前者系婴儿经产道感染，引起急性化脓性结膜炎，不侵犯角膜，能自愈。成人感染可因两性接触，引起滤泡性结膜炎，又称游泳池结膜炎。

3.泌尿生殖道感染

经性接触传播，由沙眼生物变种D～K血清型引起。对男性可引起尿道炎，对女性可引起宫颈炎、输卵管炎以及盆腔炎。

4.性病淋巴肉芽肿

由沙眼衣原体LGV生物变种引起，主要通过两性接触传播，是一种性病。可侵犯男性腹股沟淋巴结，引起化脓性淋巴结炎和慢性淋巴肉芽肿。对女性，衣原体可侵犯会阴、肛门、直肠，引起病变而导致该处组织狭窄。

5.上呼吸道感染

由肺炎衣原体及鹦鹉热衣原体引起。如鹦鹉热即为吸入病鸟的感染性分泌物而引起的肺炎，肺炎衣原体则引起青少年急性呼吸道感染，以肺炎多见。

三、防治原则

预防上应加强卫生宣传教育，注意个人卫生，提倡健康性行为。加强疫鸟的管理。治疗上可用四环素类抗生素、红霉素、利福平等药物。

第四节 立 克 次 体

立克次体（*Rickettsia*）是一类由节肢动物传播、专性细胞内寄生的原核细胞型微生物。1909年，美国医师Taylor Ricketts首次发现落基山斑疹伤寒的病原体，并于1910年不幸感染而献身，为了纪念他，将此类微生物命名为立克次体。

迄今已知对人类致病的立克次体约20余种，它们大多在嗜血节肢动物和自然界哺乳动物之间保持循环传染。人类感染立克次体可因生产劳动、资源开发、战争等原因进入自然疫源地区，经嗜血节肢动物叮咬而感染。

一、生物学特性

1. 形态与染色

立克次体形似小杆菌，有细胞壁，含有 DNA 和 RNA，以二分裂方式繁殖。革兰染色阴性，常用姬姆萨染色，使立克次体呈紫或蓝色。在感染细胞内，立克次体排列不规则，有单个的、有成双的，但常集聚成致密团块状。不同立克次体在细胞内的分布位置不同，可供初步识别。如斑疹伤寒立克次体常散在胞浆中，恙虫病立克次体常堆积在细胞浆近核处。

2. 培养特性

立克次体不能独立生活，必须专性寄生在活细胞内才能繁殖，常用的培养方法有动物接种、鸡胚接种和细胞培养。一般认为在宿主细胞的新陈代谢不太旺盛时，更有利于立克次体的生长，因此接种立克次体的鸡胚或细胞培养，以 32～35℃培养为宜。

3. 抵抗力

除 Q 热立克次体外，其他立克次体的抵抗力均较弱，对各种理化因素耐受力低。56℃加热 30min 可使其死亡，对化学消毒剂敏感，在 0.5％苯酚或皂酚溶液中约 5min 可被灭活。立克次体离开宿主细胞后易迅速死亡，但在干燥的虱粪中可保持传染性半年以上。对氯霉素、四环素类抗生素敏感，应特别注意的是磺胺类药物不仅不能抑制反而能刺激其生长。

二、致病性

立克次体通过虱、蚤、蜱等节肢动物叮咬或粪便污染伤口侵入机体，在血管内皮细胞及网状内皮系统中繁殖。因立克次体能产生内毒素和磷脂 A 等致病物质，引起细胞肿胀、坏死、微循环障碍、DIC 及血栓的形成，患者出现皮疹和肝、脾、肾、脑等实质性脏器的病变，其毒性物质随血液遍及全身，可使病人出现严重的毒血症。

我国主要的立克次体病有斑疹伤寒、恙虫病和 Q 热。

1. 斑疹伤寒

斑疹伤寒可分为流行性斑疹伤寒和地方性斑疹伤寒。

(1) 流行性斑疹伤寒 由普氏立克次体引起，主要通过人虱为媒介在人群中传播，又称虱型斑疹伤寒，常流行于冬春季。虱叮咬病人后，立克次体在虱肠管上皮细胞内繁殖，当携带病原体的虱叮咬人体时，由于抓痒使虱粪中的立克次体从抓破的皮肤破损处侵入而感染，经 14d 左右的潜伏期后发病。主要症状表现为高热、头痛，4～5d 出现皮疹，有的伴有神经系统、心血管系统以及其他实质器官的损害。

(2) 地方性斑疹伤寒 由莫氏立克次体引起，鼠是其天然储存寄主，通过鼠虱或鼠蚤在鼠群间传播，鼠虱又可将立克次体传染给人，又称鼠型斑疹伤寒。若感染人群中有人虱寄生，则又通过人虱在人群中传播，此时传播方式与流行性斑疹伤寒相同，但病原体不同。

地方性斑疹伤寒与流行性斑疹伤寒相比，发病缓慢，病情较轻，病程短。两者病后有牢固免疫力，并可相互交叉免疫。

2. 恙虫病

由恙虫病立克次体引起。病原体在自然界中寄居于恙螨体内，并可经卵传代。恙螨生活在丛林边缘和河流沿岸杂草丛生的地方，通过叮咬，病原体可在鼠群中传播；牛、羊等家畜，野鸟、猴等也可被感染。人进入流行区后，病原体自恙螨叮咬处侵入，病人出现高热，被叮咬处溃疡，形成黑色焦痂，是恙虫病的特征之一。此外，还有神经系统中毒症状，如头痛、头晕、昏迷等；循环系统中毒症状以及其他如肝、肺、脾损害的症状。

3. Q 热

由 Q 热立克次体引起。Q 热立克次体寄居在蜱体内，通过蜱叮咬野生啮齿动物和家畜使之感染，可随受感染动物的粪便、尿液等排泄物排出体外。人类通过接触带有病原体的排泄物或饮用含有病原体的乳制品而感染，也可经呼吸道吸入病原体感染。因此，Q 热立克次体是立克次体中唯一可不借助节肢动物而可经其他途径使人发生感染的病原体，多以发热、头痛、肌肉酸痛为主要症状，常伴有肺炎、肝炎等。

三、防治原则

预防重点是保持环境卫生，注意个人卫生，控制和消灭立克次体的传播媒介和储存寄主，采取灭鼠、灭虱、灭蚤等措施。特异性预防可接种灭活疫苗和减毒活疫苗，治疗可使用四环素类抗生素、氯霉素等。

（曲均革）

用各种原因造成的污染等。一旦发生应立即采取应急措施处理，切断一切传染源的输入，合理使用和立即启动停用或一系列暂封的治疗措施，阻止病毒进入人体并感染扩散。坚决封锁、隔离、排除、消除各种传染源。

【思考题】

1. 此类疾病如何引起流行？应采取什么防护措施才能有效地控制病毒性疾病的流行？
2. 如何正确认识、大胆、科学地对待和防治病毒性疾病？努力营造有利于抗御病毒感染的良好免疫环境。

第十三章 病 毒

本章概要

病毒（virus）是一类非细胞型微生物。病毒性疾病传染性强、传播快、流行广，且病死率高，严重影响人类的健康，目前尚缺乏理想的治疗药物。病毒非常微小，其大小以纳米（nm）作为测量单位。病毒主要由核酸（DNA 或 RNA）和蛋白质组成，有些病毒在外面还包裹有一层包膜。病毒以自我复制方式增殖，其过程大致分为吸附、穿入、脱壳、生物合成、装配与释放 5 个相互联系的阶段。病毒可通过呼吸道、消化道、皮肤（机械性损伤、昆虫叮咬或动物咬伤）或黏膜（眼结膜、泌尿生殖道黏膜）接触，从某一个体传给另一易感者而感染；也可垂直感染，经胎盘或产道以及母乳由亲代传给子代，这种传染方式在其他微生物中较少见到。抗病毒免疫包括非特异性免疫和特异性免疫，但由于病毒是细胞内寄生，故有其特殊性。

噬菌体（bacteriophage, phage）是感染细菌、真菌、放线菌或螺旋体等微生物的病毒。它在分子生物学的研究和工业生产中都具有很重要的应用。

本章还简要介绍了几种常见的引起人类疾病的病毒，特别是近年来出现的对人类健康危害较大的如高致病性禽流感病毒、SARS 冠状病毒等。

病毒（virus）是一类非细胞型微生物。自 19 世纪末发现烟草花叶病毒（*Tobacco mosaic* virus, TMV）以来，病毒学的研究得到飞速的发展，新的病毒不断地被发现，如引起艾滋病的人类免疫缺陷病毒（HIV）；引起"疯牛病"的朊病毒等。在微生物引起的疾病中，大约有 75％是由病毒引起的，远远超过其他微生物所引起的疾病。常见的疾病有流行性感冒、胃肠炎、肝炎、艾滋病、还有近年出现的 SARS、禽流感等。病毒致病的主要特点有：许多病毒性疾病不仅传染性强、传播快、流行广，而且病死率高。某些病毒感染还与肿瘤、免疫缺陷、自身免疫性疾病、神经系统疾病和先天性畸形等密切相关。病毒引起的疾病严重影响人类的健康，而且目前病毒性疾病尚缺乏理想的治疗药物。病毒在自然分布广泛，其主要特征有：①个体微小，能通过除菌滤器，必需用电子显微镜放大才能看见；②构造简单，无完整的细胞结构，一种病毒只含一种核酸（DNA 或 RNA）；③严格的寄生性，必须在易感的活细胞内进行增殖；④对抗生素及磺胺类药物不敏感。

第一节 病毒的形态、结构与分类

结构完整、有感染性的病毒颗粒称病毒体（virion）。病毒体具有一定的大小、形态、结构，是一个完整的传染单位。

一、病毒的大小与形态

病毒的大小以纳米（nm）作为测量单位。不同病毒的大小相差悬殊（图 13-1），大的如痘类

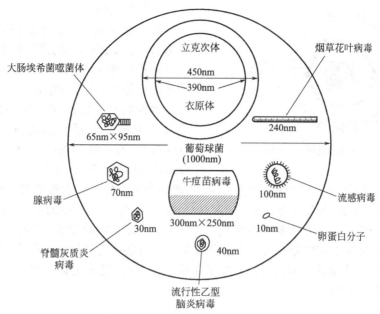

图 13-1 各类微生物大小的比较

病毒直径可达 300nm，小的如脊髓灰质炎病毒直径只有 27～30nm，绝大多数人类病毒的直径在 100nm 左右。由于病毒个体微小，故绝大多数病毒只能在电子显微镜下才能看见，而痘病毒等较大病毒经特殊处理后可在光学显微镜下看见。

病毒的形态因种而异。大多数人类病毒呈球形，也有的呈弹头状或呈砖块形，植物病毒多为杆状、细菌病毒（噬菌体）多呈蝌蚪状（图 13-2）。

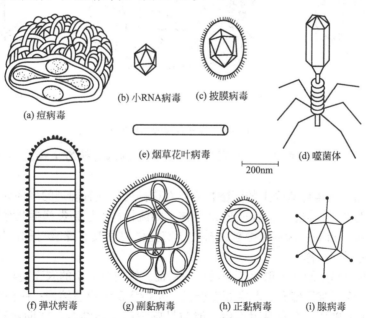

图 13-2 几种病毒体的形态与结构模式图

二、病毒的结构与化学组成

病毒主要由核酸和蛋白质组成。核酸构成病毒的核心（core），蛋白质包裹在核酸外，称为衣壳（capsid）。核心与衣壳构成最简单的病毒体，亦称核衣壳（necleocapsid），即裸病毒。有的病毒如腺病毒在衣壳上还具有纤维突起（fiber protruding），又称触须纤维（antennal fiber）。较复杂的病毒在核衣壳外还有一层包膜（envelop），这类病毒又称包膜病毒（图 13-3）。

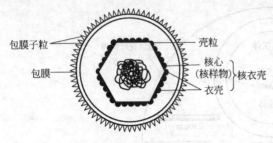

图 13-3　病毒体结构模式图

1. 病毒核酸

即病毒基因组，位于病毒的核心，化学成分为 DNA 或 RNA。携带病毒的全部遗传信息，决定病毒的遗传特性。根据病毒所含基因类型的不同，分为 DNA 病毒和 RNA 病毒。DNA 病毒大多为双链（微小 DNA 病毒除外），RNA 病毒大多为单链（呼肠病毒除外）。单链 RNA（ssRNA）有正链和负链之分，双链 DNA（dsDNA）或双链 RNA（dsRNA）皆有正链和负链。此外，病毒核酸还可为线型和环型的，有的则是分节段的。病毒核酸的大小差别亦十分显著，最大的痘病毒为 dsDNA 病毒，由约 4×10^6 个核苷酸组成，最小的微小病毒（parvovirus）为 ssDNA 病毒，仅由 5×10^3 个核苷酸组成。不同种的病毒其核酸含量有差异，如流感病毒的核酸含量为 1%，而某些细菌病毒的核酸含量高达 50%。有些病毒的核酸具有传染性，称为传染性核酸。传染性核酸进入易感细胞内可以产生子代病毒。有些病毒核心除核酸外，还含有一些酶蛋白，如聚合酶、转录酶等。

2. 病毒衣壳

病毒衣壳裹在病毒基因组外面，由多肽构成的壳微粒（capsomer）即蛋白质亚单位组成。各微粒之间按一定的方式排列成不同的对称类型（图 13-4）。

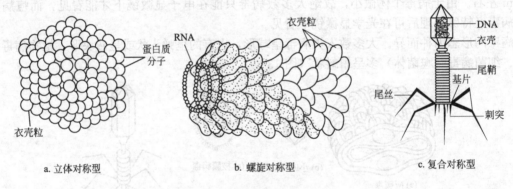

a. 立体对称型　　　　　b. 螺旋对称型　　　　　c. 复合对称型

图 13-4　病毒衣壳的三种形态

① 螺旋对称型：衣壳通常由单一的壳微粒沿着盘旋的病毒核酸呈螺旋形对称性排列，如流感病毒。

② 立体对称型：病毒体衣壳上的壳微粒立体对称排列，呈有规则的多面体形。通常由 12 个顶、30 个棱形成有 20 个等边三角形的正 20 面体，如流行性乙型脑炎病毒及脊髓灰质炎病毒。

③ 复合对称型：指同一病毒壳微粒的排列既有立体对称又有螺旋对称，如噬菌体的头部是立体对称，尾部是螺旋对称。

病毒衣壳的形状和空间构型取决于壳微粒的特征。螺旋对称型的衣壳还与该病毒核酸的长度有关。衣壳蛋白由病毒基因编码，其主要功能是：维持病毒的形态结构；保护病毒核酸免受核酸酶或其他有害因素的破坏；具有黏附作用，能与易感细胞受体结合，辅助病毒对易感细胞的传染；具有抗原性，能使机体发生特异性免疫应答，阻止病毒的扩散。

3. 病毒包膜

病毒包膜是包绕在核衣壳外面的一层膜样结构，为包膜病毒所具有。它是由病毒在宿主细胞内成熟后以出芽的方式释放时获得的宿主细胞膜或核膜，含有胞膜蛋白及宿主细胞膜的类脂和多糖成分。由于包膜蛋白几乎都是由病毒基因组编码的，故具有抗原特异性，是病毒鉴定、分型依据之一，与病毒的致病性和免疫性密切相关。包膜对病毒核衣壳有保护作用，并能吸附或融合易感细胞，与病毒感染细胞有关。

有些病毒包膜表面具有呈放射状排列的突起，称为包膜子粒（peplomeres）或刺突（spike）。如流感病毒包膜上有两种突起：一种呈棒状的称为血凝素，另一种呈哑铃状的称为神经氨酸酶。包膜子粒具有特定的生物学性质，如流感病毒的血凝素能吸附宿主细胞并凝集某些动物的红细胞，神经氨酸酶与病毒从宿主细胞释放有关。

包膜病毒对干燥、热、酸、脂溶剂、胆盐等敏感，有助于鉴别无包膜的病毒。

4.病毒蛋白

病毒蛋白质分为结构蛋白和非结构蛋白。构成成熟的有感染性的病毒颗粒所需的蛋白质称为结构蛋白，包括衣壳蛋白、包膜蛋白和与核酸紧密结合在一起的病毒内部蛋白（或称核心蛋白）。病毒的非结构蛋白主要指病毒的酶蛋白，在病毒的复制中起重要作用，如一些重要的聚合酶、转录酶、内切酶、外切酶、核苷酸磷酸水解酶、tRNA 氨基酰酶等。非结构蛋白中有酶功能的蛋白具有抗病毒药物的作用，备受重视。

三、病毒的分类

病毒的分类方法有多种。如按感染途径和与宿主的关系及临床特征可分为呼吸道病毒、消化道病毒、虫媒病毒、性接触传播病毒、肝炎病毒、嗜神经病毒、出血热病毒、肿瘤病毒等；按病毒核酸的类型分为 DNA 病毒、RNA 病毒、DNA 逆转录病毒和 RNA 逆转录病毒等。1995 年国际病毒分类委员会第一次将病毒分为三大类，即在原有的 DNA 病毒与 RNA 病毒之间新增了 DNA 和 RNA 逆转录病毒类。这一新类包括了原属 RNA 病毒类的逆转录病毒科（HIV 属此科）和原属 DNA 病毒类的嗜肝 DNA 病毒科（HBV 属此科）。

病毒性质比较明确的，称为典型病毒或寻常病毒。此外，还有一些病毒或因子，其本质及在病毒学中的位置尚不明确或比较特殊，称为非典型病毒或亚病毒（subvirus）。亚病毒比病毒更小更简单。属于亚病毒的有以下几种。

① 类病毒（viroid）。比典型病毒更简单的感染因子，没有蛋白质衣壳，只有裸露的单股闭合环状 RNA 分子。主要使植物致病，与人类疾病的关系不甚明了。

② 卫星病毒（satellites）。多数与植物病毒相关，少数与噬菌体或动物病毒相关。卫星病毒的基因是缺损的，是存在于自然界的一种绝对缺损病毒，必须依赖于辅助病毒（helper viruses）才能复制。其基因组是缺损的，不能在宿主细胞内独立复制，必须依赖于辅助病毒才能复制。例如腺联病毒（adenoassociated virus，AAV）是一种卫星病毒，其只能在同时有腺病毒或疱疹病毒的细胞中才能复制。卫星病毒过去曾称为拟病毒。

③ 朊粒（prion）。是一种传染性蛋白颗粒，如羊瘙痒因子（scrapie agent），不含或仅含极微量的核酸，过去曾称为朊病毒。近年来不少学者认为朊粒不宜列入病毒范畴，其生物学地位待定。

第二节 病毒的增殖、遗传与变异

一、病毒的增殖

（一）病毒的增殖过程

由于病毒缺乏完整的酶系统，故病毒的增殖方式不同于其他微生物，只有其核酸进入易感性活细胞后生物活性才能启动。表现为病毒核酸指令控制宿主细胞，提供原料、能量、某些酶类和合成场所等，以基因组为模板，按一定的程序复制和合成子代病毒所需的核酸和蛋白质，然后组装并释放子代病毒。这种以病毒核酸分子为模板进行复制的方式称为自我复制（self-replication）。

病毒以自我复制方式增殖，其过程大致分为吸附、穿入、脱壳、生物合成、装配与释放 5 个相互联系的阶段（图 13-5），称之为增殖周期。其周期的长短因病毒种类、核酸类型、宿主细胞及所处环境等有所差异。增殖过程中任何一个环节发生障碍都可能影响病毒的增殖，而病毒在复

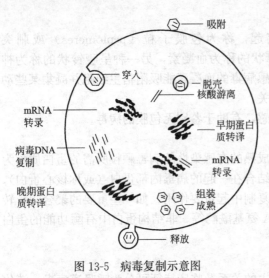

图 13-5 病毒复制示意图

制过程中阻断或抑制宿主细胞的正常代谢。

1. 吸附

吸附 (adsorption) 是指在一定条件下病毒与易感细胞接触，并通过其表面的吸附点（即配体）与易感细胞膜上的相应受体相互结合的过程。病毒与宿主细胞吸附可有两种方法，一是病毒因随机碰撞或因静电引力使病毒与宿主细胞结合，这种结合是非特异的、是可逆的。二是病毒表面的吸附部位 (VAS) 与宿主细胞表面的受体 (receptor) 结合。这种结合是特异的、是不可逆的。这种特异性结合就决定了病毒对宿主细胞的亲嗜性，表现出种系特异性、组织特异性及致病作用的特异性。但是病毒可有不止一种细胞受体，而且还有不少病毒受体尚未被发现。非易感细胞（抗性细胞）由于缺乏或失去该病毒受体，则不能实现吸附。细胞上有无对某种或某些病毒的受体除与细胞本身遗传特征外，还与其生理状态有关。如果要想阻止病毒的复制，最理想的就是阻断它与细胞的吸附。多种因素可影响吸附或使吸附的病毒脱离细胞，例如去垢剂、低 pH、高渗可使吸附的脊髓灰质炎病毒脱离。

2. 穿入

穿入 (penetration) 即病毒颗粒或其基因组进入宿主细胞内的过程。病毒吸附于易感细胞后，立即开始穿入细胞，又称病毒内化。穿入方式随病毒种类而异。无包膜的病毒，多以吞饮形式进入易感细胞，病毒与细胞表面结合，经细胞膜内陷吞入形成吞饮泡。有包膜病毒大多数依赖包膜中的特异蛋白与宿主细胞膜发生融合并脱去包膜，使核衣壳进入细胞。有的由细胞表面酶协助病毒脱壳，核酸直接进入宿主细胞内，如噬菌体。

3. 脱壳

脱壳 (uncoating) 即病毒体进入后，病毒的胞膜或（和）壳体除去而释放出病毒基因组的过程。脱壳一般紧接穿入后（或与穿入同时发生），即立即去除衣壳，游离核酸。不同的病毒脱壳方式不一样，多数病毒如流感病毒在被吞饮后，吞饮体在细胞溶酶体酶的作用下，将衣壳裂解而释放出病毒基因组。痘类病毒进入宿主细胞后，先经溶酶体酶的作用立即脱去外层衣壳，再通过脱壳酶脱去内层衣壳。

4. 生物合成

生物合成 (biosynthesis) 包括子代病毒核酸的复制与蛋白质的合成。在这个阶段细胞内找不到任何病毒颗粒，称为隐蔽期 (eclipse)。此时病毒核酸调控指令宿主细胞首先合成功能蛋白，然后复制子代病毒核酸和结构蛋白。功能蛋白主要是有关的酶类，如转录酶、聚合酶、内切酶、连接酶等。这些酶类有的由病毒基因编码，有的由病毒诱导而由宿主细胞基因编码或直接来源于宿主细胞。不同的病毒由于核酸类型不同，其核酸复制及蛋白质合成的部位和过程也不尽相同。如动物病毒中的 dsDNA 病毒，其 DNA 在宿主细胞核内合成，病毒蛋白则在细胞浆内合成；痘类病毒的核酸和蛋白质，则均在细胞浆内合成。病毒的生物合成过程基本可分为六大类型，即双股 DNA 病毒、单股 DNA 病毒、单正股 RNA 病毒、单负股 RNA 病毒、双股 RNA 病毒和逆转录病毒。

病毒的生物合成包括转录和翻译两个步骤。

① 早期转录：发生在病毒核酸复制之前，翻译出的蛋白质称为早期蛋白。早期蛋白是功能性蛋白质，主要是病毒复制所需要的酶和抑制宿主细胞正常代谢的调节蛋白。

② 晚期转录：以子代病毒核酸为模板所进行的转录，翻译出的蛋白质称为晚期蛋白。晚期

蛋白是结构蛋白，主要构成病毒的衣壳。含不同类型核酸的病毒复制与转录分述如下。

（1）DNA病毒　人和动物DNA病毒基因组大多数为双链DNA（dsDNA），其复制一般分为早期和晚期两个阶段。如单纯疱疹病毒的生物合成，首先利用宿主细胞核内含有的依赖DNA的RNA聚合酶转录出早期mRNA，在胞浆的核糖体上翻译出早期蛋白，这些早期蛋白主要用于合成子代DNA，为非结构蛋白（包括依赖DNA的DNA聚合酶、脱氧胸腺嘧啶激酶和其他一些功能蛋白），为病毒核酸的复制提供酶和条件。晚期阶段为病毒dsDNA解链后，在DNA多聚酶等作用下，以亲代DNA为模板复制出子代DNA，最后以子代DNA分子为模板转录晚期mRNA，在胞浆翻译出病毒晚期蛋白（包括子代病毒的衣壳蛋白和结构蛋白）。dsDNA病毒的DNA按半保留方式复制，即亲代DNA首先由解链酶作用下解开为正链（＋）DNA和负链（－）DNA，然后在DNA聚合酶催化作用下分别合成互补的负链（－）DNA和正链（＋）DNA，从而形成了2个新的双股DNA（±DNA）分子，即子代DNA分子。通过这个复制过程，生成的2个子代DNA与亲代DNA分子的结构完全相同。

（2）RNA病毒　RNA病毒的基因组大多为单链RNA（ssRNA），绝大多数都在宿主细胞的胞浆内合成病毒全部成分，少数如正黏病毒、某些副黏病毒的RNA在核内合成。单正链RNA病毒如小RNA病毒、出血热病毒的核酸本身具有mRNA功能，不含RNA聚合酶，病毒进入细胞后可直接附着于核糖体上，可以转译早期蛋白，包括结构蛋白和非结构蛋白，然后以病毒RNA为模板，依靠早期蛋白复制出子代病毒核酸。单负链RNA病毒如流感病毒、狂犬病病毒等的核酸不具有mRNA功能，但本身含有依赖RNA的RNA聚合酶，这些病毒可依赖这些酶首先复制出与亲代互补的正股RNA作为mRNA，再转译出早期蛋白，继而复制子代病毒核酸。

（3）逆转录病毒　这是一类特殊的RNA病毒，含有两条相同的＋RNA基因组，并具有逆转录酶（retrotranscriptase，RT），在宿主细胞内依靠这种酶进行逆转录。首先利用病毒亲代RNA为模板合成互补的DNA链，为杂交中间体（RNA：DNA），然后经细胞的DNA聚合酶作用，以DNA链为模板，合成互补的另一条DNA而转变为dsDNA，并整合于宿主细胞的DNA中，再转录复制出子代病毒核酸。如人类嗜T细胞病毒、人类免疫缺陷病毒。

5.装配与释放

病毒子代核酸和结构蛋白合成后，在宿主细胞内的一定部位组装为成熟的病毒颗粒，这一过程称为装配（assembly），也可称为成熟（maturation）。大多数DNA病毒是在细胞核内装配，RNA病毒则在胞浆内装配。包膜病毒的装配在核衣壳形成后在核膜或胞浆膜上完成。如疱疹病毒在胞核内组装成核衣壳后，通过核膜进入胞浆时形成内包膜，由胞浆向胞外释放时再形成外包膜。

子代病毒体从宿主细胞游离出来的过程称为释放（release）。成熟病毒从宿主细胞释放的方式，依病毒种类不同而异。有的病毒以出芽方式不断从细胞膜释放，如流感病毒、疱疹病毒等；有的使宿主细胞破坏而释放出来，如腺病毒、脊髓灰质炎病毒；也有的通过细胞间桥或细胞融合在细胞间传播，如巨细胞病毒；有些肿瘤病毒的基因则整合到宿主细胞基因上，随宿主细胞分裂而传代。

（二）病毒的异常增殖

病毒的增殖过程形式多样，在正常情况下，产生并释放出有感染性的、完整的子代病毒。但病毒在细胞内复制过程中，任何阶段均有可能被阻断，从而出现异常的结果。例如出现顿挫感染、缺陷干扰颗粒、卫星病毒等。

二、病毒对理化因素的抵抗力

病毒受理化因素作用失去感染性，称为灭活。灭活的病毒不一定失去抗原性。大多数病毒耐冷不耐热，如在室温数小时或60℃加热30min即被灭活，也有的病毒如乙型肝炎病毒需100℃10min才能灭活。在－20℃可保存数月，－70℃或加保护剂冷冻真空干燥后，可更长期存活，因此，常用低温保存病毒。但有的病毒如呼吸道合胞病毒对低温敏感。病毒对紫外线、氧化消毒剂敏感，常用次氯酸盐溶液、戊二醛等作为病毒消毒剂，过氧乙酸常用于乙型肝炎病毒的消毒。包膜病毒还对脂溶剂如乙醚、氯仿等敏感。大多数病毒对甘油的抵抗力比细菌强，故常用含50％甘油的盐水保存和运送病毒标本。目前在临床上尚未发现对病毒有效的抗生素和磺胺类药物。

三、病毒的遗传变异

1.病毒的基因突变

病毒的基因突变（mutation）是指病毒的基因组中碱基序列发生改变（置换、缺失或插入）。这种改变可以是自然发生的，也可以是人工诱导产生的。

大多数病毒具有明显的遗传稳定性，但由于病毒构造简单，又缺乏自身独立的酶系统，因此更易受到周围环境因素尤其是宿主细胞内环境的影响而引起基因突变。病毒在增殖过程中，自发突变的频率平均为 $10^{-8} \sim 10^{-6}$，人工诱导可增加病毒的突变率，如理化因素（温度、紫外线和应用5-氟脲嘧啶等的作用）。

病毒的变异包括多方面，如毒力变异、耐药性变异、抗原性变异、温度敏感性变异等，并且彼此往往相互有关联，如毒力不同的病毒株在细胞培养中形成的蚀斑形状常有变化，抗原性也往往有差异。可用核酸序列测定抗原性，通过结构和功能等分析鉴定突变种。有两种重要突变型，即点突变（point mutation）和缺失性突变（deletion mutation），前者为基因组中单一核苷酸改变，后者为基因组中缺失一段核苷酸序列。重要的突变株有温度敏感突变株（temperature sensitive mutant, ts）、宿主范围突变株（host-range mutant, hr）、耐药突变株（drug resistant mutant, dr）等。

2.基因重组与重配

两种具有不同生物学性状且有亲缘关系的病毒在感染同一细胞时，病毒之间发生基因的交换而形成子代的过程称为基因重组（recombination），如轮状病毒等。其子代称为重组体（recombinant），可含有来自2个亲代病毒的核苷酸序列，具有2个亲代病毒所有的特性。通过交换RNA节段而进行重组称为重配（reassortment），即2种不同病毒株共同感染细胞时，发生基因片段的交换，使子代病毒获得2个亲代的基因。如流感病毒。

病毒除在病毒间发生基因重组外，某些病毒还能与宿主细胞的基因组之间发生基因重组。现已证明，许多DNA病毒如疱疹病毒、腺病毒和多瘤病毒的DNA都能整合到细胞基因组中去。

3.病毒遗传变异的生物学意义

（1）在疾病诊断和防治中的应用　由于病毒的变异可发生在形态、结构、生化特性、抗原性、毒力等方面，造成性状不典型，常给病原学鉴定及特异性防治带来了困难，故需充分了解病毒的遗传变异现象和规律，才能对病毒感染性疾病作出正确病原学诊断，才能有效地进行防治工作，尤其目前对病毒感染尚无有效治疗剂，特异性防治工作更为重要。应用人工诱变的方法可使其毒力下降获得减毒株，制备出保留免疫原性减毒活疫苗，可用于疾病的预防，如用脊髓灰质炎减毒活疫苗来预防小儿麻痹症严重传染病。目前，为预防艾滋病和近年来出现的严重性急性呼吸窘迫综合征（SARS），正积极地研制和筛选有效的疫苗。

（2）病毒的基因组研究　目前已发现的病毒基本上都完成了基因测序，这有助于从基因水平了解其致病机制、寻找能用于开发疫苗、诊断工具的基因产物和治疗药物。

第三节　病毒感染与机体的免疫

一、病毒的感染与传播

1.病毒的传播方式

病毒感染分水平感染与垂直感染。水平感染指个体之间的感染，即病毒通过呼吸道、消化道或皮肤（机械性损伤、昆虫叮咬或动物咬伤）或黏膜（眼结膜、泌尿生殖道黏膜）接触从某一个体传给另一易感者的感染。垂直感染指某些病毒经胎盘或产道以及母乳由亲代传给子代的感染，如风疹病毒感染孕妇后，可经胎盘感染胎儿，造成胎儿畸形。乙型肝炎病毒、人类免疫缺陷病毒等也可通过垂直感染传给子代。垂直传播方式在其他微生物中较少见到。

2.病毒的传播途径

不同的病毒可从不同的侵入门户进入宿主，病毒侵入机体后，有些病毒局限于侵入部位，而另一些病毒会扩散到其他组织或形成病毒血症。

病毒在体内的播散，从细胞水平分为细胞外、细胞间和细胞核播散。细胞外播散系病毒在易感细胞内增殖、裂解细胞后，大量病毒释放于细胞外，并立即吸附进入其他易感细胞内增殖，如肠道病毒；细胞间播散为病毒通过细胞间桥或细胞融合从感染细胞到另一易感细胞，无胞外过程，如疱疹病毒；细胞核播散指病毒核酸整合到宿主细胞染色体上，随宿主细胞分裂而传至子代细胞。胞内和核内播散的病毒不易受抗体等免疫分子影响。

从整体水平看，病毒的播散只限于局部靶细胞的称局部感染，如鼻病毒；而许多病毒，如麻疹病毒在呼吸道感染局部及淋巴组织中增殖后，通过血流（称病毒血症，viremia）侵犯其他靶器官，引起全身感染，称为播散性感染。还有的病毒可直接通过神经组织进行传播，引起中枢神经组织的损害，如狂犬病毒。

二、病毒感染的类型

1.隐性感染

隐性感染指无明显临床症状的短暂病毒感染。但可使机体获得一定的免疫力，人类病毒感染大多属此类型。而无症状感染者可能是重要的传染源。

2.显性感染

病毒的显性感染有急性感染和持续感染。

（1）急性感染　病毒感染后出现明显的临床症状。一般病程较短，在症状出现前后能分离到相应病毒，常随疾病的痊愈而被消灭或自体内排除，这种感染称为急性感染。急性感染又分局部感染和全身感染。

（2）持续感染　病毒感染后，可在体内持续数月或数年，甚至终身带毒，在一定时期内无明显临床症状，称为持续感染。持续感染分为以下三型。

① 慢性感染（chronic infection）。有一定临床症状，病程可达数月至数年，体内持续存在病毒，并可不断排出体外的慢性进行性感染，如乙型肝炎、传染性软疣。

② 潜伏感染（latent infection）。某些病毒在急性感染后，病毒潜伏于机体某些细胞内，以后在一定诱因下可引起复发，呈急性过程。间隔期称为潜伏期，时间不等，数月、数年甚至数十年，其间不表现临床症状、亦不能用一般方法分离出病毒或查出细胞病变，如单纯疱疹病毒急性感染后长期潜伏于神经节细胞内，当机体抵抗力降低时可再次发作引起唇疱疹等。

③ 慢病毒感染（slow virus infection）。亦称慢发感染（slow infection）或迟发感染（delay infection），即病毒感染后，潜伏期长达数年甚至数十年，多侵犯中枢神经系统，缓慢发病，一旦出现症状，多为亚急性、进行性，最后导致死亡。如有的儿童感染麻疹病毒后，病毒在大脑神经细胞中缓慢增殖，最终引起亚急性硬化性全脑炎（SSPE）而死亡。

某些病毒的持续感染，由于病毒 DNA 与细胞染色体的整合，可诱发正常细胞转化为肿瘤细胞。目前为止，已知与人类肿瘤密切相关的病毒有：人类逆转录病毒、EB 病毒、人乳头状病毒和嗜肝 DNA 病毒等。

三、病毒的致病机制

病毒侵入人体后，其致病机制主要是病毒在细胞内寄生引起的宿主细胞损害，以及诱发机体的免疫应答而造成的免疫病理反应。不同种类的病毒与宿主细胞相互作用，可表现不同的结果。

1.溶细胞感染

病毒在感染细胞内增殖，引起细胞溶解死亡的作用，称为溶细胞效应。能引起溶细胞效应的病毒称为溶解型病毒。其机制主要是病毒编码的蛋白，尤其是早期蛋白阻断了宿主细胞蛋白质的合成和核酸的复制；或者病毒结构蛋白对宿主细胞的直接毒性作用，导致细胞死亡；或由于细胞膜通透性及溶酶体膜功能改变，细胞内钠（Na^+）浓度升高，钾（K^+）浓度下降，在早期引起细胞"浑浊肿胀"，在晚期出现溶酶体外漏，导致细胞自溶，故又称溶细胞感染。

2. 非溶细胞感染

有些病毒在感染细胞内增殖，不引起细胞溶解死亡，也不阻碍细胞代谢，呈稳定状态感染，这类病毒称为非溶解型病毒，表现为慢性病毒感染。有些病毒感染细胞后，细胞核或细胞质内可出现1个或数个大小不等、经染色后在光学显微镜下可见的斑块，称为病毒包涵体。包涵体是病毒合成的场所，也可能是病毒颗粒的堆积或是细胞对病毒感染的反应产物。有的病毒感染细胞后，不仅不抑制细胞 DNA 的合成，反而促进细胞 DNA 的合成，从而使得细胞增生，有的还可转化，形成肿瘤。DNA 病毒或逆转录病毒在感染中可将基因整合于宿主细胞染色体上，或以质粒形式存在于细胞质中，又称整合感染。还有多种病毒如疱疹病毒、人类免疫缺陷病毒等在细胞培养中可致细胞凋亡。

3. 病毒感染引起宿主的免疫病理损伤

有些病毒感染影响机体正常免疫功能，包括直接侵犯免疫系统细胞或使感染细胞抗原发生改变，导致异常免疫应答等，可能造成宿主机体的免疫病理损伤，引起疾病。

(1) 病毒对免疫系统的损伤　许多人类病毒可感染人的淋巴细胞，从而直接引起免疫功能紊乱，诱发或促进某些疾病，甚至肿瘤的发生。如麻疹病毒、流感病毒、艾滋病病毒、风疹病毒、巨细胞病毒、单纯疱疹病毒、EB 病毒等。

(2) 免疫复合物引起的损伤　血流中的抗原-抗体复合物在一定条件下发生沉积，激活补体，吸引中性粒细胞引起Ⅲ型超敏反应，如肾小球肾炎、关节炎等。

(3) 抗体增强病毒感染作用　某些病毒，如登革热病毒、黄热病毒等，所产生的中和抗体浓度不足以完全中和病毒时，有利于增加病毒感染单核吞噬细胞的机会，感染细胞膜表面出现大量病毒抗原，激发机体免疫应答，从而引起一系列相应病理反应。

(4) 病毒感染可引起免疫应答的功能紊乱　主要表现为失去对自身抗原和非自身抗原的识别功能，而产生针对自身细胞或组织的细胞免疫或抗体，可发展为自身免疫病。

4. 免疫抑制作用

某些病毒感染可抑制免疫功能，甚至使整个免疫系统功能缺陷。如巨细胞病毒感染最终因多种微生物或寄生虫的机会感染而导致宿主死亡。

四、机体抗病毒免疫的特点

抗病毒免疫与抗细菌免疫一样，包括非特异性免疫和特异性免疫，但由于病毒是细胞内寄生，故有其特殊性。

（一）非特异性免疫

1. 干扰素

细胞受病毒感染或某些其他物质作用，使干扰素基因活化，编码产生一种具有多种生物活性的蛋白质，称干扰素（interferon，IFN）。

凡能诱导细胞产生干扰素的物质，称干扰素诱生剂，包括病毒、某些细菌（短小棒状杆菌、BCG 等）、某些中草药和人工合成的多聚核苷酸等。

(1) 干扰素的性质　①是一类分泌性蛋白质；②具有广谱抗病毒活性；③有种属特异性；④不直接灭活病毒，而是通过诱导细胞产生抗病毒蛋白等效应物质发挥作用。

(2) 干扰素的种类　人类细胞诱生的干扰素可分为 α、β、γ 三种类型。IFN-α 由人白细胞产生，IFN-β 由人成纤维细胞产生，IFN-γ 由人致敏 T 淋巴细胞产生，故 IFN-γ 称为免疫干扰素又称Ⅱ型干扰素，而 IFN-α 和 IFN-β 又称Ⅰ型干扰素。

(3) 干扰素的抗病毒作用　IFN 并非直接灭活病毒，而是作用于细胞诱生一组抗病毒蛋白（antiviral protein，AVP），它能抑制病毒蛋白在细胞内的合成。细胞本身具有抗病毒蛋白的基因，正常情况下处于静止状态，当干扰素与细胞膜上的干扰素受体结合时，编码抗病毒蛋白的基因活化，继而合成抗病毒蛋白，使细胞处于抗病毒状态。抗病毒蛋白包括 $2'\text{-}5'$ 合成酶、蛋白激酶和磷酸二酯酶等。它们主要使病毒 mRNA 降解或抑制病毒蛋白的合成，从而达到抗病毒作用。抗病毒蛋白只影响病毒蛋白的合成，不影响宿主细胞蛋白质的合成。在生理条件下，干扰素浓度≥10U/ml，只需 5min 就能使细胞处于抗病毒状态（图 13-6）。

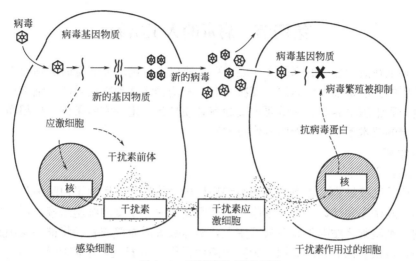

图 13-6 干扰素作用模式图

细胞在感染的同时，即产生干扰素，早于特异性抗体的出现，并使细胞迅速处于抗病毒状态。因此它既能中止受病毒感染细胞中的病毒复制，又能限制病毒的扩散。

干扰素除了抗病毒活性外，尚有其他活性，如免疫调节（包括对 T 细胞、B 细胞、NK 细胞和 Mφ 等的调节）、抗细胞分裂、抗肿瘤以及抑制某些非病毒微生物的作用等。

2.NK 细胞

NK 细胞主要是非特异性杀伤被病毒感染的靶细胞，阻止细胞内病毒成分的装配。被激活的 NK 细胞还可释放肿瘤坏死因子（TNF-α、TNF-β）等细胞因子发挥抗病毒效应。NK 细胞的杀伤作用不依赖抗体，也不受 MHC 抗原的限制，对靶细胞杀伤无选择性。NK 细胞在病毒感染早期发挥作用，以后则由细胞毒 T 细胞发挥作用。

3.单核/巨噬细胞

单核/巨噬细胞主要通过吞噬病毒和被病毒感染的靶细胞，递呈抗原激发特异性抗病毒免疫应答，分泌 IL-1、干扰素等细胞因子，释放氧化酶、精氨酸酶等方式发挥非特异性和特异性抗病毒免疫作用。

此外，机体的屏障作用、补体、细胞因子等也都有一定抗病毒作用。

（二）特异性免疫

1.体液免疫

病毒感染或接种疫苗后，可激发机体产生特异性抗体，包括中和抗体和补体结合抗体。具有保护作用的主要是中和抗体，它既可作用于病毒颗粒，亦可作用于受感染的靶细胞。抗体是由病毒衣壳或包膜上的抗原刺激机体产生的，可以与病毒结合，阻止病毒吸附和穿入易感细胞或通过巨噬细胞吞噬调理作用或改变病毒表面蛋白构型导致病毒转录酶活性丧失。中和抗体尤其对溶细胞型病毒作用显著，能有效地防止病毒通过血流扩散，但对于已进入细胞内的病毒不能发挥作用。IgM、IgG、IgA 三类免疫球蛋白都有中和抗体的活性。IgM 在感染早期出现；IgG 分子量小，是唯一可通过胎盘的抗体；IgA 具有参与黏膜局部抗病毒感染作用。

2.细胞免疫

病毒一旦进入宿主细胞内，体液免疫的作用即受到限制，这时主要依赖细胞免疫发挥作用。

一般认为细胞免疫对病毒感染的痊愈起主导作用，特别对一些非溶细胞型的病毒感染，其作用更明显。构成病毒特异性细胞免疫反应的效应细胞是 CD8$^+$ T 细胞和 CD4$^+$ Th1 细胞。在感染早期通过 Tc 细胞识别而发挥直接杀伤病毒感染的靶细胞、中止病毒复制的作用。在抗体的配合下清除病毒。活化的 CD4$^+$ Th1 可释放 IFN-γ、TNF 多种细胞因子，通过激活巨噬细胞和 NK 细胞发挥抗病毒作用。

第四节　病毒的人工培养

由于病毒必须在活的易感的细胞中才能增殖，所以在分离培养病毒时必须提供活的细胞。目前实验室最常用的方法是细胞培养法，其次还有鸡胚培养法和动物接种法。细胞培养法包括器官培养、组织培养和细胞培养等。这就要求实验室必须具备一定的实验条件（如超净工作台、CO_2 孵箱等）和一定的技术条件（如无菌操作技术）。

一、细胞培养

细胞培养的程序如下。

（1）制备单层贴壁细胞　将离体的活组织用机械法捣碎，并用胰蛋白酶消化，将组织分散成单个细胞，然后经洗涤和计数，并用细胞培养液配制成一定浓度的细胞悬液，再分装入细胞培养瓶或培养管内，细胞则将贴附于瓶壁或管壁上，培养数天后瓶壁或管壁将被一层细胞覆盖，形成单层贴壁细胞，可供病毒分离培养用。为防止细菌污染，培养液内还需加入一定浓度的抗生素，常用的抗生素是青霉素和链霉素。

根据细胞的来源、染色体特征及传代次数，可将细胞分为三种类型：①原代细胞株②二倍体细胞株③传代细胞系。

（2）标本的接种　将所要分离的病毒标本接种入培养好的单层贴壁细胞，在适宜的环境下进行培养后，观察病毒在细胞内的增殖情况。

二、鸡胚培养

发育中的鸡胚可提供多种部位供培养某些病毒使用，不同种类的病毒，适于在鸡胚的不同部位生长。常用于接种病毒的鸡胚部位有以下几处：绒毛尿囊膜、尿囊腔、羊膜腔、卵黄囊（图 13-7）。

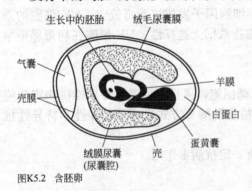

图K5.2　含胚卵

图 13-7　鸡胚构造及接种部位示意图

三、动物接种

动物接种是最原始的病毒培养方法。常用的动物有小鼠、豚鼠、家兔、雪貂和猴等。接种途径随病毒而异，有鼻腔、皮内、皮下、腹腔内、脑内、静脉内等途径。动物接种后，应逐日观察动物的发病情况。当动物濒临死亡时，应及时剖杀动物并取病变组织进行传代和鉴定。动物接种培养病毒的影响因素太多，目前已较少采用。但是，对少数目前还不能用鸡胚培养或细胞培养来进行人工培养的病毒，如乙型肝炎病毒等仍须采用动物接种来培养。

第五节　病毒感染的治疗及抗病毒药物

病毒进入细胞后造成感染，引起细胞病变。抗病毒感染的治疗主要从抑制病毒的增殖周期入手。病毒的增殖周期分为：吸附、进入、脱壳、生物合成、装配及释放等阶段，理论上认为病毒增殖过程中任何一个环节均可作为抗病毒治疗的分子靶，只要阻断以上的任何环节，都将成为有效的抗病毒药物。

抗病毒的药物虽然有大量的研究，但由于病毒是细胞内寄生，所以到目前为止临床上尚无理想的药物用于抗病毒感染的治疗。

1.抗病毒药物

抗病毒药物分为：抗病毒化学药物、抗病毒基因制剂、免疫制剂、抗病毒中草药。目前抗病毒基因治疗已成为重要的研究方向。

（1）抗病毒化学药物　目前主要有核苷类化学药物、非核苷类化学药物、蛋白酶抑制剂、金刚烷胺类药物。主要用于疱疹病毒、人类免疫缺陷病毒、流感病毒、肝炎病毒和乳头瘤病毒所致的感染。

（2）抗病毒基因制剂　反义寡核苷酸能特异地抑制病毒基因的表达，达到抗病毒的效果，而病毒不易产生耐药性。反义寡核苷酸的抗病毒不是直接破坏完整的病毒颗粒，而是封闭病毒核酸，尤其对已感染病毒的细胞有效。

（3）干扰素及干扰素诱生剂　干扰素具有广谱抗病毒作用，并且具有免疫调节功能。但不同的病毒对其敏感性差异较大。高度敏感的有乙型脑炎病毒、牛痘病毒、某些型的鼻病毒等；中度敏感的有麻疹病毒、风疹病毒、流感病毒等；而脊髓灰质炎病毒、柯萨基病毒等为低度敏感。

（4）中草药　根据中医理论对病毒感染辨证论治有较好的疗效，其抗病毒机理值得深入研究。中草药或直接抗病毒，或通过免疫增强、免疫调节包括诱生内源性干扰素发挥"扶正祛邪"（抗病毒）作用。不少中药如黄芪、刺五加、石斛、丹参、降香、龙胆草、丝瓜、瓜蒌皮等，能诱导机体产生干扰素。实验证明大青叶、板蓝根、满山香、山腊梅、金银花、连翘、柴胡、蟛蜞菊、紫草、香薷草、藿香、贯众、莲芯、灵芝、大黄等对某些或某种病毒有一定的抑制作用。

2.抗病毒药物的作用机制

（1）抑制病毒侵入与脱壳　在不同的组织细胞表面有不同的病毒黏附受体，病毒可以通过细胞表面的受体与细胞接触，并侵入细胞引起细胞病变。例如 HIV 病毒体的 gp120 与 $CD4^+$ T 细胞表面的 CD4 分子结合，进入细胞后导致细胞进行生产性复制。

（2）抑制病毒核酸合成　如治疗疱疹病毒感染的碘苷、阿昔洛韦、阿糖胞苷等由于它们的化学结构类似于胸腺嘧啶核苷，能与胸腺嘧啶核苷竞争多聚酶，从而选择性地抑制病毒的复制。

（3）抑制病毒蛋白质的合成　反义寡核苷酸作为作用于病毒 mRNA 的药物，具有抵抗核酸酶的降解作用。反义寡核苷酸与新形成的病毒 RNA 结合成二聚体，从而阻止 mRNA 的形成或阻断 mRNA 由核内向细胞质内输送，抑制 mRNA 与核糖体的结合。

（4）抑制病毒的装配及释放　某些病毒编码的聚合蛋白，由病毒蛋白酶切割为小分子后作为结构蛋白参与组装。蛋白酶抑制剂能抑制病毒蛋白酶的活性，阻断病毒装配和释放。

第六节　噬　菌　体

噬菌体（bacteriophage，phage）是感染细菌、真菌、放线菌或螺旋体等微生物的病毒。噬菌体与细菌的变异密切相关。

一、噬菌体一般特性

1.形态结构与化学组成

噬菌体个体微小，没有完整的细胞结构，只能在活的微生物细胞内复制增殖，是一类专性易感细胞内寄生的微生物。噬菌体在电子显微镜下有三种形态，即蝌蚪状、球形和丝状。大多数噬菌体呈蝌蚪状，由头部和尾部两部分组成（图13-8）。噬菌体头部呈六边形、立体对称，内含核酸，外裹一层蛋白质外壳。尾部是一管状结构，由一个中空的尾髓和外面包着的尾鞘组成。在头、尾连接处有一尾领结构，尾部末端有尾板、尾刺和尾丝。尾髓具有收缩功能，可使头部核酸注入宿主菌，尾板内有裂解宿主菌细胞壁的溶菌酶，尾丝为噬菌体的吸附器官，能识别宿主菌体表面的特殊受体（图13-9）。

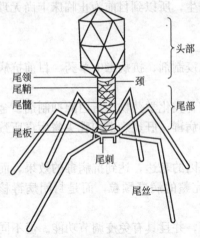

图 13-8　蝌蚪形噬菌体模式图

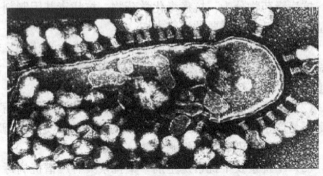

图 13-9　电镜下所见噬菌体吸附于大肠埃希菌

2.噬菌体感染宿主细胞后的结果

噬菌体感染宿主菌后，可有两种结果。

（1）在宿主菌细胞内复制增殖，产生子代噬菌体，最终裂解宿主菌，称为毒性噬菌体（virulent phage）。毒性噬菌体在敏感菌内以复制方式进行增殖，增殖过程包括吸附、穿入、生物合成、成熟和释放几个阶段。

噬菌体裂解细菌后，可使浑浊的菌液变为澄清，在培养细菌的平板培养基上可出现溶菌空斑，称为噬菌斑。

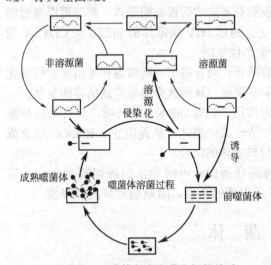

图 13-10　噬菌体与宿主菌之间的关系

（2）噬菌体感染易感细菌后，其基因与宿主菌染色体整合，多数情况下，不产生子代噬菌体，不引起细菌裂解，但噬菌体 DNA 能随细菌 DNA 复制，并随细菌的分裂而传代，称为温和噬菌体（temperate phage）或溶源性噬菌体（lysogenic phage）。整合在细菌基因组中的噬菌体基因组称为前噬菌体（prophage），带有前噬菌体基因组的细菌称为溶源性细菌（lysogenic bacterium）。前噬菌体偶尔可自发地或在某些理化和生物因素的诱导下脱离宿主菌基因组而进入溶菌周期，产生成熟噬菌体，导致细菌裂解。温和噬菌体的这种产生成熟噬菌体颗粒和溶解宿主菌的潜在能力，称为溶源性（lysogeny）。某些前噬菌体可导致细菌基因型和性状发生改变，称为溶源性转换（lysogenic conversion），与细菌的变异密切相关（图 13-10）。

二、噬菌体的应用

1.细菌的鉴定与分型

噬菌体与宿主菌的关系具有高度特异性，即一种噬菌体只能裂解一种和它相应的细菌，故可用于未知细菌的鉴定与分型。如用葡萄球菌噬菌体可把金黄色葡萄球菌分为 5 群 22 型。这种噬菌体分型法在对某些传染病进行流行病学调查及追踪传染源时很有用途。

2.分子生物学研究的重要工具

噬菌体对基因工程理论与技术的发展已经发挥了重要作用。噬菌体基因数量少，结构比细菌和高等细胞简单得多，而且容易获得大量突变体，因此成为分子生物学研究的重要工具。近年来，在分子生物学研究中将用噬菌体作为重要载体构建基因文库、肽文库、抗体文库和蛋白质文库。

3.细菌感染的诊断与治疗

在某些局部感染时可用噬菌体作为一种辅助治疗,如应用铜绿假单胞菌噬菌体治疗烧伤创面的感染。但由于噬菌体的特异性过于专一,限制了噬菌体在临床上的广泛应用。

噬菌体还可用于抗病毒药及抗肿瘤药物(如抗肿瘤抗生素)的筛选和致癌物的检测。

在发酵工业中应严防噬菌体的污染。

第七节 常见引起人类疾病的病毒

一、呼吸道病毒

呼吸道病毒通常指通过呼吸道感染,并在呼吸道黏膜增殖引起疾病,或以呼吸道黏膜为原发病灶,通过淋巴或血流扩散至其他器官,引起疾病的病毒。

此外,肠道病毒中的柯萨奇病毒、埃可病毒及呼肠病毒的某些型别,Ⅰ型疱疹病毒和巨细胞病毒等也能引起呼吸道和咽部感染。

(一) 流行性感冒病毒

流行性感冒病毒,简称流感病毒(influenza virus),是引起流行性感冒(简称流感)的病原体。流感是一种急性上呼吸道传染病,具有高度传染性,传播快、蔓延广,常造成流行,历史上曾引起多次世界性大流行。

1.生物学性状

【形态与结构】

该病毒呈球形或丝形,直径约 100nm。其结构由 3 层组成(图 13-11)。内层是病毒颗粒的核心,内含单链 RNA、核蛋白和具有转录功能的 RNA 多聚酶。RNA 分为 7～8 个节段,每一节段各为 1 个基因,这一特点使病毒在复制时容易发生基因重组而形成新的亚型。中层是病毒内膜蛋白(M 蛋白)。外层是脂质双层组成的包膜,膜上有血凝素(HA)与神经氨酸酶(NA)2 种刺突,呈放射状,均为糖蛋白,具有抗原性。血凝素能与多种动物红细胞表面的糖蛋白受体结合,使红细胞凝集;神经氨酸酶能水解细胞表面糖蛋白末端的 N-乙酰神经氨酸,有助于成熟病毒从细胞表面释放。

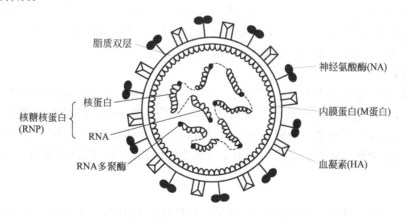

图 13-11 流感病毒结构示意图

【培养与性质】

最常用鸡胚培养法。首先分离该病毒接种于鸡胚羊膜腔,代传适应后可移种至尿囊腔。病毒繁殖后不引起明显病变,常取羊水或尿囊液做血球凝集试验以检查病毒繁殖的情况。流感病毒不易在组织细胞培养中增殖。

血球凝集现象是流感病毒表面的血凝素与红细胞表面的糖蛋白受体结合所致。人和多种动物

（鸡、豚鼠、绵羊等）的红细胞、人的呼吸道黏膜上皮细胞表面都有流感病毒的血凝素受体，故呼吸道上皮细胞是流感病毒的易感细胞。

流感病毒凝集红细胞的能力可被相应抗体（血凝抑制抗体）所抑制。若使病毒先与抗体作用，然后加入红细胞悬液，血凝现象就不出现，称为血凝抑制试验。血凝抑制试验是一种抗原抗体反应，有较高的特异性，可用于鉴定病毒的型别与亚型（如对流感病毒的分型）。

2. 致病性与免疫性

【抗原构造与分型】

流感病毒有 2 种主要抗原。

(1) 可溶性抗原　即核蛋白、P 蛋白和 M 蛋白。根据核蛋白抗原不同将流感病毒分为甲 (A)、乙 (B)、丙 (C) 三型。

(2) 包膜抗原　即 HA 和 NA 两种抗原。根据这两种抗原的差异，又可将同型流感病毒分为各种亚型。如甲型流感病毒分为原甲型 (A_0)、亚甲型 (A_1)、亚洲甲型 (A_2) 和亚洲甲型香港型 (A_3)。

【变异性与流行的关系】

流感病毒易发生变异，尤以甲型变异频繁，其主要原因是由于 HA 与 NA 的抗原结构很容易发生化学变化。甲型流感病毒自 1933 年被发现以来，已发生四次重大抗原变异，即从原甲型 (A_0)，经过亚甲型 (A_1)，逐渐演变为亚洲甲型 (A_2)，1968 年又发生了一次较大的抗原变异，成为亚洲甲型香港型（表 13-1）。

表 13-1　甲型流感病毒各亚型的抗原变异与流行年代

病毒亚型	原甲型(A_0)	亚甲型(A_1)	亚洲甲型(A_2)	香港甲型(A_3)	亚甲型(A_1)
抗原结构	H_0N_1	H_1N_1	H_2N_2	H_3N_2	H_1N_1
流行年代	1933~1946	1946~1957	1957~1968	1968~	1977

甲型流感病毒的变异是一个连续不断地由量变到质变的过程，当其抗原性发生质变以后，即形成一个新的亚型。每次变异相隔 10~15 年。每当一新亚型出现，由于人群缺乏对它的免疫力，常引起大流行，甚至波及全球。

甲型流感病毒的这种变异可能是由于旧亚型发生了自发突变，再经人群免疫力的选择而成新的亚型（突变选择学说），也可能是由于人类流感病毒与动物流感病毒杂交发生基因重组（动物来源学说）。过去认为流感病毒变异具有时间规律，而且一旦新亚型出现，旧亚型就很快消失，但 1977 年亚甲型 (H_1N_1) 再现，至今尚未取代 A_3 (H_3N_2)。

【所致疾病】

流感的传染源是急性期病人，在发病后 2d 内传染性最强。病毒通过飞沫传播，潜伏期 1~2d。病毒主要侵犯呼吸道纤毛柱状上皮细胞，引起上呼吸道炎症，黏膜上皮细胞受病毒寄生后发生变性、坏死、脱落等病变。流感病毒的内毒素样物质及坏死组织被吸收入血可引起发热、畏寒、头痛、乏力及全身酸痛等中毒症状。由于呼吸道组织的损伤，抵抗力减弱，患者易继发细菌感染。

【免疫性】

感染流感病毒后，体内可产生抗 HA 和 NA 的抗体，两者存在于血清和呼吸道黏膜分泌液中，对防止再感染有重要作用，但免疫力较短暂（约 1~2 年）。不同型别间无交叉免疫力，同型不同亚型之间亦无明显交叉免疫现象，这是流感能够经常流行的主要原因。

3. 防治原则

对流感应以预防为主。目前采用流感减毒活疫苗，用气雾吸入法进行鼻内接种，使病毒在呼吸道黏膜上皮细胞内增殖，除产生血清型抗体外，还有上呼吸道分泌型抗体（sIgA），免疫效果较好。应用流感病毒亚单位疫苗（HA 和 NA）接种，可防止感染，还可减少全身及局部的接种后反应（如发热等）。干扰素也有一定预防作用。

口服金刚烷胺可防治甲型流感，但对其他型病毒无效。抗生素对病毒无作用，但对防治继发细菌性感染有效。

（二）高致病性禽流感病毒

禽流感最早报道于意大利（1878年），20世纪50年代至90年代，全球共暴发19次高致病性禽流感。进入21世纪以来，仅8年时间，全球再次暴发多起高致病性禽流感。1997年5月，我国香港在世界上首次报道1例3岁儿童死于不明原因的多脏器功能衰竭，同年8月经美国疾病预防和控制中心、世界卫生组织（WHO）及荷兰鹿特丹国家流感中心鉴定为禽甲型流感病毒H_5N_1引起的人类流感。

1. 生物学性状

根据禽流感病毒毒力的不同，可将其分为高致病性、低致病性和非致病性三大类。高致病性禽流感病毒（highly pathogenic avian influenza virus，HPAIV）属A型（甲型）流感病毒的H_5和H_7亚型毒株。其中以H_5N_1和H_7N_7为代表所引起的疾病称为高致病性禽流感（highly pathogenic avian influenza，HPAI），其发病率和病死率都很高，危害极大，属高度致死性、烈性传染病。

HPAIV不耐热，65℃ 30min、100℃ 2min即可被灭活；对阳光、紫外线、乙醚、氯仿、丙酮也很敏感，常用消毒剂如甲醛、过氧乙酸及含氯制剂等均能迅速破坏其传染性。禽流感病毒对低温抵抗力较强，在凉爽和潮湿的条件下可以存活很长时间；在甘油中可保持活性1年以上。

2. 致病性

人禽流感的传染源主要为患禽流感或携带禽流感病毒的鸡、鸭、鹅等家禽，特别是鸡。传播途径主要是经呼吸道传播，可通过密切接触感染的禽类及其分泌物、排泄物，受病毒污染的水等，以及直接接触病毒毒株被感染。科学证明食用鸡肉是安全的，但至少应加温到70℃，鸡蛋则必须完全煮熟。

人感染高致病性禽流感一年四季均可发病，但多见于冬、春季节，尤其是冬、春之交气候变化大的时间。潜伏期一般1～3d，也可长达7d。急性起病，早期症状与普通流感相似，主要为发热，体温一般在39℃以上，热程为1～7d，多数持续2～3d，伴流涕、咳嗽、咽痛、头痛、全身酸痛等。有些病人伴有恶心、腹痛、腹泻等消化道症状和结膜炎等。部分患者病情进展迅速，有明显出血倾向，可有急性呼吸窘迫综合征（ARDS）、感染性休克等并发症，并因呼吸、心、肾等多脏器功能衰竭而死亡。人感染高致病性禽流感患者病情轻重取决于机体的抵抗力及感染病毒毒株的类型和毒力。多数患者病情较轻，预后良好；部分患者病情较重，有并发症者预后凶险，死亡率较高。

3. 防治原则

人感染高致病性禽流感目前还没有特效的治疗药物，我国研制的针对H_5N_1型禽流感病毒的人禽流感疫苗，已完成临床前研究，正进入临床实验阶段。预防人感染HPAIV的措施：①尽量远离家禽及其排泄物，避免触摸活的鸡、鸭、鸟等家禽，尤其避免与野生禽类接触；②从正常渠道购买禽和禽产品；对鸡肉等禽类食物应彻底煮熟后食用，食品加工过程中应注意生熟分开，避免交叉污染；③注意个人卫生，勤正确洗手，保持室内空气流通；流行地区可用过氧乙酸、含氯制剂（如84消毒液）进行室内空气、物品消毒；④适当体育锻炼，以增加机体对病毒的抵抗能力；⑤对禽流感做到早发现、早隔离、早报告、早治疗。

（三）SARS冠状病毒

1. 生物学形状

【形态与结构】

SARS-CoV与经典冠状病毒相似，多呈球形或椭圆形（图13-12），偶见不规则形态。直径约60～120nm，有包膜，其外有放射状排列的花瓣样或纤毛状突起，酷似皇冠。

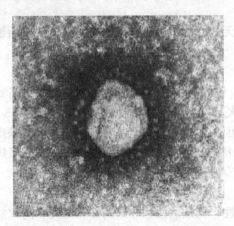

图 13-12　SARS 冠状病毒的电镜照片

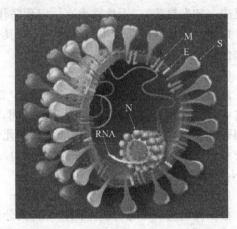

图 13-13　SARS 冠状病毒的结构模式图
E：包膜蛋白；M：跨膜蛋白；N：衣壳蛋白；S：刺突糖蛋白

病毒基因组为正单链 RNA，约由 30000 个核苷酸组成，与经典冠状病毒有约 60％同源性；核衣壳（N 蛋白）呈螺旋对称。N 蛋白是 SARS 病毒主要结构蛋白，结合在 RNA 上，在病毒转录、复制和成熟中起作用。病毒包膜上有 3 种糖蛋白（图 13-13）。①S 蛋白（spike protein）：突出于包膜表面，呈棒状或球形，它能与宿主细胞受体结合，引起细胞融合，也是病毒的主要抗原。②M 蛋白（membrane protein）：是跨膜蛋白，对病毒包膜的形成、出芽以及病毒核心的稳定具有重要作用。③E 蛋白（envelope protein）：是一种较小的蛋白质，散在于病毒包膜上，其功能与病毒包膜的形成及核衣壳的装配有关。

【培养特性】

SARS-CoV 的宿主细胞范围较广，在 Vero E6、MDCK、Hep-2、Hela、BHK-21 等很多细胞中都能生长，病毒增殖后细胞可出现病变（CPE）。病毒复制可被恢复期病人的血清抑制。

【抵抗力】

SARS-CoV 离开活宿主细胞后生存时间较短（约 3h），在尿液中至少可存活 10d，在痰液和粪便中能存活 5d 以上，在血液中可存活约 15d，在塑料、玻璃、马赛克、金属、布料、复印纸等多种物体表面可存活 2～3d。

对温度、紫外线和有机溶剂敏感。75℃加热 30min，紫外线照射 60min，75％乙醇或含氯的消毒剂（如液氮、10％次氯酸钠等）作用 5min 均可灭活病毒。

2.致病性与免疫性

【传染源和传播途径】

SARS 患者是最主要传染源。人群对 SARS-CoV 普遍易感，以近距离呼吸道飞沫传播为主，也可通过手接触呼吸道分泌物，经口、鼻黏膜及眼结膜传播。还存在粪—口传播等其他途径传播的可能。

【所致疾病】

其致病机制还不十分清楚。病毒先在上呼吸道黏膜上皮细胞内增殖，然后进入下呼吸道黏膜及肺泡上皮细胞内增殖，导致细胞坏死；SARS-CoV 诱导机体产生的免疫应答可能也参与对肺组织的损伤。患者经 3～10d 潜伏期而发病，起病多较急，表现为突发性发热，体温波动较大（37.5～39.5℃），偶有畏寒。多伴有头痛、关节酸痛、肌肉酸痛、乏力、腹泻、咳嗽、胸闷等，严重者出现呼吸加速，气促，或呼吸窘迫，病死率为 14％～15％。有些患者常伴有过敏性血管炎，可出现 DIC、心律紊乱，甚至出现休克等症。此种病人传染性强，死亡率高。患病早期胸部 X 射线检查表现为局部肺间质性浸润，逐渐发展为广泛的斑片状浸润性阴影，晚期可表现为肺实变。

【免疫性】

机体感染 SARS-CoV 后产生的特异性体液免疫和细胞免疫均有抗病毒作用。特异性抗体能中和病毒，CD8$^+$T 细胞活化后可直接杀伤被 SARS-CoV 感染的靶细胞。CD4$^+$T 细胞等分泌的干扰素等细胞因子也发挥一定作用。

【微生物学检查】

（1）病毒的分离培养　取患者的呼吸道分泌物等标本，接种于 VeroE6 等细胞分离病毒，一般在接种后 5d 出现细胞病变。

（2）检测抗体　可用酶联免疫吸附试验（ELISA）或间接免疫荧光法检测患者或疑似患者血清中的特异性抗体。一般在发病后 1 周左右即可检出 IgM 抗体，10d 后可检出 IgG 抗体。

（3）检测核酸　可用逆转录-聚合酶链反应（RT-PCR）检测患者或疑似患者标本（血液、粪便、呼吸道分泌物或机体组织）中的 SARS-CoV 的 RNA。该法可用于病毒感染的早期诊断及疑似感染者的确诊。

3.防治原则

（1）预防　由于 SARS 是严重的急性传染病，人群普遍易感，治疗目前尚无特效药物，所以预防 SARS-CoV 的感染非常重要，应认真做好以下几点：①对患者早发现、早报告、早隔离、早治疗；②注意个人卫生，做到勤洗手，保持环境卫生及空气流通，在流行时避免到人群聚集或空气不流通的地方；均衡饮食，适量休息及运动；③易感人员要戴口罩，戴手套，穿隔离衣，戴眼罩等；④认真消毒患者的排泄物和分泌物；⑤加强野生动物的管理，禁止销售、食用果子狸等野生动物，减少其与人类接触的机会。SARS 疫苗正在研制中。

（2）治疗　目前对 SARS 的治疗尚无特效药物，主要用干扰素等抑制病毒增殖，用糖皮质激素降低对肺的损伤，用抗生素治疗并发的细菌感染以及对症支持疗法等。中西医结合治疗 SARS 的效果比单纯西医治疗要好。

二、肠道病毒

肠道病毒是指由消化道侵入，并在肠道上皮细胞中增殖，可随粪便排出体外的一组病毒。它们可经血流侵入神经系统及其他组织，引起多种疾病。肠道病毒包括脊髓灰质炎病毒、柯萨奇病毒、人肠道致细胞病变孤儿病毒（或称埃可病毒，ECHO），1969 年以后又发现 4 个新型，即 68、69、70、71 型肠道病毒。

（一）脊髓灰质炎病毒

脊髓灰质炎病毒（poliovirus）能引起脊髓灰质炎。这是一种损害中枢运动神经系统细胞的急性传染病，大多发生于小儿，病后常有肌肉麻痹后遗症，故又称小儿麻痹症。本病毒也因此常称小儿麻痹病毒。

1.生物学特性

【形态】

为小病毒，呈球形，直径约 30nm，属 RNA 病毒。

【型别】

根据抗原结构不同，应用中和试验将病毒分为Ⅰ、Ⅱ、Ⅲ三个型，各型之间无交叉免疫作用。在我国以Ⅰ型为多见（占 56%～83%），Ⅱ型次之（占 12%～27%），Ⅲ型最少见（占 3%～16%）。

【抵抗力】

脊髓灰质炎病毒抵抗力较强，不被胃酸、胆盐、乙醚杀灭。在污水及粪便中可生存数周至数月，但 56℃加热 30min 或用漂白粉、高锰酸钾等易将其杀灭。

2.致病性与免疫性

脊髓灰质炎病毒随病人或带毒者的粪便或鼻咽分泌物排出，故病人和带毒者是最主要的传染源。

病毒主要随被粪便污染的饮水及食物经消化道感染，也可通过飞沫经呼吸道侵入。病毒进入人体后，先在肠壁及咽部淋巴组织中增殖。此时多半不显症状，或仅有咽痛、腹部不适、轻度发热等。只有少数患者，由于免疫力低弱、血脑屏障发育未成熟，以致病毒侵入血流形成病毒血症，并突破血脑屏障或沿外周神经进一步侵入中枢神经系统，在脊髓前角细胞（颈腰段）和脑干的运动神经细胞中增殖，使细胞变性、坏死。轻者使肢体肌肉轻度麻痹；重者引起弛缓性麻痹而瘫痪，造成终身残废；更严重者可因发生延髓麻痹，以致呼吸停止，心衰而死亡。

病后或隐性感染后，均能获得对同型病毒的持久免疫力。血清中和抗体（IgM、IgG）能阻止病毒进一步侵犯中枢神经系统；肠道黏膜产生的分泌型抗体（SIgA）能阻止同型病毒侵入肠道细胞，在防止再感染上起重要作用。

6个月以内的婴儿，体内有从母体获得的 IgG 型抗体，故很少得病；1～5岁的儿童发病率最高；由于隐性感染的结果，绝大多数成人血清中存在着中和抗体，故很少得病。

3. 防治原则

（1）人工主动免疫　口服脊髓灰质炎活疫苗预防效果良好。使用方法是先服Ⅰ型，间隔1月后，再服Ⅱ、Ⅲ型。如三型同时服用，可发生互相干扰，影响免疫效果。疫苗免疫对象主要是2～5岁儿童，免疫力可持续3年左右。

（2）人工被动免疫　潜伏期或发病初期以及与病人密切接触的1～5岁儿童，可注射丙种球蛋白、胎盘球蛋白以紧急预防或减轻发病症状，这主要用于未自动免疫的儿童。

（二）其他肠道病毒

其他肠道病毒见表13-2。

表 13-2　其他肠道病毒

核酸类型	种别和型别	引起的主要疾病	防治原则
RNA	轮状病毒	婴幼儿腹泻	注意个人卫生,提倡母乳喂养
	柯萨奇病毒 （A组：1～24型） （B组：1～6型）	无菌性脑膜炎、流行性肌痛、疱疹性咽峡炎、新生儿心肌炎等	
	埃可病毒(ECCHO) 1～34型	无菌性脑膜炎、婴幼儿腹泻、儿童皮疹等	
DNA	新型肠道病毒 68～72型	急性出血性结膜炎（"红眼病"）	

三、肝炎病毒

肝炎病毒是引起病毒性肝炎的病原体。能引起肝炎的病毒主要是甲型、乙型、丙型、丁型和戊型肝炎病毒。此外，其他病毒如巨细胞病毒、EB病毒、风疹病毒、黄热病毒等在发生全身感染时也可引起肝炎，但这些病毒不列入肝炎病毒范畴。

病毒性肝炎传播极广，严重危害人民健康，除引起急、慢性肝炎外，还可发展为肝硬化、肝癌。因此，有效地防治肝炎，控制其传播是当前医药界研究的重点课题之一。

（一）甲型肝炎病毒

甲型肝炎病毒（hepatitis A virus，HAV）是引起甲型肝炎（简称甲肝）的病原体。本病毒首先由 Feinstone 等于1973年用免疫电镜技术从甲型肝炎急性期患者的粪便滤液中检查到。

1. 生物学特性

该病毒颗粒为球形，直径为27nm，核酸为单链 RNA，衣壳由4种分子量不同的多肽组成。HAV 较一般肠道病毒稍耐热。但100℃加热5min可使其失去感染性。对氯、甲醛、紫外线敏感，故对 HAV 污染的物品或器械等可选用煮沸、高压蒸汽、次氯酸钠、甲醛（1：4000作用3d）、紫外线等处理。本病毒对乙醚、酸抵抗力较强，可耐 pH3 的环境，胃酸不能使之灭活，故易于经口感染。

灵长类动物对 HAV 均易感，感染后病毒从粪便排出。HAV 可在某些组织细胞（如人胚肾原代细胞）中增殖，但生长缓慢，不引起明显病变。

2. 致病性与免疫性

【传染源和传染途径】

甲肝的传染源主要是甲肝患者。病毒经粪—口途径传染，潜伏期10～50d。处于潜伏期末和急性期的患者，其血液和粪便均有传染性。HAV随粪便污染水源、食具、食物和海产品（如毛蚶），在人群中播散，引起流行或大流行。

【致病机理与免疫】

本病毒主要侵犯儿童和青年，多数为隐性感染。病毒侵入人体后，可先在肠黏膜和局部淋巴结内增殖，然后入血形成病毒血症，最终侵犯靶器官肝脏，在肝细胞内增殖而致病。出现发热、消化道症状、肝肿大、压痛、肝功能损害，甚至出现黄疸。一般在发病2～3周后，随着病毒特异性抗体的产生，血液和粪便的传染性才消失，故长期携带病毒者极少见。由于甲肝病毒通常由粪便排出体外，在血中持续时间远较乙型肝炎病毒为短，所以通过输血或注射途径感染不是HAV的主要传播方式。

在甲型肝炎显性或隐性感染过程中（感染后约2～3周），机体可产生抗病毒性抗体（IgM及IgG），IgG型抗体在体内可维持多年，对同型肝炎病毒再感染有牢固的免疫力。

3.防治原则

预防甲型肝炎的关键是搞好饮食卫生，保护好水源，加强粪便管理，防止病从口入。对接触肝炎病人不超过1周的青少年、婴幼儿及孕妇进行被动免疫，肌注免疫球蛋白或胎盘球蛋白0.05ml/kg，有较好的保护作用。特异性预防应接种甲型肝炎减毒活疫苗或灭活疫苗。

（二）乙型肝炎病毒

乙型肝炎病毒（hepatitis B virus，HBV）是乙型肝炎（简称乙肝）的病原体。乙肝传播广泛，易形成持续带毒状态或慢性感染，也有可能演变为肝硬化或肝癌。婴幼儿感染HBV后易成为持续病毒携带者。全世界有2亿多HBV携带者（我国约1.3亿），因此，必须引起高度重视。

1.生物学特性

【形态和结构】

乙型肝炎患者的血清用电镜观察可以看到3种不同形态的病毒颗粒（图13-14）。

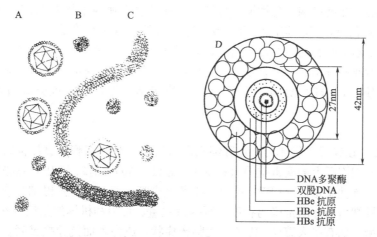

图13-14 乙型肝炎病毒三种相关颗粒的形态

A：Dane颗粒；B：小球形颗粒；C：管形颗粒；D：Dane颗粒的组成

（1）大球形颗粒 即完整的HBV颗粒，是Dane于1970年首先发现的，故又称Dane颗粒。它是一种双层衣壳结构的圆球形颗粒，直径42nm，由包膜及核心组成。用化学方法去其包膜即露出二十面体立体对称的核心，直径27nm，相当于一般病毒的核衣壳，其内部为双链未闭合的环状DNA和DNA聚合酶。大球形颗粒具有传染性。

（2）小球形颗粒 直径为22nm，它不是完整的HBV，可能是装配Dane颗粒时过剩的病毒外壳。该颗粒子在HBV感染者血清中最为常见。主要成分为HBsAg，它不含病毒DNA，也无

DNA 多聚酶活性。

（3）管形颗粒　直径为 22nm，长 100～700nm，实际上是由许多小球形颗粒串联而成的，也是不完整的病毒颗粒，主要成分为 HBsAg。

小球形颗粒和管形颗粒均不具传染性。

【抗原组成】

（1）表面抗原（HBsAg）　以前称为澳大利亚抗原（简称澳抗）或肝炎相关抗原。HBsAg 存在于上述 3 种颗粒表面中，在 HBV 感染的肝细胞胞浆中生成。能刺激机体产生 HBsAg 的抗体（HBsAb），该抗体有抗 HBV 感染的作用。

（2）核心抗原（HBcAg）　存在于 Dane 颗粒的核心和受染肝细胞核内，故血清中不易检测到。它在肝细胞核内复制，可从患者肝活检标本中检测到。HBcAg 的抗原性强，能刺激机体产生 HBcAg 的抗体（HBcAb），在乙肝病人或 HBsAg 携带者中常可检出此抗体，它对机体无保护作用，但可作为乙肝感染的指标。

（3）e 抗原（HBeAg）　现认为 e 抗原是 HBV 核心抗原的降解产物，为分子量约 17000 的小分子多肽，仅见于 HBsAg 阳性血清中。由于 e 抗原与 HBV 的 DNA 在血循环中的消长动态相符，故 HBeAg 可作为体内 HBV 复制及血清具有传染性的指标。HBeAg 能刺激机体产生 HBeAg 的抗体（HBeAb）。血清中出现的 HBeAb，对 HBV 感染有一定的保护作用。

【抵抗力】

HBV 对外界环境的抵抗力很强，能耐受干燥、低温、紫外线和一般消毒剂的作用。煮沸 10min，HBsAg 仍具有抗原性；煮沸 30～60min 可使之灭活；5％漂白粉上清液浸泡患者的食具需 30min 才能将其灭活；0.5％过氧乙酸、5％次氯酸钠和环氧乙烷均可灭活 HBV，消除其传染性，但抗原性不被破坏。

2. 致病性与免疫性

【传染源和传播途径】

乙型肝炎的主要传染源是患者和无症状的 HBV 携带者。乙型肝炎的潜伏期长达 45～160d（以 60～90d 多见）。在潜伏期、急性期、慢性活动期的患者血液中均有 HBV，故有传染性。无症状的 HBV 携带者，血中长期有此病毒而无症状，是更危险的传染源。

输血或注射是乙型肝炎的主要传播途径，公用物品（如手术器械、公用剃刀、牙刷等）也可引起传染，与患者或病毒携带者密切接触、共餐等也可经口—口途径而传播此病毒。此外，携带 HBV 的母亲（HBeAg、HBsAg 阳性）可通过垂直传播（通过胎盘或分娩时通过产道）感染胎儿。

【致病机理】

HBV 经过多种途径侵入机体后，在肝细胞内增殖，但对肝细胞无直接损害作用，其致病主要是通过机体对肝细胞膜上的病毒抗原（HBsAg 及 HBcAg）以及因 HBV 感染使肝细胞膜抗原改变而暴露的肝特异性脂蛋白（LSP）抗原产生免疫应答，通过致敏淋巴细胞或抗体的作用，导致肝细胞损伤。肝细胞破坏的范围与程度，因病毒数量、毒力和机体的免疫应答能力不同而表现出不同的临床类型。如有些人感染 HBV 后无临床症状，成为表面抗原携带者，大多数经过一定时间后抗原可被消除；少数可能有肝细胞轻度损伤或发生临床症状，甚至转变为慢性活动性肝炎或肝硬化，有时还可诱发肝癌。已证明，在癌变细胞中有整合的 HBVDNA，说明 HBV 的感染与肝癌的发生存在一定的关系。

患者病后对同型病毒的再感染有抵抗力；对异型病毒仅有部分抵抗能力。所以有人能感染一次以上的病毒性肝炎。

【微生物学检查】

乙型肝炎的病原学检查主要用血清学方法，包括对 3 个抗原抗体系统的检测。其中以放射免疫（RIA）和酶联免疫吸附试验（ELISA）最为敏感；其次是反向间接血凝和免疫黏附血凝；琼脂扩散和对流免疫电泳不敏感。对不同抗原抗体的检出，应结合几项指标进行分析才能作出诊断（表13-3）。

表 13-3　HBV 抗原抗体检测结果的临床分析

HBsAg	HBeAg	抗-HBe	抗-HBc	抗-HBs	结果分析
+	+	－	－	－	急性乙型肝炎潜伏期或早期
+	+	－	+	－	急性或慢性乙型肝炎
－	－	+	+	+	急性乙型肝炎恢复期
+	－	－	+	+	过去曾感染过 HBV
－	－	－	+	－	感染过 HBV
－	－	－	－	+	接种乙型肝炎疫苗或感染过 HBV

3.防治原则

乙型肝炎的预防措施主要是严格筛选供血员；治疗患者；对注射器、针头、牙科器械等进行严格消毒，防止医源性传播；重视母婴传播的阻断工作；提高个体免疫防御水平；进行预防接种等。

（1）主动免疫　目前应用的疫苗有：①血源疫苗，是从无症状携带者血清中提纯的 HBsAg 经甲醛灭活而成。其免疫效果良好，实践证明安全有效。②基因工程疫苗，即将编码 HBsAg 的基因克隆到酵母菌或哺乳动物细胞中使其高效表达，经纯化后获得大量 HBsAg 供制备疫苗。此外还有多肽疫苗、重组乙肝疫苗等亦在研制中。其免疫效果与血源疫苗相似。

（2）被动免疫　目前常使用乙型肝炎免疫球蛋白（HBIg），它是从含有高效价抗-HBs 的人血清中提出的 Ig 制成的，对易感者进行被动免疫有保护作用。为阻断母婴间的垂直传播，应使用高效价 HBIg 给婴儿注射，特别是对孕妇为 HBV 感染者（包括 HBsAg 阳性者）；亦可用 HBIg 和 HBsAg 血源疫苗对新生儿作被动-自动免疫，也有良好效果。

四、人类免疫缺陷病毒

人类免疫缺陷病毒（human immunodeficiency virus，HIV）是艾滋病（AIDS）的病原体。艾滋病是获得性免疫缺陷综合征（aquired immunodeficiency syndrome，AIDS）的缩写译名。该病是一种性传播性疾病。以细胞免疫发生严重缺陷为特征，多伴发机会性致死性感染和罕见的肿瘤。自 1981 年美国报道第一例艾滋病以来，病例及 HIV 携带者逐年增加。该病流行广泛、病情凶险、病死率高，已引起世界各国的高度重视。

HIV 在分类上属逆转录病毒科。此类病毒大多引起禽类、猿猴、鼠、猫的肿瘤。引起人类疾病的逆转录病毒有人类嗜 T 细胞病毒（humanT-cell leukemia virus，HTLV），分Ⅰ、Ⅱ、Ⅲ型，Ⅰ、Ⅱ型引起人类白血病和淋巴瘤，Ⅲ型即 HIV。

1.生物学特性

【形态与结构】

该病毒颗粒呈球形，直径约 100nm，核心为单链 RNA，带有依赖 Mg^{2+} 的逆转录酶、核心蛋白（gp24）及核衣壳蛋白（gp18）。核衣壳外有包膜，包膜上有两种糖蛋白成分的刺突：一种为 gp41，覆盖在包膜上；另一种为 gp120，从膜上向外伸出，位于包膜表面，能识别细胞膜上有 CD4 受体的细胞（如 Th 细胞、MΦ），与该病毒的特异性吸附、穿入以及致病作用有关（图 13-15）。

【抵抗力】

HIV 对外界抵抗力较弱。56℃ 30min 可灭活，次氯酸钠（0.2%）、漂白粉（0.1%）、戊二醛

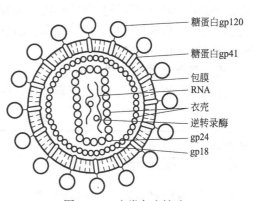

图 13-15　人类免疫缺陷病毒（HIV）结构模式图

（0.2%）、H_2O_2（0.3%）、乙醇（50%）和乙醚等能完全灭活病毒，但对紫外线有较强抵抗力。20～22℃室温可存活数天。

【变异性】

HIV 有高度变异性，能频繁地改变其抗原性。在宿主体内易发生基因突变和抗原变异。

2.致病性与免疫性

【传染源和传播途径】

传染源是艾滋病患者及无症状带毒者。主要通过性接触（包括同性与异性）、输入污染 HIV 的血液或血制品以及静脉注射药物成瘾者共用的未经消毒的注射器和针头而传染；母婴垂直传播也是重要的传染方式。

【发病机理】

病毒侵入人体后，有一较长的潜伏期（约 1～14 年，平均 6 年），急性感染者为 6～13d。病毒选择性地侵犯 $CD4^+$ 细胞（Th 细胞、MΦ、血管内皮细胞、脑脊髓中的胶质细胞等），并在其中大量增殖，引起 $CD4^+$ 细胞（尤其是 Th 细胞）变性、坏死，从而引起以 $CD4^+$ 细胞缺陷为主的严重细胞免疫缺陷。表现为细胞免疫功能及体液免疫功能全面的衰竭，抗感染能力明显降低，诱发条件致病菌的严重感染。常见的病原体有病毒（如巨细胞病毒、EB 病毒、HBV、单纯疱疹病毒）、真菌（如念珠菌、隐球菌）、原虫（肺囊虫、孢子虫、弓浆虫）和细菌（如分枝杆菌、化脓性球菌）。所致疾病多种多样，50% 患者伴有卡氏肺囊虫肺炎；合并发生肿瘤者达 40%，其中卡波济肉瘤（Kaposi sarcoma）占 90%。由于这些严重合并症，预后极其不良，最终导致患者死亡。

人体感染 HIV 后，经 2～3 周可产生 HIV 抗体，但对机体无保护作用。

【微生物学检查原则】

（1）病毒分离与鉴定　取患者血分离单核淋巴细胞，再与正常人淋巴细胞混合培养，检测上清液中的逆转录酶，或用核酸探针法鉴定病毒。但分离病毒方法复杂费时，阳性率不高。费用昂贵，仅用于实验研究。

（2）血清学诊断　测定血清或其他体液中的抗-HIV，阳性表示过去或现在感染了 HIV。以 ELISA 法最为常用。

3.防治原则

目前尚无治疗艾滋病的特效疗法。主要预防措施在于开展广泛的宣传教育，使人们认识艾滋病的传播方式及其严重性，杜绝不正当的性接触，严禁吸毒，取缔娼妓，加强国际检疫。严格筛选献血员，加强输血和血液制品的管理，确保血液制品的安全。在特异性预防方面，HIV 疫苗在国外正处于研制及试用阶段。

抗病毒药物如叠氮胸腺嘧啶核苷（AZT）、苏拉明钠、康特拉肯、钨酸亚锑（HPA_{23}）等已试用于临床，起一定缓解症状的作用。免疫调节剂如 IFN-γ、IL-2、胸腺素等对改善免疫功能有一定疗效。中药扶正固体、清热解毒、活血化瘀等方剂有激发机体免疫功能的作用，是正在探索的治疗 AIDS 的措施之一。

五、其他人类致病性病毒

除以上介绍的常见的重要病毒外，其他人类致病性病毒见表 13-4。

表 13-4　其他人类致病性病毒

核酸类型	病毒	传染源	传播途径	所致疾病	特异性防治
RNA	乙型脑炎病毒	家畜、家禽	吸血节肢动物（蚊等）叮咬	流行性乙型脑炎（乙脑）	灭活疫苗
RNA	森林脑炎病毒	兽类、野鸟、蜱	蜱叮咬	森林脑炎	活疫苗、早期用高效价免疫血清
RNA	登革热病毒	人、猴	伊蚊叮咬	登革热	

续表

核酸类型	病毒	传染源	传染途径	所致疾病	特异性防治
RNA	出血热病毒	姬鼠等带毒宿主动物	直接接触、呼吸道、消化道	肾综合征出血热(流行性出血热)	灭活疫苗
DNA	单纯疱疹病毒(HSV)	患者、带病毒者	直接接触为主,呼吸道较少	原发感染:皮肤黏膜疱疹、口腔炎、角膜炎、结膜炎、宫颈癌(HSV-Ⅱ)	疫苗正在研制中
DNA	水痘-带状疱疹病毒	患者(水痘)	潜伏感染	原发感染:儿童水痘。潜伏感染:成人带状疱疹	减毒活疫苗
DNA	EB病毒	患者	唾液传播为主	传染性单核细胞增多症、鼻咽癌、非洲儿童淋巴瘤	
DNA	狂犬病毒	患者、病犬	狂犬咬伤、唾液中有病毒	狂犬病	
DNA	人乳头瘤病毒	患者	接触传染	生殖器尖锐湿疣、宫颈癌等	

(黄贝贝)

第十四章　真　菌

本章概要

> 真菌与细菌、放线菌不同，属真核细胞型微生物。具有真正的细胞核，含有多种细胞器，但不含叶绿体，营养方式主要为化能异养型，主要以各种类型的孢子进行繁殖。真菌种类繁多，分布广泛，与人类生活和生产有着密切的联系，许多真菌已经广泛应用于食品、医药、农业生产等领域，有很大的经济价值。同时，真菌也会造成有机物质的霉烂腐败，某些真菌还会引起动植物和人类疾病。本章主要介绍真菌的一般生物学特性，几种常见常用真菌、病原性真菌以及真菌与中药等内容。

真菌（fungi）是一类重要的真核微生物，广义的真菌包括黏菌、卵菌、地衣和纯真菌，而狭义的真菌则主要指纯真菌，即一般意义上的典型真菌，纯真菌通常又分为单细胞真菌（酵母菌）、丝状真菌（霉菌）和高等真菌（蕈菌）。由于真菌是一个广泛的生物类群，所以给真菌下一个简单的定义比较困难，然而真菌特别是典型真菌却具有区别于其他生物类群的自身特征。

本章主要阐述真菌的生物学特性，介绍几种常见的真菌和重要的病原性真菌以及常用的药用真菌。

第一节　真菌的生物学特性

真菌具有真正的细胞核，细胞质中含有多种细胞器，菌体通常为丝状（例如丝状真菌），可产生各种孢子，不含叶绿素，典型地以无性和（或）有性两种方式进行繁殖，在植物、动物或其他真菌上营寄生或共生生活，或在动植物残体上、在淡水、海洋、陆地等生境中营腐生生活。真菌在自然界分布广泛，种类繁多，估计有100多万种，其中已描述的约有1万个属7万余种，说明尚有大量的真菌物种有待人们去发现和开发利用。

一、真菌的概念与分类

1. 真菌的概念和特征

真菌是一类不含叶绿素，无根、茎、叶分化，具有细胞壁的真核细胞型微生物。从生物学的观点来看，与原核细胞型微生物相比，主要具有以下重要特征。

① 具有完整的细胞核，含有包括核膜、核孔、核仁在内的完整构造。

② 细胞质内含有许多已分化的细胞器，如线粒体、内质网、高尔基体、溶酶体等。

③ 具有完整细胞壁（一般来说，不同类型真菌的细胞壁成分略有差异），低等真菌含有纤维素，酵母菌含有葡聚糖，高等真菌含有几丁质。

④ 细胞形态少数为单细胞，如酵母菌；多数是有分枝的多细胞丝状体，如丝状真菌。

⑤ 通过有性、无性繁殖产生各种孢子，由有性、无性世代相互交替构成独特的生活周期，即生活史。

⑥ 尽管高等真菌可以产生类似植物的子实体，但是均无根、茎、叶的分化。

⑦ 细胞中主要依靠油滴和肝糖储存养料，而不是依靠淀粉颗粒。

⑧ 不含叶绿素，不能进行光合作用，营养类型主要为化能异养，营腐生、寄生或共生生活。

⑨ 大多不能运动，仅少数种类的孢子如游动孢子具有鞭毛，鞭毛为典型的"9＋2"结构，其构造和成分跟细菌鞭毛完全不同。

综上所述，真菌是一类单细胞或多细胞的真核细胞型微生物，不含叶绿素，无法进行光合作用，而通过吸收营养物质营腐生、寄生或共生生活，属于化能异养型。大多数为多细胞并有发达的菌丝体，主要以无性繁殖、有性繁殖方式产生各类孢子来产生后代。所有这些特征足以将真菌与原核生物、植物和动物区分开来，独立构成真菌界（fungal kingdom）。

2.真菌的分类

人类认识和利用真菌的历史在西方已有3500年以上，我国已有6000年之久。真菌分类学的产生和发展却是在近200年左右。1729年，米凯利（Micheli）首次用显微镜观察研究真菌，提出了真菌分类检索表。1735年，林奈在《自然系统》等书中将真菌分为10个属。以上工作即为真菌分类研究的起点，当时设置的一些属名至今仍然沿用。1772年，林奈"双名法"的采用，对真菌分类学的发展起了巨大的推动作用。在很长一段时间里，依据林奈最早提出的两界说，真菌一直被列入植物界。现代分类学家已趋向于将真菌划分成一个单独的界即真菌界（fungal kingdom），在界下设真菌门和黏菌门。历史上的学者们根据各自不同的观点建立了许多分类系统，在近30年中就出现了10多个新分类系统。其中安斯沃思（Ainsworth，1973）的分类系统，在真菌界下设立两门：黏菌门和真菌门。与以往不同的是，他将藻状菌进一步划分为鞭毛菌和接合菌；将原来属于真菌门的几个大纲，在门下升级至亚门，共有五亚门：鞭毛菌亚门、接合菌亚门、子囊菌亚门、担子菌亚门和半知菌亚门。马古利斯（1974）的分类系统把黏菌排除在真菌界之外，将地衣包括进来，在界下直接设接合菌门、子囊菌门、担子菌门、半知菌门和地衣菌门。亚历克索普罗斯（Alexopoulos，1979）将真菌界分为裸菌门（即黏菌门）和真菌门，后者又分为鞭毛菌门（分单鞭毛菌亚门、双鞭毛菌亚门）、无鞭毛菌门（分接合菌亚门、子囊菌亚门、担子菌亚门、半知菌亚门）。阿尔克斯（1981）将前人归入鞭毛菌亚门（纲）的一些种类独立提出，将其升级至门，设立了黏菌门、壶菌门、卵菌门和真菌门；在真菌门划出六纲：接合菌纲、内孢霉纲、焦菌纲、子囊菌纲、担子菌纲和半知菌纲。产生多个分类系统的原因，是学者们在考虑真菌的亲缘关系时，对一些有用的标准评价不一。一个理想的分类系统应该能正确反映真菌的自然亲缘关系和进化趋势。在现今已有的众多分类系统中，还没有一个被世界普遍公认而确定合理的分类系统。

在将多个分类系统加以比较之后，多数人认为安斯沃思和亚历克索普罗斯二人的系统较为全面，接近合理，又反映了新进展的内容，已被越来越多的人所接受。现按照安斯沃思（Ainsworth）分类系统简单介绍真菌的分类地位。

安斯沃思（Ainsworth）分类系统将真菌界分为黏菌门和真菌门，真菌门又分5个亚门，共包括18个纲，68个目，具体的分类检索表如表14-1。

表14-1 真菌界的门和亚门分类检索表（Ainsworth，1973）

```
1 有原生质团或假原生质团··········································黏菌门 Mycomycota
1 无原生质团或假原生质团,同化阶段为典型的菌丝体···············真菌门 Eumycota········2
  2 有能动细胞(游动孢子或游动配子),有性阶段产生典型的卵孢子·····鞭毛菌亚门 Mastigomycotina
  2 无能动细胞····················································3
    3 有有性阶段·················································4
      4 有性阶段产生接合孢子····································接合菌亚门 Zygomycotina
      4 有性阶段产生子囊孢子····································子囊菌亚门 Ascomycotina
      4 有性阶段产生担子孢子····································担子菌亚门 Basidiomycotina
    3 无有性阶段················································半知菌亚门 Deuteromycotina
```

二、真菌的形态与结构

1. 酵母菌

酵母菌（yeast）是一群单细胞的真核微生物。这个术语是无分类学意义的普通名称。通常用于以芽殖或裂殖来进行无性繁殖的单细胞真菌，以区别于霉菌。可产生 4 个或 8 个子囊孢子进行有性繁殖。酵母菌一般呈卵圆形、圆形、圆柱形或柠檬形，大小约（1～5）×（5～30）μm，最长的可达 100μm（图 14-1）。各种酵母菌有其一定的大小和形态，但也随菌龄及环境条件而异。即使在纯培养中，各个细胞的形状、大小亦有差别。有些酵母菌细胞与其子代细胞连在一起成为链状，称为假丝酵母。酵母菌细胞和丝状真菌细胞一样，具有典型的真核生物的细胞结构，细胞壁的主要成分为葡聚糖或甘露醇糖，细胞质内含多种细胞器（图 14-2）。

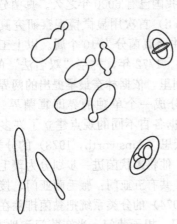

图 14-1　酵母菌的形态

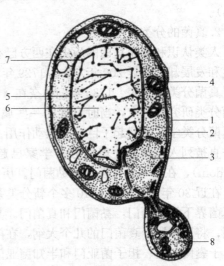

图 14-2　酵母菌的细胞构造

1—细胞壁；2—细胞膜；3—细胞核；4—线粒体；
5—液泡膜；6—液泡；7—液泡粒；8—芽体

2. 丝状真菌

丝状真菌俗称霉菌（mould），菌体均由分枝或不分枝的菌丝（hypha）构成。许多菌丝交织在一起所形成的菌丝团，称为菌丝体（mycelium）。菌丝在光学显微镜下呈管状，直径约 2～10μm，比一般细菌和放线菌菌丝大几倍到几十倍（图 14-3）。霉菌的菌丝有两类：一类为无隔膜菌丝，多核或单核，整个菌丝为长管状单细胞，细胞质内大多含有多个核。其生长过程只表现为菌丝的延长和细胞核的裂殖增多以及细胞质的增加。如根霉、毛霉、犁头霉等；另一类为有隔膜菌丝，菌丝由横隔膜分隔成串的多细胞，每个细胞内含有一个或多个细胞核（图 14-4）。有些菌丝，从外观看虽然像多细胞，但横隔膜上具有小孔，使细胞质和细胞核可以自由流通，而且每个细胞的功能也都相同。如青霉菌、曲霉菌、白地霉等绝大多数霉菌菌丝均属此类。

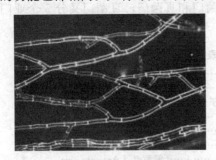

图 14-3　显微镜下的霉菌菌丝

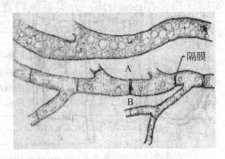

图 14-4　霉菌菌丝的形态

A. 无隔菌丝；B. 有隔菌丝

在固体培养基上，部分菌丝伸入培养基内吸收养料，称为营养菌丝；另一部分则向空中生长，称为气生菌丝。有的气生菌丝发育到一定阶段，分化成繁殖菌丝，可以产生各种孢子，所以又称为孢子菌丝（图14-5）。

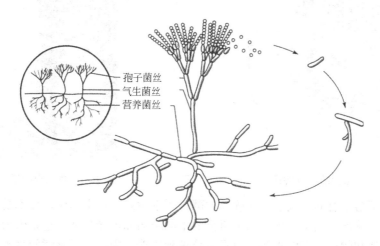

孢子菌丝
气生菌丝
营养菌丝

图 14-5　霉菌菌丝类型

霉菌菌丝细胞均由细胞壁、细胞膜、细胞质、细胞核组成。幼龄时，细胞质充满整个细胞；老龄的细胞则出现大的液泡，其中含有多种储藏物质，如肝糖、脂肪滴及异染颗粒等，当然也含有多种细胞器。

（1）细胞壁　厚约 $100\sim250$nm。主要由多糖组成。除少数水生低等霉菌的细胞壁中含纤维素外，大部分霉菌细胞壁由几丁质组成。几丁质是由数百个 N-乙酰葡萄糖胺分子，以 β-1,4 葡萄糖苷键连接而成的多聚糖。它与纤维素结构很相似，只是每个葡萄糖上的第 2 个碳原子和乙酰氨相连，而纤维素的每个葡萄糖上的第 2 个碳原子却与羟基相连。

几丁质和纤维素分别构成了高等霉菌和低等霉菌细胞壁的网状结构即微纤丝（microfibril），包埋于一种基质之中。实验证明，根据细胞壁组分的不同，可将霉菌分为许多类别，这些类别与常规的分类学指标有密切关系。因此在真菌分类中，细胞壁组分分析是重要的鉴定依据之一。

真菌的细胞壁可被蜗牛（如大蜗牛）消化液中的酶（包括葡聚糖酶、几丁质酶、甘露聚糖酶等）所消化。土壤中一些细菌也具有分解真菌细胞壁的酶。酵母菌和霉菌细胞壁被溶解后，可得到原生质体。

（2）细胞膜　厚约 $7\sim10$nm。其组成结构与其他真核细胞相似。

（3）细胞核　如同高等生物一样，由核膜、核仁组成，核内有染色体。核的直径为 $0.7\sim3.0\mu$m，核膜上有直径为 $40\sim70$nm 的小孔，核仁的直径约 3nm。另一些结构与其他真核细胞基本相同，故不一一介绍。

3.高等真菌

所谓高等真菌就是指能产生大型子实体的真菌（又称为大型真菌），可以分化出类似植物的伞状子实体。大多数属于担子菌亚门，如蘑菇、木耳、猴头菇等，少数为子囊菌亚门，如虫草菌、羊肚菌、竹黄菌等。大型真菌的子实体较大、凭肉眼即可看清。与大型真菌相对的是小型真菌即丝状真菌，它们的个体微小，必须借助于显微镜才能看清。大型真菌通常被称为蕈菌，根据其经济价值又分为食用菌、药用菌、毒蕈菌等。

三、真菌的菌落

这里主要介绍丝状真菌即霉菌的菌落特点。同放线菌一样，霉菌的菌落也是由分枝状菌丝组成。因菌丝较粗而长，形成的菌落较疏松，呈绒毛状、絮状或蜘蛛网状，一般比细菌菌落大几倍到几十倍（图14-6，图14-7）。有些霉菌如根霉、毛霉、链孢霉，生长很快，菌丝在固体培养基

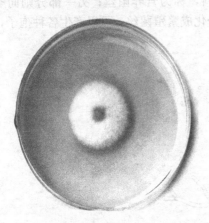

图 14-6　霉菌的平皿培养

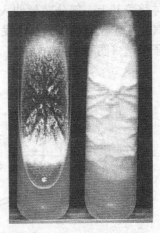

图 14-7　黑曲霉的斜面培养

表面蔓延，以至菌落没有固定大小。在固体发酵过程中污染了这类霉菌，如不及早采取措施，往往造成经济损失。菌落表面常呈现出肉眼可见的不同结构和色泽特征，这是因为霉菌形成的孢子有不同形状、构造和颜色，有的水溶性色素可分泌到培养基中，使菌落背面呈现不同颜色；一些生长较快的霉菌菌落，处于菌落中心的菌丝菌龄较大，位于边缘的则较年幼。同一种霉菌，在不同成分的培养基上形成的菌落特征可能有变化；但各种霉菌，在一定培养基上形成的菌落大小、形状、颜色等却相对稳定。故菌落特征也是鉴定霉菌的重要依据之一。

四、真菌的繁殖

真菌的繁殖能力一般都很强，而且方式多样，主要靠形成无性和（或）有性孢子来进行。一般菌丝生长到一定阶段，先行无性繁殖，形成无性孢子；到后期，在同一菌丝体上产生有性繁殖结构，形成有性孢子。根据孢子形成方式、孢子的作用以及本身的特点，又可分为多种类型，在分类上具有重要意义。

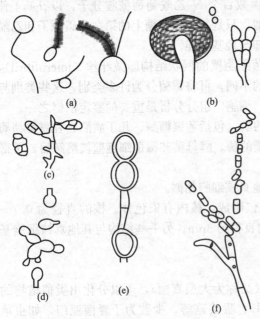

图 14-8　真菌无性孢子类型

(a) 游动孢子；(b) 孢囊孢子；(c) 分生孢子；
(d) 芽孢子；(e) 厚垣孢子；(f) 节孢子

（一）无性繁殖

无性繁殖是指不经过两性细胞的配合，只是营养细胞的分裂或营养菌丝的分化而形成同种新个体的过程。真菌无性繁殖虽然可以通过营养菌丝断裂、细胞分裂（例如裂殖酵母属）或出芽方式（例如酵母菌）进行，但主要还是通过产生各种类型无性孢子来完成。真菌无性孢子类型见图 14-8。

1.厚垣孢子

厚垣孢子（chlamydospore）具有很厚的壁，故又名厚壁孢子，很多真菌都能形成这类孢子。厚垣孢子也是真菌的休眠体，可抵抗高热与干燥等不良环境条件。它们的形成方式为：首先在菌丝顶端或中间，一部分原生质浓缩、变圆，类脂物质密集，然后在四周生出厚壁或者原来的细胞壁加厚，形成圆形、纺锤形或长方形的厚垣孢子。有的表面还有刺或疣的突起。有的真菌在营养丰富、环境条件正常时照样形成厚垣孢子；大多则是在恶劣环境下形成。只有当环境条件适宜时，厚垣孢子才能萌发，长出新菌丝。如毛霉中的总状毛霉，往往在菌丝中间部分形成这样的孢子［图 14-8(e)］。

2. 节孢子

节孢子（athrospore）由菌丝断裂形成。菌丝生长到一定阶段，出现许多横隔膜，然后从横膜处断裂，产生很多单个孢子。如白地霉幼龄菌体为多细胞丝状，衰老时菌丝内出现许多横隔膜，然后自横隔膜处断裂，形成一串串短柱形、筒状或两端钝圆的细胞，即节孢子，亦称粉孢子。白地霉所产生的无性孢子就属于这种类型［图 14-8(f)］。

3. 分生孢子

分生孢子（conidium）系由菌丝分枝顶端细胞或菌丝分化来的分生孢子梗的顶端细胞分裂或收缩而形成的单个或成簇的孢子。分生孢子的形状、大小、结构、着生方式随菌种不同而异。红曲霉属、交链孢霉属等的分生孢子，着生于菌丝或其分枝的顶端，单生、成链或成簇排列，分生孢子梗的分化不明显。而曲霉属和青霉属却具有明显分化的分生孢子梗，梗的顶端再形成孢子。分生孢子是最常见的无性孢子，大多数真菌均以此方式进行繁殖，这是一种外生孢子［图 14-8(c)］，还有小分生孢子和大分生孢子之分（图 14-9），其作用可能有利于借助空气传播。

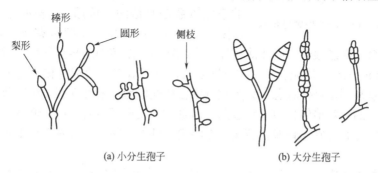

(a) 小分生孢子　　　　　　　(b) 大分生孢子

图 14-9　分生孢子的形态

4. 孢囊孢子

孢囊孢子（sporangiospore）形成在一个特殊的、囊状结构的孢子囊内，故名孢囊孢子。霉菌发育到一定阶段，菌丝加长，顶端细胞膨大成圆形、椭圆形或梨形的囊状结构［图 14-8(b)］。囊的下方有一层无孔隔膜与菌丝分开而形成孢子囊，并逐渐长大。囊中密集细胞质和许多核，每个核外包围细胞质，随后，这些包围了核的细胞质分割成小块，并形成孢子壁，这样每小块就发育成一个孢囊孢子。原来膨大的细胞壁就成了孢子囊壁。孢子囊下方的菌丝叫孢子囊梗，孢子囊与孢子囊梗之间的隔膜是凸起的，使孢子囊梗深入到孢子囊内部。伸入孢子囊内部的这一膨大部分叫囊轴。孢囊孢子成熟后，孢子囊破裂，孢子散出；有的孢子囊壁不破裂，孢子从孢子囊上的小管或孔口溢出。

孢囊孢子按其运动性可分为两类：一类是游动的孢囊孢子，又称游动孢子（zoospore），在其侧面或后端有 1～2 根鞭毛［图 14-8(a)］。水生真菌如绵霉属就以游动孢子进行繁殖，随水传播；一类是陆生霉菌所产生的无鞭毛的、不能游动的孢囊孢子，又称不动孢子又称静孢子，当孢子囊壁破裂后散于空气中而传播。

5. 芽孢子

芽孢子（blastospore）和酵母菌的出芽现象一样，是由母细胞出芽而形成的［图 14-8(d)］。当芽细胞长到正常大小时，就会脱离母细胞或直接连接在母细胞上，例如玉米黑粉菌能产生芽孢子。某些毛霉或根霉在液体培养基中形成的酵母型细胞，也属于芽孢子。

上述各种无性孢子，萌发时就产生芽管，进一步发育成菌丝体。真菌的无性孢子一个季节中可产生许多次，数量大，又具有一定抗性。这些特点被用于发酵工业，在短期内可得到大量菌体，同时也利于菌种保藏。倘若控制不好，也常引起实验室和工业生产上的霉菌污染，植物病害的蔓延，人畜的某些真菌性疾病。

还值得说明的是，在某种意义上而言，芽孢子、节孢子均属分生孢子之列，所以有的教科书

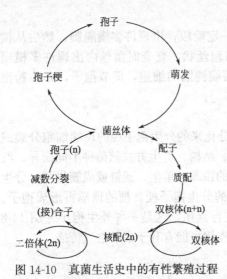

图 14-10　真菌生活史中的有性繁殖过程

上把分生孢子分为小分生孢子、大分生孢子、芽孢子和节孢子。上述介绍的各种类型的无性孢子的形成方式、形态大小各有差异，是真菌分类的重要依据之一。

（二）有性繁殖

经过两个性细胞结合而产生新个体的过程称为有性繁殖。真菌的有性繁殖过程可分为三个阶段（图 14-10）。第一阶段是质配（plasmogamy），即两个性细胞接触后进行结合，二者的细胞质融合在一起。此时，两个性细胞的核也共存于同一细胞中，称双核细胞。这两个核不结合，每个核的染色体数目都是单倍的（可用 $n+n$ 表示）。第二阶段为核配（karyogamy），质配后，双核细胞中的两个核融合（或结合），产生出二倍体接合子核，此时核的染色体数是双倍的（可用 $2n$ 表示）。在低等真菌中，质配后立即核配；而高等真菌常有双核阶段，质配后两个核并不立即结合，需经很长时间才能核配。在此期间，双核细胞甚至又可同时各自分裂。第三段是减数分裂（meiosis），核配后经一定发展阶段，具有双倍体的细胞核，通过减数分裂，核中的染色体数目又恢复到单倍体状态。大多数真菌在核配以后一般都立即发生减数分裂，菌体核的染色体数都是单倍的。双倍体只限于结合菌亚门真菌的接合子（zygote）阶段。在霉菌中，有性繁殖不及无性繁殖那么经常与普遍，多发生在特定条件下，往往在自然条件下较多，在一般培养基上不常出现。

真菌的有性繁殖通常都是通过产生各种类型的有性孢子来完成的，不过真菌有性孢子的形成是一个相当复杂的过程。这里只根据有性结合方式和有性孢子的类型进行简略介绍（图 14-11）。

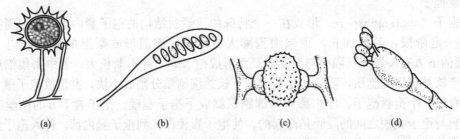

图 14-11　真菌的有性孢子类型
(a) 卵孢子；(b) 子囊孢子；(c) 接合孢子；(d) 担孢子

1. 卵孢子

卵孢子（oospore）由两个大小不同的配子囊结合发育而成。小型配子囊叫雄器，大型配子囊叫藏卵器，它们均由菌丝分化而来。藏卵器中的原生质在与雄器配合前，往往收缩成一个或数个原生质团，成为单核卵球。有的藏卵器原生质分为两层，中间的原生质浓密，称为卵质即卵球；外层叫周质。当雄器与藏卵器配合时，雄器中的内含物、细胞质和细胞核通过授精管进入藏卵器与卵球结合，卵球生出外壁即成为卵孢子 ［图 14-11(a)，图 14-12］。例如鞭毛菌亚门壶菌纲、卵菌纲中的真菌，其有性孢子就是卵孢子。

2. 接合孢子

接合孢子（zygospore）是由菌丝生出的结构基本相似、形态相同或略有不同的两个配子囊接合而成。首先，两个经过化学诱发，各自向对方伸出的极短的特殊菌丝，称为接合子梗（zyo-phore）。性质协调的两个接合子梗成对地相互吸引，并在它们的顶部融合形成融合膜。两个接合子梗的顶端膨大，形成配子囊。而后，在靠近每个配子囊的顶端形成一个隔膜即配子囊隔膜，使二者都分隔成两个细胞，即一个顶生的配子囊柄细胞，随后融合膜消解，两个配子囊发生质配，

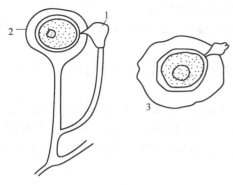

图 14-12　卵孢子的形成

1—雄器；2—藏卵器；3—卵孢子

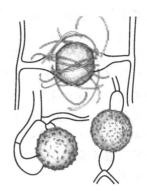

图 14-13　接合孢子的形成

最后核配。由两个配子囊融合而成的细胞，起初叫原接合配子囊。原接合配子囊再膨大发育成厚而多层的壁，变成颜色很深、体积较大的接合孢子囊，在它的内部产生一个接合孢子。应该强调的是，接合孢子囊和接合孢子在结构上是不相同的［图 14-11（c），图 14-13］。接合孢子经过一定的休眠期，在适宜的环境条件下，萌发成新的菌丝。产生接合孢子是接合菌亚门的有性繁殖特征。

　　根据产生接合孢子菌丝来源或亲和力不同，一般可分为同宗配合和异宗配合两类。例如毛霉目中就存在这两种类型。所谓同宗配合，即每一菌体都是自身可孕的，不依赖别的菌体帮助而能独立地进行有性生殖。所谓异宗配合，是指每一菌体都是自身不孕的，不管它是否雌雄同体，都需要借助别的可亲和菌体的不同交配型来进行有性生殖。换言之，接合孢子的产生需两种不同质的菌丝相遇后才能形成，而这两种有亲和力的菌系，在形态上并无什么区别。根霉和毛霉目中多数种如高大毛霉等均以此方式形成接合孢子。异宗配合来自不同质菌丝，那么如何辨认它们呢？这两种菌丝分化形成的配子囊，二者在形态、大小上无法区别，更无雌雄之分，但生理上确有差异，所以常用接合作用来判断。一般以"＋"和"－"来表示两个不同质的细胞，即认定一种配子囊为"＋"，凡能与之结合形成接合孢子的配子囊则为"－"，否则为"＋"。

　　3.子囊孢子

　　形成子囊孢子（ascospore）是子囊菌亚门的典型特征，在子囊中形成的有性孢子叫子囊孢子。子囊是一种囊状结构，绝大多数子囊菌的子囊呈长形、棒形或圆筒形，有的具特征性的球形或卵形，还有的为长方形。每个子囊内通常含 2～8 个子囊孢子，有的是 4 个或 6 个，以 8 个最常见［图 14-11（b）］，子囊孢子数目常是 2 的倍数。子囊孢子和子囊一样，其形状、大小、颜色也是多种多样的。子囊多半聚集产生，在多个子囊的外部，通常由菌丝体组成共同的保护组织，整个结构成为一个子实体，子囊包在其中。这种有性子实体称为子囊果。子囊果的结构、形态、大小随种而异，而且有其特定的名称，主要有三种类型（图 14-14）。

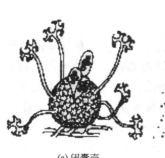
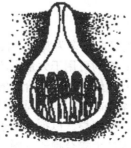
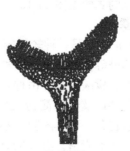

(a) 闭囊壳　　　　　　　　(b) 子囊壳　　　　　　　　(c) 子囊盘

图 14-14　子囊菌的子囊果类型

（1）闭囊壳（cleistothecium）子囊产生于完全封闭的子囊果内。

（2）子囊壳（perithecium）子囊由几层菌丝细胞组成的特殊的壁所包围，子囊果成熟时，出现一个小孔，通过孔口放出子囊孢子。

（3）子囊盘（apothecium）仅在子囊基部有多层菌丝组成盘状。子囊平行排列在盘上，上部展开，犹如果盘，故称子囊盘。

子囊果成熟后，子囊孢子从子囊中释放出来，在适宜条件下萌发成新的菌体。各种子囊菌形成子囊的方式也不一样。最简单的是两个营养细胞接合后直接形成，啤酒酵母菌的子囊即如此。而高等子囊菌形成子囊的方式较复杂，多由形态上具分化的两性细胞接触后形成。上述特征，常作为分类的依据。

4. 担孢子

担孢子（basidiospore）是担子菌亚门真菌所产生的有性孢子。在担子菌中，常以菌丝结合的方式产生双核菌丝，在双核菌丝的两个核发生分裂之前可以产生勾状分枝而形成锁状联合。双核菌丝的顶端细胞膨大为担子，担子内两性细胞核配合后形成 1 个二倍体的细胞核，经过减数分裂后形成 4 个单倍体的核。同时在担子顶端长出 4 个小梗，小梗顶端稍微膨大，最后 4 个核分别进入小梗的膨大部位，于是形成 4 个外生的单倍体的担孢子［图 14-11(d)］。担孢子多为圆形、椭圆形、肾形或腊肠形。另外，值得注意的是能够产生担孢子的真菌大多为大型真菌，如蘑菇等，有的可食或入药，也有的具有较大毒性，如毒蘑菇等。

从上述繁殖方式可以看出：真菌从一种孢子开始，经过一定的生长发育，最后又能产生同一种孢子。这一过程包括无性繁殖和有性繁殖两个阶段，这一循环称为真菌生活史。典型的生活史是：真菌的菌丝体（营养体）在适宜条件下产生无性孢子，无性孢子萌发形成新的菌丝体，如此重复多次。这是真菌生活史中的无性繁殖阶段。真菌生长发育后期，在一定条件下，开始发生有性繁殖，即从菌丝体上分化出特殊的性器官或性细胞，经过质配、核配，形成双倍体细胞核，最后经减数分裂形成单倍体有性孢子；该类孢子萌发再形成新的菌丝体，这就是真菌的有性繁殖阶段。所以完整的真菌生活史，包括无性世代和有性世代，二者相互交替，形成其独特的生活周期。

五、真菌的培养

真菌的营养要求不高，在自然界的许多环境中都能见到真菌的生长，人工培养也比较容易，常用的培养基为沙保（Sabouraud）琼脂培养基，大多数真菌在 pH2～9 范围内均可生长，最适 pH 为 4～6。真菌生长最适温度为 22～28℃，需要较高的湿度和氧气。但有的病原性真菌在 37℃下也能够生长，有的真菌可在 0℃以下生长，常引起冷藏品的腐败。真菌繁殖能力很强，但生长速度比细菌慢，多数需要培养数天后才能长成典型的菌落。

第二节　几种常见的真菌

几种常见的真菌见图 14-15。

一、毛霉

毛霉（*Mucor*）是一种较低等的真菌，多为腐生，较少寄生。具有分解蛋白质的能力，是用于制腐乳、豆豉等食品的重要菌种；有的可用于大量生产淀粉酶，如鲁毛霉、总状毛霉等；梨形毛霉还是生产柠檬酸的重要菌种，具有转化甾族化合物的能力。毛霉分布于土壤、肥料中，也常见于水果、蔬菜以及各种淀粉性食物和谷物上，引起霉腐变质。毛霉生长迅速，产生发达的菌丝。菌丝一般白色，不具隔膜，不产生假根。以孢囊孢子进行无性繁殖［图 14-15(a)］，孢子囊黑色或褐色，表面光滑。有性繁殖则产生接合孢子（图 14-16）。

二、根霉

根霉（*Rhizopus*）与毛霉同属于毛霉目，很多特征相似，主要区别在于根霉有假根和匍匐

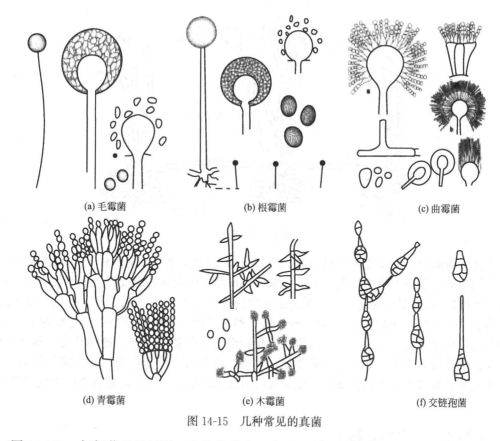

(a) 毛霉菌　　　　　　　　(b) 根霉菌　　　　　　　　(c) 曲霉菌

(d) 青霉菌　　　　　　　　(e) 木霉菌　　　　　　　　(f) 交链孢菌

图 14-15　几种常见的真菌

菌丝（图 14-17）。匍匐菌丝呈弧形，在培养基表面水平生长。在匍匐菌丝着生孢子囊梗的部位，菌丝可伸入培养基内呈分枝状生长，犹如树根，故称假根，这是根霉的重要特征。其有性繁殖产生接合孢子，无性繁殖形成孢囊孢子［图 14-15(b)］。

　　根霉菌丝体白色、无隔膜，单细胞，气生性强，在培养基上交织成疏松的絮状菌落，生长迅速，可蔓延覆盖整个表面。在自然界分布很广，空气、土壤以及各种器皿表面都有存在。并常出现于淀粉质食品上，引起馒头、面包、甘薯等发霉变质，或造成水果蔬菜腐烂。

　　根霉能产生淀粉酶、糖化酶，是工业上有名的生产菌种。有的用作发酵饲料的曲种。我国酿酒工业中，用根霉作为糖化菌种已有悠久的历史，同时也是家甜酒曲

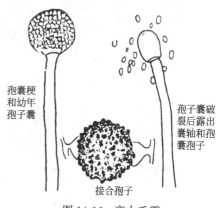

孢囊梗和幼年孢子囊

接合孢子

孢子囊破裂后露出囊轴和孢囊孢子

图 14-16　高大毛霉

的主要菌种。近年来在甾体激素转化、有机酸的生产中被广泛利用。常见的根霉有匍枝根霉、米根霉等。

三、曲霉

　　曲霉（Aspergillus）是发酵工业和食品加工业的重要菌种，已被利用的有近 60 种。2000 多年前，我国就用于制酱，也是酿酒、制醋曲的主要菌种。现代工业利用曲霉生产各种酶制剂（淀粉酶、蛋白酶、果胶酶等）、有机酸（柠檬酸、葡萄糖酸、五倍子酸等），农业上用作糖化饲料菌种。例如黑曲霉、米曲霉等。曲霉广泛分布在谷物、空气、土壤和各种有机物品上。生长在花生和大米上的曲霉，有的能产生对人体有害的真菌毒素，如黄曲霉毒素 B_1 能导致癌症，有的则引起水果、蔬菜、粮食霉腐。

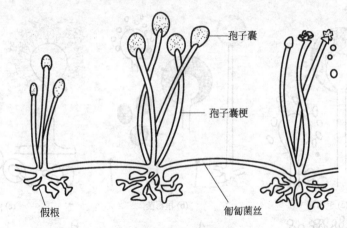

图 14-17　根霉

　　曲霉菌丝有隔膜，为多细胞丝状真菌。在幼小而活力旺盛时，菌丝体产生大量的分生孢子梗。分生孢子梗顶端膨大成为顶囊，一般呈球形。顶囊表面长满一层或两层辐射状小梗（初生小梗与次生小梗）。最上层小梗瓶状，顶端着生成串的球形分生孢子〔图 14-15(c)〕。以上几部分结构合称为"孢子穗"，孢子呈绿、黄、橙、褐、黑等颜色。分生孢子梗生于足细胞上，并通过足细胞与营养菌丝相连（图 14-18）。曲霉孢子穗的形态，包括分生孢子梗的长度，顶囊的形状，小梗着生是单轮还是双轮，分生孢子的形状、大小、表面结构及颜色等，都是菌种鉴定的依据。曲霉属中的大多数仅发现了无性阶段，极少数可形成子囊孢子，故在真菌分类中多数仍归于半知菌类。

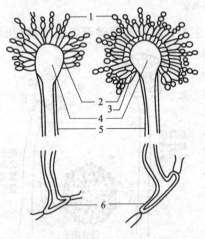

图 14-18　曲霉
1—分生孢子；2—小梗；3—梗基；
4—顶囊；5—分生孢子梗；6—足细胞

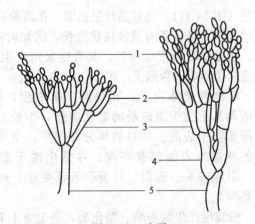

图 14-19　青霉
1—分生孢子；2—小梗；3—梗基；
4—副枝；5—分生孢子梗

四、青霉

　　青霉（*Penicillium*）是产生青霉素的重要菌种，广泛分布于空气、土壤和各种物品上，常生长在腐烂的柑橘皮上呈青绿色，故名。目前已发现几百种，其中产黄青霉、点青霉等都能大量产生青霉素。此外，有的青霉还用于生产灰黄霉素及磷酸二酯酶、纤维素酶等酶制剂、有机酸。1981 年报道，疣孢青霉是纤维素酶的新来源，它能分解棉花纤维。

　　青霉菌丝与曲霉相似，但无足细胞。分生孢子梗顶端不膨大，无顶囊，经多次分枝，产生几轮对称或不对称的小梗（图 14-19），小梗顶端产生成串的青色分生孢子。孢子穗形如扫帚〔图 14-18(d)〕。美国研究者 Thom 按照分生孢子梗的形态，把青霉属分为四组。即一轮青霉：分生孢子梗只有1轮分枝；二轮青霉：分生孢子梗产生2轮分枝；多轮青霉：分生孢子梗具3轮以上分枝；不对称青霉：分生孢子梗上，不对称地产生或多或少轮层的分枝。孢子穗的形态构造是分类鉴定的重要依据。青霉属中大多数种至今也尚未发现其有性阶段，属于半知菌类。

五、木霉

木霉（*Trichoderma*）含有多种酶类，尤其是纤维素酶含量很高，是纤维素的重要生产菌。木霉菌在生长时菌落迅速扩大，呈棉絮状或密丛束状，菌落表面呈不同程度的绿色。菌丝透明，有隔，分枝繁复，分生孢子梗为菌丝的短侧枝，对生或互生，可继续分形成二级、三级分枝，分枝末端即为小梗，小梗瓶状，分生孢子由小梗束生、对生、互生或单生。分生孢子近球形、椭圆形、圆桶形或倒卵形［图14-15(e)］。近来发现可以引起多种植物病害，常污染药物和食品。

六、交链孢霉

交链孢霉（*Alternaria*）是土壤、空气、工业材料上常见的腐生菌，植物叶子、种子和枯草上也常见到，有的是栽培植物的寄生菌。菌丝暗至黑色，有隔膜，以分生孢子进行无性繁殖。分生孢子梗较短，单生或丛生，大多数不分枝，与营养菌丝几乎无区别。分生孢子呈纺锤状，顶端延长喙状，多细胞，有壁砖状分隔，分生孢子常数个成链［图14-15(f)］，一般为褐色，尚未发现有性世代。有些菌种可用于生产蛋白酶，某些种还可用于甾族化合物的转化。

第三节　主要病原性真菌

多数真菌对人无害，只有少数可引起人类疾病。由于真菌感染而使人或动物所引起的疾病称为真菌病，能引起疾病的真菌就叫做病原性真菌。在病原性真菌中，有些主要侵犯表层皮肤、毛发、指甲等组织，引起浅部感染；另一些则通过侵犯深部组织，引起深部感染。近年来，随着抗生素使用导致菌群失调，免疫抑制剂及抗肿瘤药物的应用使机体免疫力低下等因素的影响，真菌病有逐年增多趋势。

一、浅部感染真菌

由一群生物学性状相近的真菌侵犯表层皮肤、毛发、指甲等，但不侵袭深层组织所引起的疾病称为浅部真菌病。真菌浅部感染主要表现为各种皮癣、体癣。能引起浅部感染的真菌通常叫做皮肤癣菌（dermatophytes），具有传染性强、发病率高，同种癣菌感染不同部位或不同癣菌感染相同部位等特点。根据菌落特征以及分生孢子形态，可将皮肤癣菌划分为3个属，并以此进行鉴别和诊断（表14-2）。

表14-2　浅部感染真菌分类及特点

属名	种类	颜色	侵害部位	镜检特征
毛癣菌属 *Trichophyton*	23	颜色多样	皮肤,指(趾),毛发	大分生孢子少,小分生孢子多,厚膜孢子少
表皮癣菌属 *Epidermophyton*	1	黄绿色	皮肤,指(趾)	小分生孢子无,厚膜孢子多
小孢子癣菌属 *Mirosporum*	15	灰白,橘红	皮肤,毛发	大小分生孢子均少,厚膜孢子多

二、深部感染真菌

除了引起皮肤浅表或皮下组织感染外，有些真菌还能引起深部感染。由于真菌通过深部组织感染所引起的疾病称为深部感染性真菌疾病。比较常见的深部感染真菌主要有假丝酵母菌属（*Candida*）中的白色念珠菌（*Candida albicans*）与隐球菌属（*Cryptococcus*）中的新生隐球菌（*Cryptococcus neoformans*），现将它们的生物学特性、致病性与微生物学检查等内容介绍如下。

（一）白色念珠菌

1. 生物学特性

菌体圆形或卵圆形，主要以出芽方式繁殖，在组织内可产生芽孢子及假菌丝。培养时，在假菌丝中间或其末端形成厚膜孢子为本菌主要特征之一。培养37℃，2～3d，可形成类酵母样菌落，菌落灰色或奶油色，光滑，有酵母气味；随后菌落增大，颜色变深，质地变硬或有皱褶。常用普通琼脂、血琼脂、沙保琼脂培养基培养。

2.致病性

为条件致病性真菌，侵犯部位多为皮肤、黏膜、内脏等，可引起念珠菌病（candidiasis）。所致疾病有①皮肤感染：在皮肤潮湿、皱褶部位（腋窝、腹股沟、乳房下）、肛门周围、会阴部及指（趾）间，引起湿疹样皮肤念珠菌病、肛门周围瘙痒症及肛门周围湿疹和指间糜烂症。②黏膜感染：鹅口疮、口角糜烂、外阴、真菌性阴道炎。③内脏感染：肺炎、支气管炎、肠炎、膀胱炎、肾盂肾炎、败血症。④中枢神经系统感染：脑膜炎、脑膜脑炎、脑脓肿等。

3.微生物学检查

（1）直接镜检　镜下所见：圆形或卵形芽孢子、假菌丝。

（2）分离培养　沙保培养基，25℃，1～4d，乳白色酵母样型菌落；镜下可见假菌丝，成群的卵圆形芽孢子。

（3）鉴别和鉴定　通过芽管形成试验、厚膜孢子形成试验来鉴定。

（二）新生隐球菌

1.生物学性状

主要分布于鸽粪、人的体表、口腔、粪便中。菌体为圆形的酵母样细胞，外周有一层肥厚的胶质样荚膜；以芽生方式繁殖，无假菌丝。常用血琼脂或沙保培养基培养。

2.致病性

一般为正常菌群，抵抗力降低时可导致感染，致病物质为荚膜多糖。常通过呼吸道传播，可致深部和浅部感染，主要感染肺部等内脏器官、淋巴结、骨骼、皮肤黏膜等；还容易侵犯中枢神经系统，引起慢性脑膜炎。

3.微生物学检查

（1）直接镜检　采用墨汁涂片法检查，菌体圆形，具透明的肥厚荚膜。

（2）分离培养　沙保培养基，25℃或37℃，2～5d，菌落乳白色、黏液性细菌型菌落，蜡样光泽；继续培养菌落增厚，由乳白、奶油色变为橘黄色。镜检见圆形或卵圆形菌体，无假菌丝。

（3）免疫试验　抗原胶乳凝集试验，荧光抗体技术等。

第四节　真菌与中药

自然界有很多大型真菌可以入药，常称为药用真菌，又称菌类药，是我国中药的组成部分，近年来日益受到重视。当然许多真菌也能够滋生在中药材上，导致中药的霉变。

早在一千多年前的东汉末年，世界上第一部本草《神农本草经》记载了雷丸、猪苓、茯苓等真菌药物。我国著名药学家李时珍在他的巨著《本草纲目》中收集、整理的真菌药物有灵芝、木耳、马勃等20多种，对各种药物的性能、作用和有无毒性分别作了记载。据不完全记载，我国的药用真菌有270～300种，现将其中比较重要常见的品种列于下（图14-20），供参考。

竹黄（*Shiraia bambusicola*）治疗胃病、百日咳及关节炎，含竹红菌素、多糖等成分。主要分布在江苏、浙江、四川、贵州、安徽等地。

麦角（*Claviceps purpurea*）促使子宫收缩，含生物碱，误食可使人畜中毒。分布在黑龙江、湖北、陕西、江苏、浙江等地。

冬虫夏草（*Cordyceps sinensis*）　益肺肾、补精髓、滋补强壮、止咳喘、镇静，含蛋白质、冬虫草酸、维生素B_{12}等，为名贵药材。分布在四川、云南、西藏、贵州、甘肃等地。

茯苓（*Poria cocos*）　宁心安神、利水消肿、健脾补中、具抗癌作用，为珍贵中药，含β-茯苓聚糖、茯苓三帖酚等。分布在四川、云南、福建、江苏、江西、山西、山东、河北、贵州，人工可栽培。

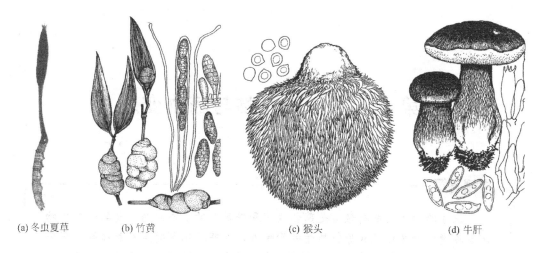

(a) 冬虫夏草　　　　(b) 竹黄　　　　　　　(c) 猴头　　　　　　(d) 牛肝

图 14-20　几种常见的药用真菌

猪苓（*Polyporus umbellatus*）　利水渗湿，治急性肝炎，促进钠、钾电解质排除。对小白鼠 S-180 肉瘤抑制率达 99.5%。分布在甘肃、河北、山西、陕西等地，可人工栽培。

雷丸（*Omphalia lapidescens*）　杀三虫（绦、钩、脑囊虫），含雷丸素。分布在陕西、四川、云南，可栽培。

蝉花（*Omphalia lapidescens*）　治小儿惊癫、瘰疬、夜啼、心悸，含甘露醇。分布在辽宁、山东、四川等地，可人工培育。

香菇（*Lentinus edodes*）　治风破血，益味助食，理小便不禁，降低血浆胆固醇，可防治佝偻病，抗癌。分布在浙江、福建、台湾、江西。现多为栽培。

蜜环菌（*Armillaia mellea*）　治风湿腰膝痛、四肢痉挛、眩晕头痛、小儿惊痫等。分布在黑龙江、吉林、辽宁等地，可人工栽培。

云芝（*Polysticus verslcolor*）　清热消炎，治疗支气管炎、慢性肝炎，抗癌。分布于各地林区，可液体培养。

猴头（*Hericum rlnacells*）　对消化道肿瘤、十二指肠溃疡、肝炎有疗效，抗癌。分布在黑龙江、吉林等地，可人工栽培。

黑木耳（*Auricularia aurcula*）　益气强身，活血止血止痛，治内伤痛、崩淋血痢、高血压、便血。分布于各地林区，可人工栽培。

美味牛肝菌（*Boletus edulis*）　具舒筋、活络、散寒、抗癌功效。分布在黑龙江、安徽、吉林、台湾、云南等地。

金针菇（*Collybia velutipes*）　预防高血压，治疗肝炎、胃溃疡，有助青少年生长，抗癌。分布在黑龙江、广东、福建、台湾。现为人工栽培。

雷震子（*Xylaria* spp.）　除湿、镇惊、利小便、止心悸、催乳、补心肾，治失眠、跌打损伤。分布在四川、广东等地，可人工栽培。

竹荪（*Dictyophora duplicata*）　治疗脚气。分布在福建、广西、黑龙江，可人工栽培。

（龙正海）

第十五章　微生物与药物变质

本章概要

　　微生物的污染及其预防是药物生产和保藏中的重要问题。药品的微生物污染除受到外界环境和原料质量的影响外，在药物制剂的生产和保藏过程中也都存在微生物污染的可能。那些污染的微生物如果遇到适宜的环境就能生长繁殖，一方面可能促使药物变质，影响药品的质量，甚至失去疗效；另一方面对病人可引起不良反应，或因病原性微生物而引起的感染甚至危及生命。所以在药物生产中一定要十分重视这方面的问题，同时在药物的质量管理中必须严格进行药物的微生物学检验，以保证药物制剂达到卫生学标准。

第一节　药物中微生物的来源

　　药品的微生物学质量，受到外界环境和原料的影响。除灭菌制剂以外，大多数制剂都含有微生物。空气、水、操作人员、药物原料、制药设备、包装容器、厂房环境等均可能造成微生物的污染。药物被污染后，微生物在适当条件下生长繁殖，促使药物变质，降低疗效；或因是致病性微生物而引起感染；即使是经过灭菌或除菌处理的药物，也有可能因为热原质的存在而引起发热反应。

一、药物原材料

　　天然来源的未经处理的原料，如动物来源的明胶、脏器；植物来源的阿拉伯胶、琼脂和中药材等，常含有各种各样的微生物。原材料可能将大量微生物带入药物制剂中，在加工过程中造成原有的微生物增殖或污染新的微生物，因而需对原材料进行消毒、灭菌。

　　原料药的来源复杂多样，应采取不同的措施，既可消除微生物污染，又不影响药物的稳定性和纯度。如植物药材可用晾晒、烘烤的方法充分干燥以减少微生物的繁殖；化学合成药物一般性质稳定，耐热性好，对于熔点高的晶体药物，干热灭菌较为常用；对于熔点较低的可采用湿热灭菌法。原料药是植物提取物的，如流浸膏，可视提取条件而定；若是常规或高温提取的，可用压力蒸汽、流通蒸汽灭菌；若是低温提取的，可优先考虑使用滤过除菌法。疫苗、菌苗等生化药品的特点是均为蛋白质，对热、辐射敏感，常用低温间歇灭菌法、滤过除菌等方法。

二、制药用水

　　水是药品生产中不可缺少的重要原辅材料，水的质量直接影响药品的质量。《中国药典》根据制药用水的使用范围不同，将水分为纯化水、注射用水和灭菌注射用水，制药用水的原水通常为自来水或深井水。水中微生物数量主要决定于水的来源、处理方法，以及供水系统（包括管道、阀门等）的状况等因素。水中常见的微生物有假单胞菌属（*Pseudomonas* spp.）、产碱杆菌属（*Alcaligenes* spp.）、黄杆菌属（*Flavobacterium* spp.）、产色细菌属（*Chromobacter* spp.）和沙雷菌属（*Serratia* spp.）等。如果受到粪便污染时，则可有大肠埃希菌、变形杆菌和其他肠道细菌等。因此，用于药物生产的水必须符合水质的卫生标准。制药工业中水的消毒灭菌方法常用的有热力灭菌法、滤过法和化学消毒法。

三、空气

空气虽不是微生物生长繁殖的良好环境，但是一般的大气环境仍含有数量不少的细菌、霉菌和酵母菌等。空气中的微生物种类与数量随条件不同有很大的变化，如有活跃人群之处比人少的地方微生物多，不洁的房间比清洁的房间多。当人们讲话、咳嗽、打喷嚏时，可大大增加空气中的微生物数量。

生产车间内空气中微生物的含量与室内清洁度、温度、湿度以及人员在室内的活动情况有关，如人员频繁的走动、清扫、搬动原材料及机器的振动都可使飞沫、尘埃、原材料粉尘悬浮于空气中，成为空气中微生物附着的载体，从而增加空气的含菌量。

药物制剂生产环境的空气应要求洁净，特别是生产注射剂、眼科用药等无菌制剂时，空气中微生物的含量，必须非常低，要求每立方米空气中不得超过 10 个细菌，即所谓的"无菌操作区"。我国 GMP 针对药品生产工艺环境的要求，对药品生产洁净室（区）的空气洁净度划分为四个级别（表 15-1）。药品生产过程中的不同区域对空气洁净度有不同的要求（表 15-2）。

表 15-1　中国药品生产洁净室（区）的空气洁净度标准

净度级别	尘埃最大允许数/(个/m³)		微生物最大允许数	
	粒径≥0.5μm	粒径≥5μm	浮游菌/(个/m³)	沉降菌/(个/皿)
100 级	3500	0	5	1
10000 级	350000	2000	100	3
100000 级	3500000	20000	500	10
300000 级	10500000	61800	1000	15

注：洁净级别指每立方米空气中含≥0.5μm 的粒子数最多不超过的个数。100 级是指每立方米空气中含≥0.5μm 粒子的个数不超过的 3500 个，换算到每立方英尺中不超过 100 个，依此类推，菌落数是指将直径为 90mm 的双碟露置半小时经培养后的菌落数。

表 15-2　药品生产中不同区域空气洁净度要求

级别	名称	要　　求
Ⅰ	一般生产区	无洁净度要求的工作区，如成品检漏、灯检等
Ⅱ	控制区	洁净度要求 30 万到 10 万级的工作区，如原料的称量、精制、压片、包装等
Ⅲ	洁净区	要求为 1 万级的工作区，如灭菌、安瓿的存放、封口等
Ⅳ	无菌区	要求为 100 级的工作区，如水针、粉针、输液、冻干制剂的灌封岗位等

为了减少空气中微生物数量，可采用保持室内清洁、控制人员的活动、操作动作轻微等措施。此外，对要求较高的场所，还可以采用过滤、甲醛蒸气熏蒸和紫外线照射等方法进行空气消毒。

四、操作人员

微生物广泛分布于自然界、人体体表皮肤以及与外界相通的腔道如口腔、鼻咽腔、肠道、呼吸道黏膜。在制药工业中，如果操作人员不注意无菌操作或个人卫生状况欠佳时，就有可能通过手部伤口、咳嗽、喷嚏以及衣服、头发等各种渠道将微生物转移给药物制剂。因此，为了保证药物的卫生质量，操作人员除要求健康、无传染病及不携带致病菌外，还要求操作前清洗和消毒双手，穿上专用工作衣帽进行操作。特别是在制备无菌要求高的注射剂和眼、耳用溶液时，要求操作人员操作前沐浴，穿戴全套的工作衣帽包括长操作衣、裤、靴子、帽、面罩和手套，在操作时严格按照规程要求进行，则污染的可能性可大大减少。

五、制药设备及包装容器

生产部门所有的厂房、车间、库房、实验室都必须清洁和整齐。建筑物的结构和表面应不透水，表面平坦均匀，便于清洗，要使微生物的生长代谢处于最低限度。用于药物制剂生产的设备（如粉碎机、药筛、压片机、制丸机、灌装机等）和容器表面可能有微生物滞留或滋生，药物制剂接触了这些设备工具、容器上的微生物就会被污染。因此，对于生产设备工具及容器的要求是易于拆卸、结构简单，便于清洁和消毒，生产前后要清洗和消毒。

药品包装是产品出厂前的最后一道工序，包装物一方面是包裹药物，另一方面是防止外界微生物进入药物中。药品的包装材料包括容器、包装纸、运输纸箱等，包装物应严格按照药物制剂本身的要求，进行清洗、消毒和灭菌，尽量减少微生物数量，以防止污染。

第二节　微生物引起的药物变质

一、药物中微生物的限定标准

药物中微生物多来自原材料和外环境，它们一般对营养要求不高，适应性和抵抗力也较强。由于各类药物的原材料来源不同和制药工序的差别，药物中的微生物种类和数量也有很大差异。根据药物给药途径和使用要求不同，一般将药物受微生物污染的限度划为两大类：

① 规定灭菌药物，这是一类规定用无菌法制备或制备后经灭菌处理的不含活的微生物的药物；

② 非规定灭菌药物，这类药物中允许含有不同种类和数量的活的微生物，但药物中的微生物种类和数量必须限制在一定的范围内；

1972 年世界卫生组织（WHO）的化验室与法定药物检定委员会和国际制药联合会工厂药剂师分会联合对药物染菌限度提出了分类标准，对不同药物制剂中微生物的数量和不得检出的特定菌种均作了规定（表 15-3）。该方案已在国际上产生了影响，并为许多国家制药工业和行政管理部门接受。

表 15-3　WHO 对药物制剂染菌限度评定标准

类别	制　剂	限　度
1	注射用制剂	按药典规定条件下灭菌
2	眼科类制剂，用于正常无菌体腔、用于严重烧伤和溃疡面的制剂	不得有活菌
3	用于局部和受伤皮肤的制剂，供耳、鼻、喉等用的制剂（高危险区的制剂）	活菌数 10^2 个/g（或 10^2 个 ml），同时不得含有大肠杆菌、铜绿假单胞菌、金黄色葡萄球菌
4	其他制剂	活菌数 10^3 个/g（或 10^3 个 ml），同时不得含有肠杆菌、铜绿假单胞菌、金黄色葡萄球菌，活的霉菌和酵母菌的限度为 10^2 个/g（或 10^2 个 ml）

《中国药典》（2005 年版）一部、二部、三部对各类药物制剂中微生物限度标准也作了相应规定（见附录《中国药典》一部、二部微生物限度标准）。

二、药物变质的判断

① 无菌制剂中有微生物的存在。

② 口服及外用药物的微生物总数超过规定的数量。

③ 有病原微生物存在。

④ 微生物已死亡或已排除，但其毒性代谢产物（如热原质）仍然存在。

⑤ 产品发生可被觉察的物理或化学的变化。

三、药物变质的外在表现

一般需要很高的污染程度或微生物大量繁殖才出现明显的药物变质现象。如胶囊剂有软化、碎裂或表面发生黏连现象；丸剂有变形、变色、发霉或臭味；药片有花斑、发黄、发霉、松散或出现结晶；糖衣片表面已褪色露底，出现花斑或黑色，或者崩裂、黏连或发霉；冲剂已受潮、结块或溶化、变硬、发霉；药粉已吸潮结块或发酵变臭；药膏已出现油水分层或有异臭；注射液有变色、浑浊、沉淀或结晶析出等现象。

四、变质药物对人体的危害

药物受微生物污染，不但使药物变质，导致药物报废，更为严重的是微生物或其代谢产物还可引起药源性疾病，对人体健康造成危害。如无菌注射剂不合格或使用时污染，可引起感染或败血症；铜绿假单胞菌污染的滴眼剂可引起严重的眼部感染或使病情加重甚至失明；被污染的软膏和乳剂能引起皮肤病人和烧伤病人的感染；消毒不彻底的冲洗液能引起尿路感染等。

除此之外，药物中含有易受微生物侵染的组分，如许多表面活性剂、湿润剂、混悬剂、甜味剂、有效的化疗药物等，它们均是微生物容易作用的底物，因此易被降解利用而产生一些有毒的代谢产物，而且微生物在生长繁殖过程中本身也可产生毒性物质。如大型输液中由于存在热原质可引起急性发热性休克；有些药品原来只残存少量微生物的，但在储存和运输过程中微生物大量繁殖并形成有毒代谢产物，导致用药后出现不良反应。

五、影响药物变质的因素

微生物对药物的损坏作用受多方面因素的影响，其中主要的因素有以下几方面。

1.污染药物的微生物数量

（1）规定灭菌药物　对于规定灭菌的药物制剂如注射剂、输液剂必须保证绝对不含任何微生物，并且不能含有热原质，否则注入机体内将会发生严重后果。

（2）规定非灭菌药物　只要控制微生物的数量在规定允许的范围内，并保证没有致病微生物存在，一般不会引起药物变质。若污染药物的微生物超过了规定的范围，数量较大，甚至有致病菌存在，药物质量将受到严重影响，而使药物变质失效。

2.药物本身

（1）营养因素　许多药物配方中常含有微生物生长所需的碳源、氮源和无机盐等营养物质，微生物污染药物后，能利用其营养进行生长繁殖，引起药物变质。

（2）药物的含水量　药物中的水分为微生物的生长提供了条件，因此各种药物尽量减少含水量，保持干燥；或在药物中加入盐或糖，造成一种生理上的干燥，减少微生物可利用的水量。一般药物的正常含水量约 $10\%\sim20\%$。

（3）氧化还原电位势　药物中氧化和还原的平稳决定于氧的含量和药物的组分。许多专性需氧或兼性厌氧微生物能在较高的氧化还原电位势环境中生长。当氧化还原电位势降低时，它们只能缓慢生长，因此降低氧的含量有助于控制微生物的生长繁殖。

（4）药物中加入防腐剂或抗菌剂　药物中加入防腐剂或抗菌剂可有效地抑制微生物的生长，减少药物中微生物的污染数量。

3.环境因素

（1）酸碱度　各种微生物需要的最适 pH 是不一样的，多数细菌、放线菌适宜于中性、偏碱性的环境（pH6.5～7.5），而大多数的真菌（霉菌、酵母菌）是比较喜欢酸性的环境的（pH3～6），过酸过碱对微生物生长繁殖都是不利的，所以可以通过控制 pH 来防止药物变质。

（2）温度　一般来说，在−5～60℃这一范围内，微生物都可以生长而引起药物变质，在这一范围外，微生物生长就受到抑制，所以储藏药物可以选择这一温度范围外。但应注意温度过高过低都会使药材质量发生变化。当温度在 35℃ 以上时，含脂肪的药物就会因受热而使油质分离，从而少油；含挥发油多的药物也会因受热而使芳香气味散失。温度过低会使药液冻结，影响药效。

（3）湿度　湿度是指空气中水蒸气含量多少的程度，也就是空气潮湿的程度。药物的储存环境一定要控制好湿度，水分含量过高容易造成微生物（特别是霉菌）的污染。

4.货架生命

货架生命（product life，shelf-life）是衡量药品被微生物污染程度的重要指标。如一些非口服制剂，起初因不适当的热处理残留了少量的细菌，不足为害，经储藏多日后细菌不断繁殖，增加数量，以致该药使用后引起人的病患。又如一些药物在储藏时能短期耐受微生物的攻击，有几天的"货架生命"，但几星期后就完全失效。

5.包装设计

使用单剂量包装或小包装可有效地避免或减少微生物对药物的污染，但成本较高，导致价格上涨，并且操作烦琐。

第三节 防止微生物污染药物的措施

一、加强药品生产管理

为了在药品生产的全过程中，将发生各种污染的可能性降至最低程度，目前我国和世界上一些较先进国家都已开始实施药品 GMP 制度。药品 GMP（Good Manufacturing Practice）是《药品生产质量管理规范》的简称，它是一套适用于制药、食品等行业的强制性标准，要求企业从原料、人员、设施设备、生产过程、包装运输、质量控制等方面按国家有关法规达到卫生质量要求，形成一套可操作的作业规范，帮助企业改善企业卫生环境，及时发现生产过程中存在的问题，加以改善。GMP 提供了药品生产和质量管理的基本准则，药品生产必须符合 GMP 的要求，药品质量必须符合法定标准。

二、进行微生物学检查

在生产过程中，应按规定不断进行各项微生物学指标检验，通过各项检查来评价药物被微生物污染与损害的程度，控制药品的卫生质量。

按照《中国药典》（2005 年版）规定，无菌的药品、医疗器具、原料、辅料及其他品种应进行无菌检查；非规定的灭菌制剂及其原料、辅料受微生物的污染程度需要进行微生物限度检查，检查项目包括细菌数、霉菌数、酵母菌数及控制菌。检查应在环境洁净度 10000 级以下、局部洁净度 100 级的单向流空气区域或隔离系统中进行，其全过程必须严格遵守无菌操作，防止微生物污染。单向流空气区、空气及环境应定期按照《医药工业洁净室（区）悬浮粒子、浮游菌和沉降菌的测试方法》的现行国家标准进行洁净度验证。隔离系统按相关的要求进行验证，其内部环境的洁净度须符合无菌检查的要求。

三、使用合格的防腐剂

保存药物加入防腐剂，以限制药品中的微生物的生长繁殖，同时减少微生物对药物的损坏作用。一种理想的防腐剂应有以下一些性质：①有良好的抗菌活性；②对人没有毒性或刺激性；③具有良好的稳定性；④不受处方其他成分的影响。

实际上现有的防腐剂均不是很理想，不过可以根据具体情况，针对不同药物选择对其相对合适的防腐剂。常用于口服或外用药物的防腐剂有：对羟基苯甲酸酯类（尼泊金类）、苯甲酸、苯甲酸钠、乙醇、季铵盐类、山梨酸等。常用于无菌制剂中的防腐剂有：苯酚、甲酚、三氯叔丁醇、硝酸苯汞、硫柳汞、苯甲醇等。

总之，微生物与药物质量有很大关系。目前还有一些药物变质失效问题尚未获得有效解决。因此药学专业工作者应进行不断研究和探索，以提高药物的质量，保障人民身体健康。

（叶丹玲）

第十六章 与微生物有关的药物制剂

本章概要

随着微生物学基础理论和实验技术的发展，微生物在药学领域中的应用越来越广泛。在医药生产中已广泛应用微生物发酵来制备各种药物，并且该领域形成了一门独立的微生物药物学科。本章主要介绍微生物发酵生产的医药产品——抗生素。抗生素的来源已不限于微生物，作用的范围也不限于抗菌和抗肿瘤。按照不同的研究领域有不同的抗生素分类方法。医用抗生素的特点是有较大的差异毒力、抑菌力强、有不同的抗菌谱和难以使病原菌产生耐药性等。重点介绍了现代抗生素生产制备情况，抗生素效价单位及效价测定方法，讨论抗生素作用机制及细菌对抗生素耐药性问题。微生物在医药工业中除用于生产抗生素以外，还可生产其他药物，包括维生素、氨基酸、酶和酶抑制剂以及其他微生物制剂，抗生素工业的发展带动了其他微生物工业的发展。

由于微生物本身的特点和代谢产物的多样性，利用微生物生产人类战胜疾病所需的医药制品正受到广泛重视。当今人类正面临着空前的健康安全威胁，不仅许多给人类造成巨大灾难的疾病在卷土重来，如肺结核、霍乱等，而且很多不明原因、尚无有效控制办法的疾病正不断出现，如艾滋病、疯牛病、埃博拉病毒病、非典型肺炎（即严重急性呼吸系统综合征）等。然而这些疾病的传染控制与治疗，将在很大程度上需要应用已有的和正在发展的微生物学理论与技术，并依赖于新的微生物医药资源的开发与利用。

微生物在制药工业中应用广泛，医药工业生产的药物很多是利用微生物生产的，如抗生素、维生素、氨基酸、酶及酶抑制剂以及微生态制剂等都是利用微生物发酵制成的。目前基因工程技术迅速发展，利用"工程菌"作为制药工业的发酵产生菌可生产出更多低成本、高质量的药物，使得微生物在制药工业中的应用前景更加广阔。

第一节　抗　生　素

在自然界中存在着许多有趣的现象，如有些生物体在生活中互相帮助，互相依存，作为一个整体，这种现象叫做"共生"。另有一些生物，它们生活在一起，互相斗争，一种生物产生某种物质抑制或杀灭另一种生物，这种现象叫做"拮抗"。拮抗现象在微生物之间尤为普遍，具有拮抗能力的微生物称为拮抗菌。1929 年，英国科学家 Fleming 首先从青霉菌中发现的青霉素（penicillin），就是对拮抗现象深入探索的结果。1944 年，Waksman 又从链霉菌中发现了链霉素（serptomycin）。这些产生菌分别利用它们所产生的青霉素和链霉素作为自己的"武器"以抑制或杀灭周围别的微生物。

利用微生物的这种特性，迄今已从自然界中发现和分离的抗生素已达 10000 多种，并在 20

世纪 60 年代后以其中一些主要抗生素（如青霉素、头孢菌素、四环类抗生素、氨基糖苷类抗生素等）为原料，进行化学结构改造，先后制备了近十万种半合成抗生素。

目前国外现有的临床主要抗生素品种在我国都已有生产，其中有些抗生素是用我国自己分离的菌种生产的，如庆大霉素等。另外，我国还发现了一些国外没有的抗生素，其中有一定医用价值的如创新霉素（对泌尿系统感染及大肠埃希菌感染有一定的疗效）。有一些虽然是国外已知或类似，但我国发现了新的成分或新的用途，如平阳霉素（博莱霉素）等。从数量来说，我国抗生素的总年产量已居世界各国的前列；但从品种和生产水平看，和发达国家相比还有一定的差距。此外，抗生素在临床应用中还存在诸多问题，如毒副作用、过敏性、耐药性等，因而仍需继续努力增加工业生产，改造现有菌种及抗生素，并寻找更为优越的新抗生素，尤其是抗肿瘤、抗病毒、抗真菌的抗生素，以满足医疗事业不断增长的需求。

一、抗生素的概念和分类

（一）抗生素的概念

抗生素（antibiotics）是指青霉素、链霉素等一些化学物质的总称，是人类控制、治疗感染性疾病，保障身体健康及用来防治动植物病虫害的重要化学药物。抗生素的原始含义是指那些由微生物产生的、能抑制其他微生物生长的物质。随着医药事业的迅速发展以及抗生素研究工作的深入开展，抗生素的应用范围已远远超出了抗菌范围。目前已发现不少抗生素除具有抗菌作用外，还有其他多种生理活性，如新霉素、两性霉素 B 等具有降低胆固醇的作用。所以，就不能把抗生素仅仅看做是抗菌药物。一般认为，抗生素是生物（包括微生物、植物和动物）在其生命活动过程中所产生的（或由其他方法获得的），能在低浓度下有选择性地抑制或影响他种生物功能的有机物质。习惯上常狭义地称那些由微生物产生的、极微量即具有选择性地抑制其他微生物或肿瘤细胞的天然有机化合物为抗生素。

（二）抗生素的分类

随着新抗生素的不断出现，有必要对抗生素进行分类，以便于研究。常见分类方法简单介绍如下。

1. 根据抗生素的生物来源分类

（1）细菌产生的抗生素　如多黏菌素（polymyxin）和短杆菌肽（tyrothricin）等。

（2）放线菌产生的抗生素　如链霉素（streptomycin）、四环素（tetracycline）、卡那霉素（kanamycin）等。

（3）真菌产生的抗生素　如青霉素（penicillin）和头孢菌素（cephalosporin）等。

（4）植物和动物产生的抗生素　如地衣和藻类植物产生的地衣酸（vulpinicacid）、从被子植物蒜中制得的蒜素（allicin）以及从动物脏器中制得的鱼素（ekmolin）等。

此外，某些结构简单的抗生素可完全人工合成，如氯霉素、环丝氨酸等。

2. 根据抗生素的化学结构分类

（1）β-内酰胺类抗生素　如青霉素、头孢菌素等。

（2）氨基糖苷类抗生素　如链霉素、卡那霉素等。

（3）大环内酯类抗生素　如红霉素（erythromycin）、麦迪霉素（medimycin）等。

（4）四环素类抗生素　如金霉素（aurmmycin）、土霉素（terramycin）等。

（5）多肽类抗生素　如多黏菌素、杆菌肽（bacitracin）等。

3. 根据抗生素的作用机制分类

（1）抑制细胞壁合成的抗生素　如青霉素、环丝氨酸等。

（2）影响细胞膜功能的抗生素　如多黏菌素、多烯类抗生素等。

（3）抑制核酸合成的抗生素　如博莱霉素、丝裂霉素 C 及柔红霉素等。

（4）抑制蛋白质合成的抗生素　如链霉素、四环素、氯霉素等。

（5）抑制生物能作用的抗生素　如抑制电子转移的抗霉素、抑制氧化磷酸化作用的短杆菌肽等。

4.根据抗生素的作用对象分类

（1）抗革兰阳性细菌的抗生素　如青霉素、红霉素等。

（2）抗革兰阴性细菌的抗生素　如链霉素、多黏菌素等。

（3）抗真菌的抗生素　如灰黄霉素、制霉菌素等。

（4）抗病毒的抗生素　如四环素类抗生素对立克次体和较大病毒有一定作用。

（5）抗癌的抗生素　如丝裂霉素、阿霉素等。

迄今为止，在抗病毒、抗癌和抗原虫等方面，还没有很理想的抗生素。

二、医疗用抗生素的基本要求

自第一个医疗用抗生素诞生后的 50 多年来，全世界从自然界发现和分离到的天然抗生素，以及半合成抗生素总的品种已有十几万种，但是，其中实际生产和应用的只有100 多种，连同半合成抗生素及其盐类也只有 300 多种，为什么真正能在临床上广泛应用的抗生素是如此之少呢？这主要是由于医疗用抗生素需有一定的要求。

1.差异毒力大

所谓差异毒力（differential toxicity），即抗生素对微生物或肿瘤细胞等靶体的抑制或杀灭作用，与对机体损害程度的差异比较。抗生素的差异毒力愈强，则愈有利于临床应用。抗生素具有的差异毒力大小是由它们的作用机制决定的。当抗生素干扰了微生物的某一代谢环节，而此环节又恰为宿主所不具有，此时必然就显示出较大的差异毒力。如青霉素能抑制细菌细胞壁的合成，而人及哺乳动物细胞不具有细胞壁，因而青霉素的差异毒力非常大。一般的化学消毒剂对微生物和机体的毒力无明显差异。

2.生物活性强

生物活性强体现在极微量的抗生素就对微生物具有抑制或杀灭作用。抗菌作用的强弱常用最低抑菌浓度（minimal inhibitory concentration，MIC）来表示。MIC 即指能抑制微生物生长所需的药物的最低浓度，一般以 $\mu g/ml$ 为单位。药物的 MIC 值越小，则抗菌作用越强。

3.有不同的抗菌谱

由于不同抗生素的作用机制不一样，因而每种抗生素都具有一定的抗菌或抗癌活性和范围。所谓抗菌谱（antimicrobial spectrum）即指抗生素所能抑制或杀灭微生物的范围和所需剂量。范围广者称为广谱抗生素，范围窄者称为窄谱抗生素。如青霉素主要抑制革兰阳性菌，多黏菌素只能抑制革兰阴性菌。抗癌抗生素的抗瘤范围则称为抗瘤谱。

4.不易使病原菌产生耐药性

近年来某些病原菌耐药现象日趋严重，由它们引起的疾病常成为临床治疗的难题。因此，一个优良的抗生素应不易使病原菌产生耐药性。

此外，良好的抗生素还应具有毒副作用小，不易引起超敏反应，吸收快，血浓度高，不易被血清蛋白结合而失活等特性。

三、寻找新抗生素的基本程序

目前，新抗生素的获得可以通过以下几条途径。

① 从自然界分离并筛选新抗生素产生菌。近年来，为了扩大筛选新抗生素的来源，已从土壤微生物扩展到海洋微生物，从一般常见微生物扩展到极端微生物，从微生物扩展到植物、海洋生物等。

② 改造现有的抗生素的产生菌，再经筛选获得新抗生素产生菌。

③ 对已知的抗生素进行结构改造，经筛选后获得新的半合成抗生素。

④ 新的筛选方法。如应用定向生物合成和突变生物合成的原理，以及培养超敏细菌以寻找微量的新抗生素；选用新的肿瘤模型，如用鼠肉瘤病毒 M（MSV. M）、鸟类粒细胞白血病病毒等来筛选抗肿瘤的抗生素。

⑤ 现代分子生物学技术设计产生新抗生素。主要包括：a. 基因克隆产生新抗生素：首选获得某已知抗生素的结构基因，然后通过一定的载体将基因片段导入特定的另一种抗生素产生菌中，则可能产生完全符合人们设计的新抗生素。b. 沉默基因的激活：引入抗生素生物合成的调控基因，有可能激活抗生素产生菌中处于休眠状态或沉默状态的基因系统，从而开启另一结构抗生素的生物合成，得到新抗生素。

绝大多数抗生素的原始产生菌是从自然界分离筛选获得，因此，以传统的分离土壤放线菌为例，简单说明新抗生素产生菌的常规分离和筛选过程。

1. 土壤微生物的分离

(1) 采土 以春、秋两季采土为宜。通常去除表土，采取 5～10cm 深处的土壤，装入无菌容器。

(2) 分离菌株 取采集的土壤，以无菌生理盐水适当稀释（一般为 $10^{-4}\sim10^{-3}$），涂布于适宜的培养基中，于一定温度下培养一段时间后，挑取单个菌落移种获得纯培养物，根据菌的形态、培养特征，初步排除相同菌。

2. 筛选

所谓筛选是指从大量待筛选放线菌中，尽快地鉴别出极少数有实用价值的抗生素产生菌的实验过程。在新抗生素产生菌的筛选中，应根据筛选目的选择合适的筛选模型和方法。

(1) 筛选模型 筛选模型是指筛选工作中所使用的试验菌。通常为避免感染病原菌的危险，尽可能选用非致病性又能代表某些类型致病菌的微生物作为试验菌，常用的试验菌见表 16-1。

表 16-1 常用的试验菌和代表的致病微生物

试验菌	代表的致病微生物	试验菌	代表的致病微生物
金黄色葡萄球菌	革兰阳性球菌	白假丝酵母菌	酵母状真菌
枯草芽孢杆菌	革兰阳性杆菌	曲霉	丝状真菌
耻垢分枝杆菌	结核分枝杆菌	噬菌体	病毒，肿瘤细胞
大肠埃希菌	革兰阴性杆菌		

(2) 筛选方法 一般采用琼脂扩散法。先制备含试验菌的平板，然后以无菌滤纸片醮取各放线菌的摇瓶培养发酵液或切取一定大小的放线菌琼脂培养块，置于含菌平板上，培养后观察有无抑菌圈产生。其他筛选方法也很多，如筛选抗肿瘤抗生素可采用精原细胞核分裂抑制法、噬菌体法、实验动物模型体内筛选法等；筛选抗病毒抗生素可采用组织培养法、噬菌体模型法、体内筛选法等。

3. 早期鉴别

经过筛选得到的阳性菌株应进一步作抗菌谱和抗瘤谱的测定，对有价值的抗生素产生菌必须从产生菌及其所产生的抗生素两方面进行鉴定，再与已知菌及已知抗生素进行比较鉴别。

(1) 抗生素产生菌的鉴别 需通过形态、培养、生化反应等试验对抗生素产生菌进行初步的分类鉴定。

(2) 抗生素的鉴别 常用理化方法如纸层析法（测定抗生素的极性和在各种溶媒中的溶解度）、纸电泳法（判断抗生素是酸性、碱性、中性或两性）、薄层层析法、高效液相色谱法、紫外分光光度法、红外分光光度法、核磁共振、质谱、X 射线衍射等方法，来测定新抗生素的理化性质和结构。

4. 分离精制

将可能产生新抗生素的放线菌进行扩大培养，然后选择合适的方法将有效抗生素从培养液中提取出来，加以精制纯化。在分离和精制过程中，须跟踪测定抗生素的生物活性，使所得抗生素随进一步纯化而加强其生物活性。

5. 临床前试验研究

分离精制所得抗生素必须先进行一系列的临床前试验研究，如动物毒性试验（急性、亚急性、慢性)、动物治疗保护性试验、临床前药效试验和药理试验(抗生素在体内的吸收、分布、排泄)等,经系列试验认为确有前途的新抗生素经有关部门审查合格后方可进行临床试验。

为了提高药品临床前研究的质量,确保实验资料的真实性、可靠性,保障人民群众的用药安全,国家制定了《药品临床前研究质量管理规范》(Good Laboratory Practice For Nonclinical Studies,GLP)。GLP是从事药品临床前安全性研究机构的建设和管理必须遵循的规范。

6.临床试验

经临床前试验研究后,被审查合格的抗生素方可进入临床试验阶段。经临床试验效果良好者,再经药政部门审查批准,才可投入生产和临床使用。为了保证药品临床试验的过程规范可信、结果科学可靠以及保护受试者的权益,并保障其安全,我国根据《中华人民共和国药品管理法》的有关规定和国际公认的原则,制定了《药品临床试验管理规范》(Good Laboratory Practice For Clinical Studies,GCP)。GCP是有关临床试验的全过程包括方案设计、组织实施、监视、审核、记录、分析、总结和报告的标准。凡新药进入各期临床试验、人体生物利用度或生物等效性研究,均须经国家食品药品监督管理局批准,并严格按GCP执行。

四、抗生素的制备

抗生素的制备分为发酵和提取两个阶段。发酵是指抗生素产生菌在一定培养条件下生物合成抗生素的过程,该过程又分为菌体生长和抗生素生物合成两个部分。发酵后产生的抗生素,需用一系列物理和化学的方法进行提取和精制,才能得到抗生素成品。

抗生素生产的一般流程:菌种→孢子制备→种子制备→发酵→发酵液预处理及压滤→提取及精制→成品检验→成品包装。

(一) 现代抗生素发酵的一般特点

1.需氧发酵

抗生素产生菌一般都是需氧菌,因此在发酵过程中需要不断地通入无菌空气,并进行机械搅拌,以提供足够量的氧给抗生素产生菌进行生物代谢和生物合成。

2.深层发酵

或称沉没发酵,绝大多数抗生素生产是在大型发酵罐内进行的,发酵罐内深层发酵适用于较大规模的生产。

3.纯种发酵

在纯种培养的抗生素发酵工业中,应防止杂菌及噬菌体污染。

(二) 一般生产流程

1.获取菌种

发酵所用的菌种都是从自然界分离、纯化及选育后获得的。这些菌种通常采用砂土管或冷冻干燥管保存。由于菌种在整个发酵过程中起着十分重要的作用,为了提高菌种的生产能力和产品质量,必须经常进行菌种选育工作,用人工方法加以纯化和育种,才能保持菌种的优良性状不变。菌种制备的整个过程要保持严格的无菌状态。

2.孢子制备

孢子制备就是将保藏的菌种进行培养,制备大量孢子供下一步制备种子使用。需氧发酵制备孢子一般是在摇瓶内进行,通过振荡,外界空气与培养液进行自然交换获得微生物所需的氧气。所用的培养基因发酵产生菌的菌种不同而异,但要含有生长因子和微量元素,且碳源或氮源不宜过多,从而保证生产大量的孢子。

3.种子制备

种子制备是使有限数量的孢子发芽繁殖,获得足够的菌丝体以供发酵之用。种子制备于种子罐内进行。通过种子制备,可以缩短发酵罐内菌丝繁殖生长的时间,增加抗生素合成的时间。一般通过种子罐1~3次,再移种到发酵罐中,分别称为二级发酵、三级发酵和四级发酵。二级发酵设备见图16-1。

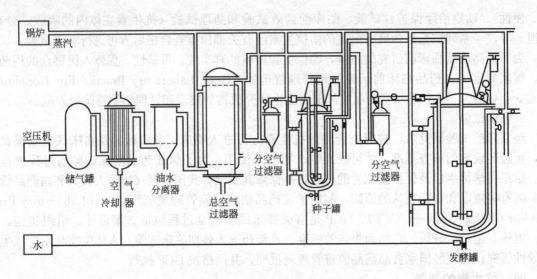

图 16-1　抗生素二级发酵设备管路图

4. 发酵

发酵是抗生素合成的关键阶段，目的是在人工培养条件下使菌丝体产生大量的抗生素。发酵于发酵罐内进行。在整个发酵过程中应注意以下因素。

(1) 无菌操作　在抗生素发酵中污染杂菌和噬菌体的主要原因是种子和空气过滤系统污染，各部件渗漏及操作不慎等，因而在移种、取样等过程中应进行严格的无菌操作，并且在发酵的不同阶段应取样进行杂菌检查。

(2) 营养需要　发酵培养基应供给微生物生长繁殖以及生物合成所需的营养，其原材料应尽可能地价廉，且来源广泛。发酵过程中有时还需根据实际情况添加一些营养物质，称为中间补料。

(3) pH　在培养基内加入可供微生物利用，而又能使培养基的 pH 保持恒定的化合物，如硫酸铵、硝酸钠等。此外，在发酵过程中还可以适当加入酸或碱以保持 pH 的恒定。

(4) 温度　抗生素产生菌的生长和抗生素合成需在各种酶的催化下进行，酶的催化需有合适的温度，因此在发酵中应维持合适的温度。可通过发酵罐的夹套或蛇管导入冷水（或热水）以控制罐温。

(5) 前体　前体 (precursor) 是抗生素分子的前身或其组成的一部分，直接参与抗生素的生物合成而自身无显著变化。在一定条件下，加入前体可控制抗生素的合成方向，并增加产量。如在青霉素 G 的生产中常加入苯乙酸或苯乙酰胺作为前体；红霉素生产中添加丙酸、丙醇或丙酸盐作为前体。但前体一般对产生菌有一定的毒性，故应分次少量加入。

(6) 通气、搅拌及消沫　微生物在发酵过程中利用溶氧，因此必须不断经空气过滤系统输入无菌空气，同时在发酵罐内设置搅拌和挡板可以增加通气效果。但是，通气和搅拌往往会造成大量泡沫，泡沫使液面升高，造成逃液和渗漏，并且易产生染菌。因此，发酵中必须消沫。可以应用安装消沫桨消沫，也可应用消沫剂来消沫。

(7) 发酵终点判断　发酵过程中通过定期取样分析，测定抗生素含量、发酵液的 pH、含糖量和含氮量、菌丝含量及形态观察等，据此判断合适的放罐时间。近年来，国外也有把排气中的 CO_2 含量和发酵液黏度作为常规分析项目。放罐应在抗生素产量的高峰期，过早或过迟都会影响抗生素的产量。

5. 发酵液预处理

由于发酵液体积较大，且含有大量的菌丝和其他杂质，因此在提取抗生素之前，有必要对发酵液进行预处理，去除发酵液内的大量杂质。大多数抗生素存在于发酵液内，有的存在于菌丝体中。发酵液预处理包括除去发酵液内的杂质离子（Ca^{2+}、Mg^{2+}、Fe^{3+} 等）以及蛋白质，并利用板框压滤机，使菌丝与滤液分开，便于进一步提取。

6. 提取与精制

提取的方法是根据产品的理化性质决定的。常用的提取方法有吸附法、溶媒萃取法、离子交换法和沉淀法。精制的方法与一般有机化合物的精制相似，上述提取方法均可应用于精制。也可用多级吸附洗脱法、薄层层析法等方法精制。抗生素的稳定性一般较差，故在提取、精制过程中应避免用常压蒸馏、升华、过酸、过碱等手段，而是利用减压蒸馏等比较温和的方法。

7. 成品检验

经过发酵与提取得到的成品，应根据药典进行检测，检测的项目根据产品的性质而定。如抗生素一般要进行效价测定、毒性试验、无菌试验、热原质试验、水分测定等。

8. 成品分装

生产的成品一般是大包装的原料药，以供制剂厂进行小包装或制剂加工，也有一些工厂在无菌条件下用自动分装机进行小瓶分装。

五、抗生素的效价和单位

抗生素是一种生理活性物质，可以利用抗生素对生物所起的作用强弱来判定抗生素的含量。含量通常用效价或单位表示。有时两者合一统称为效价单位。

1. 效价

效价（potency）指在同一条件下比较抗生素的被检品和标准品的抗菌活性，从而得出被检品的效价。也就是说，效价是被检品的抗菌活性与标准品的抗菌活性之比值，常用百分数表示。

$$效价 = \frac{被检品的抗菌活性}{标准品的抗菌活性} \times 100\%$$

标准品是指与商品同质的、纯度较高的抗生素，每毫克含有一定量的单位，可用作效价测定的标准。每种抗生素都有它自己的标准品。国际单位（international unit，IU）是指经国际协议，每毫克含一定单位的标准品称为国际标准品，其单位即为国际单位（IU）。抗生素的国际标准品是在联合国世界卫生组织（WHO）的生物检定专家委员会的主持下，委托指定的机构（主要是英国国立生物标准检定所，National Institute for Biological Standardsand Control）组织标定、保管和分发。由于国际标准品供应有限，各国通常由国家监制一批同样的标准品，与国际标准品比较，标定其效价单位后，分发各地使用，作为国家标准品。我国的国家标准品由国家药品生物制品检定所标定和分发。

2. 单位

单位（unit，U）是衡量抗生素有效成分的具体尺度。各种抗生素单位的含义可以各不相同，大致有以下几种。

（1）质量单位 以抗生素的生物活性部分的质量作为单位。一般 $1\mu g$ 定义为 1U，则 1mg 为 1000U。用这种表示方法，对于不同盐类的同一抗生素而言，只要它们的单位相同，即使盐类质量不同，其实际有效含量是一致的。如链霉素硫酸盐、土霉素盐酸盐、红霉素乳糖酸盐、新生霉素钠（钾）盐等抗生素，均以质量单位表示。

（2）类似质量单位 是以特定的抗生素盐类纯品的质量为单位，包括非活性部分的质量。例如纯金霉素盐酸盐及四环素盐酸盐，$1\mu g = 1U$，即为类似质量单位。

（3）质量折算单位 与原始的生物活性单位相当的纯抗生素实际质量为 1U 加以折算。以青霉素为例，最初定 1 个青霉素单位系指在 50ml 肉汤培养基内完全抑制金黄色葡萄球菌生长的最小青霉素量为 1U。青霉素纯化后，这个量相当于青霉素 G 钠盐 $0.5988\mu g$，因而国际上一致规定 $0.5988\mu g$ 为 1U，则 1mg＝1670U。

（4）特定单位 以特定的一批抗生素样品的某一质量作为一定单位，经有关的国家机构认可而定，如特定的一批杆菌肽 1mg＝55U，制霉菌素 1mg＝3000U 等。

(5) 标示量 指抗生素制剂标签上所标示的抗生素含量。标示量原则上以质量表示（指质量单位），但少数成分不清的抗生素（如制霉菌素），或照顾用药习惯（如青霉素），仍沿用单位表示。

六、抗生素的作用机制

抗生素主要作用于微生物正常生理代谢的某些环节，从而抑制微生物的生长或杀灭微生物。由于不同的抗生素对微生物具有不同的作用位点，因而对代谢途径各异的微生物具有不同的抗菌谱。它们的作用主要影响微生物的细胞壁合成、细胞膜的功能、蛋白质的合成、核酸的合成以及细胞的能量代谢、电子传递等。

1. 抑制细胞壁的合成

革兰阳性菌的细胞壁与革兰阴性菌的细胞壁相比较，有致密的网状肽聚糖层。多种抗革兰阳性菌的抗生素的作用机制主要与抑制肽聚糖的合成有关，而肽聚糖合成的阻断，就使得细胞壁无法完全形成。以下简述肽聚糖的合成与一些代表抗生素的作用位点，并以大肠埃希菌为例，说明肽聚糖的生物合成的三个阶段（图 16-2）。

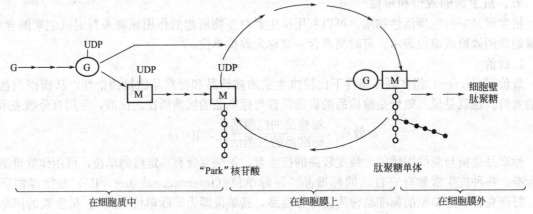

图 16-2　肽聚糖合成的三个阶段及其主要中间代谢物

G：N-乙酸葡萄糖胺（GlcNAc）；M：N-乙酰胞壁酸（MurNAc）

(1) 胞浆内细胞壁前体的合成　肽聚糖是由 N-乙酰胞壁酸（MurNAc）、N-乙酰葡萄糖胺（GlcNAc）及短肽侧链组成。它的前体物质是 UDP-MurNAc-五肽和 UDP-GlcNAc。UDP-MurNAc 由糖酵解的中间产物 6-磷酸果糖生成；UDP-GlcNAc 与磷酸烯醇式丙酮酸缩合，双键还原形成 UDP-MurNAc。L-Ala、D-Glu 和二氨基庚二酸（DAP）相继加到 UDP-MurNAc 上，生成中间物胞壁酰三肽。二肽 D-Ala-D-Ala（由 2 个 L-Ala 分子异构化和缩合而来）又加到胞壁酰三肽上，形成 UDP-MurNAc-五肽。所有这些反应均发生在细胞质中。

(2) 肽聚糖单体的合成及膜类脂载体循环　UDP-MurNAc-五肽首先与膜上十一聚异戊二烯磷酸类脂载体（Lipid-P）反应，脱去 UMP，生成类脂-PP-MurNAc-五肽，然后通过 β-1,4 糖苷键，UDP-GlcNAc 连接到 MurNAc-五肽-PP-类脂上，形成二糖五肽中间体 MurNAc-β-1,4-MurNAc-五肽-PP-类脂，从而完成了单体的合成。这些反应发生在细胞质膜上。借类脂载体的作用，二糖五肽通过胞膜转运至胞壁受体。在转糖基反应中，释放出的十一聚异戊二烯焦磷酸经脱磷酸化作用又恢复成十一聚异戊二烯磷酸的形式。这是一种释能反应，可能用作通过胞膜的能量。脱磷酸后的类脂磷酸化合物继续进行类脂循环，供再一次地用作载体。

(3) 肽聚糖链的聚合和交联　肽聚糖合成的最后几步是由几种酶催化完成的，这几种酶都以其相应的催化功能而命名。如转糖基酶催化 M（MurNAc）上的 C-1 与 G（GlcNAc）上的 C-4 之间形成 β-1,4 糖苷键；转肽酶催化短肽侧链的 4 位上的 D-Ala 与邻近的短肽侧链上的 DAP 的 ε-氨基形成肽键，并释放五肽供体上的末端 D-Ala；D-羧肽酶催化五肽末端 D-Ala 水解；内肽酶催化水解已合成的肽聚糖链上的肽键。

通过转糖基反应和转肽反应，二糖五肽被转移到壁受体上。微生物在生长及分裂期间必然要合成新的肽聚糖，这时内肽酶在细胞壁内表面变得活跃起来，部分地水解已存在的链，产生出自由末端，通过转糖基和转肽反应，接受新生的肽聚糖链。

多糖链之间通过转肽酶催化形成新的肽键而交联。该反应发生在细胞质膜外表面。一般 G^- 细菌和许多 G^+ 杆菌肽聚糖的合成，都是按照大肠埃希菌模式进行的，但是在金黄色葡萄球菌中，发生了一些重要变化，即五肽中第 3 位氨基酸是 Lys，而不是 DAP，第二位氨基酸是 Gln，而不是 Glu；二糖五肽合成后，5 个 Gly 分子通过肽键连接在 Lys 的 ε-NH_2 上；转肽反应在五肽次末端 D-Ala 的羟基（同时释放出末端 D-Ala）和末端 Gly 的氨基之间发生。

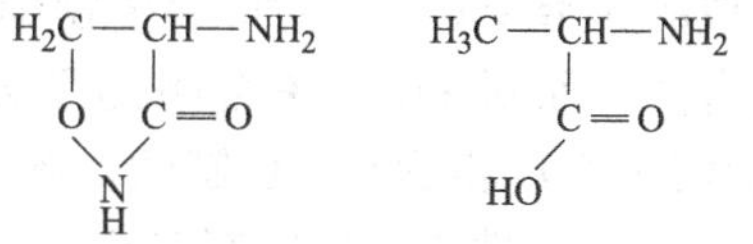

抑制细胞壁肽聚糖合成的抗生素有：①磷霉素，它抑制 UDP-GlcNAc 转变成 UDP-GlcNAc-烯醇式丙酮酸；②环丝氨酸，其作用机制是抑制 UDP-MurNAc-五肽的形成，环丝氨酸的结构类似丙氨酸（图 16-3），可以作为拮抗物，抑制 L-Ala 转化为 D-Ala 的消旋酶的活性以及 D-Ala-D-Ala 二肽合成酶；③万古霉素的作用机制主要是通过与末端为

图 16-3 环丝氨酸与丙氨酸的结构比较

D-Ala-D-Ala 的多肽形成复合物，阻断二糖五肽与胞壁受体结合；④杆菌肽的作用机制主要是能与类脂载体上的十一聚异二烯焦磷酸形成复合物，阻止脱磷酸化反应成为十一聚异戊二烯磷酸，影响类脂循环，即影响肽聚糖的合成；⑤β-内酰胺类抗生素如青霉素和头孢菌素，它们的作用机制主要是抑制了肽聚糖合成交联中所需的转肽酶反应，使肽聚糖的三维结构不能形成，造成细菌细胞壁缺陷，导致细菌不能抵抗低渗环境。

目前已证实有一类存在于革兰阳性菌及阴性菌的细胞膜中的能特异地共价结合青霉素的蛋白质，即青霉素结合蛋白（penicillin binding proteins，PBPs）。PBPs 被认为是 β-内酰胺类抗生素的原始作用靶位，它可能与细菌胞壁合成的有关酶类相关，如肽聚糖交联有关的转肽酶。

2.影响细胞膜的功能

细菌的细胞膜在细菌胞壁与胞质之间，细胞膜的功能受到损害时，细菌可发生死亡。作用于细菌胞膜的抗生素对细菌有较强的杀菌作用。如多黏菌素，属多肽类抗生素，分子内含亲水性（多肽）基团与亲脂性脂肪酸链。亲水性基团可以与细菌细胞膜磷脂上的磷酸基形成复合物，而亲脂链可以插入细胞膜的脂肪酸链之间，因而解聚细胞膜的结构，使细胞膜的通透性增加，导致细菌细胞内的主要成分如氨基酸、核酸和钾离子等泄漏，细菌因而死亡。两性霉素 B 是一种抗真菌的抗生素，对新生隐球菌、白色假丝酵母菌等具有良好的抗菌作用，其作用机制主要是能和敏感菌细胞膜上的甾醇部分结合而改变了膜的通透性，使细胞内钾离子和其他成分渗出膜外，从而抑制了真菌的生长。

3.干扰蛋白质合成

干扰蛋白质合成过程的抗生素很多，主要有氨基糖苷类、四环素类、大环内酯类，以及其他一些抗生素。这些抗生素作用于蛋白质合成的起始、延长、终止各阶段的不同环节。如链霉素，对蛋白质合成的起始、延长、终止各阶段均有影响，但其主要作用是能不可逆地与细菌核糖体 30S 亚基结合，抑制蛋白质合成的起始及密码子识别阶段。过去认为链霉素是直接结合在 16S rRNA 上的特异碱基上，而蛋白质 S12 只是增加了它们之间的亲和力。四环类抗生素抑制蛋白质合成的作用主要是由于这些抗生素与核糖核蛋白体 30S 亚基的 16S rRNA 上靠近与氨基酰-tRNA 连接的区域形成复合物，使氨基酰-tRNA 不能与结合部位结合，阻断蛋白质合成的肽链延长。这类抗生素对细菌有选择性毒性，因为原核细胞中的主动转运体系能使药物特异地透过细胞，真核生物细胞却能主动外排这类抗生素。大环内酯类抗生素，如红霉素，其主要作用机制是与核糖核蛋白体 50S 亚基结合，选择性地抑制原核细胞蛋白质的合成。对于红霉素具体的结合部位，目前仍有争论，因为实验发现红霉素可以与不同的核糖体蛋白质结合。目前的看法是红霉素与 23S rRNA 的特异区域直接结合，产生结构破坏效应，使肽酰 50S 亚基结合，抑制蛋白质合成的肽链延长。但是林可霉素仅与革兰阳性细菌的核糖体形成复合物，而不与革兰阴性细菌的核糖体结合，它与核糖体的结合位点有一部分与红霉素的结合部位重合，因而与红霉素有部分交叉耐药性。

4. 抑制核酸的合成

不同的抗生素通过不同的机制来干扰或抑制微生物细胞的核酸（DNA 或 RNA）的合成。如博莱霉素，其主要作用机制是引起 DNA 单链断裂，亦可使 DNA 一条链上的脱氧核糖和磷酸连接部分断裂，形成缺口，还可抑制 DNA 连接酶和 DNA 聚合酶，干扰 DNA 的复制。利福霉素和利福平的作用机制是直接作用于 RNA 聚合酶而抑制 RNA 的合成，主要是特异性地抑制 RNA 合成的起始步骤，并对原核生物细胞 RNA 合成有选择性抑制作用，低浓度即可抑制细胞 RNA 聚合酶，而对 DNA 聚合酶几乎无作用。利福霉素类抗生素还抑制 RNA 指导的 DNA 聚合酶（逆转录酶）和 RNA 复制酶。喹诺酮类抗菌药（如氟哌酸、氧氟沙星等）抑制 DNA 回旋酶（gyrase）活性，从而抑制 DNA 复制和 RNA 转录。此外，蒽环类抗生素，如阿霉素（adriamycin），其生物学效应较复杂，可致 DNA 断裂、染色体交换率增高、染色体畸变、抑制 DNA 复制等。

5. 干扰细胞的能量代谢和电子传递体系

目前，作用于能量代谢以及电子传递体系的抗生素，由于大多数毒性较强，所以限制了在临床上的广泛应用。如抗霉素（antimycin）A，是呼吸链电子传递体系的抑制剂，使细胞色素 b 变成还原状态，细胞色素 c_1 变成氧化状态，从而抑制细胞色素 b 和细胞色素 c_1 之间的电子传递。

七、细菌的耐药性

随着抗生素的不断发现和临床上的广泛应用，细菌以及其他微生物的耐药性问题日趋严重。一些常见的临床致病菌如金黄色葡萄球菌、铜绿假单胞菌、变形杆菌、大肠埃希菌、痢疾志贺菌等的耐药情况尤为突出，它们所引起的各种感染已成为临床治疗上的一大难题。

1. 耐药性的概念

耐药性（drug resistance）是指在微生物或肿瘤细胞多次与药物接触发生敏感性降低的现象，是微生物对药物所具有的相对抗性。对同一种微生物和肿瘤细胞而言，耐药性与敏感性是相对的，耐药性增强，则敏感性降低。耐药性的程度一般以该药物对某种微生物的最低抑菌浓度（MIC）来衡量。能够耐受 2 种以上药物的微生物称为多剂耐药菌，微生物对结构相似的同类药物均有耐受的现象称为交叉耐药性。

2. 耐药性产生机制

（1）细菌耐药性产生的遗传机制　微生物对药物的耐药性可由染色体或质粒，或两者兼有介导。大多数耐药性是由质粒来编码的，少数由染色体编码。产生耐药性的原因可能是染色体或质粒上带有与耐药性有关的基因。如目前世界上医院内感染的主要致病原之一的甲氧西林耐药性金黄色葡萄球菌（methicillin-resisant staphylococcus aureus，MRSA），其染色体上就带有一种与耐药性相关的 *mec* A 基因。另外，有些具多重耐药性的菌株，可能含有 2 个以上的耐药质粒，或其耐药质粒上可能含有多个耐药基因。

（2）细菌耐药性产生的生化机制　耐药性产生的生物化学机制是指耐药菌遗传学上的改变在生物化学上的表现。主要有以下三个方面。

① 产生使抗生素结构改变的酶（即钝化酶）。一些抗药菌由于诱导或基因突变而产生能使抗菌药物活性降低或完全失活的酶类（包括组成酶和诱导酶）。最典型的代表是 β-内酰胺类抗生素，由于耐药菌产生 β-内酰胺酶（包括青霉素酶、头孢菌素酶等），而使抗生素水解灭活。

② 作用靶位的改变。许多耐药性是通过抗生素作用靶位的改变发挥作用的。由于基因突变，一些细菌形成抗生素不能与之结合的作用靶位，或者即使能与之结合形成复合体，但靶位仍能保持其功能，微生物即出现耐药性。如对链霉素抗药的突变株，就是由于耐药菌染色体上的 *str* 基因发生突变，使得核糖体 30S 亚基上的 S12 蛋白的构型发生改变，从而影响链霉素与 16S rRNA

上的特异碱基的结合，因此不能抑制蛋白质合成而产生耐药性。

③ 细胞通透性的改变。由于细胞膜的通透性发生改变致使药物进入细胞内减少，就使得微生物细胞表现出耐药性。如抗四环素细菌的耐药性就属于这种膜通透性的改变。

微生物对抗生素的耐药性的产生存在着不同的生物化学机制，其中有的与抗生素的作用机制相关联，而有的与抗生素的作用机制无关。对某一种抗生素，可能存在通过不同机制耐药的菌株。当两种抗生素作用于相同的位点时，常常出现交叉耐药性。

3. 细菌耐药性产生的防止对策

（1）合理使用抗生素　首先在临床方面对抗生素的使用加以严格的管理。可用可不用抗生素时尽可能不用，并注意防止交叉耐药性。同时主张联合用药，因每一种药物在细胞代谢过程中发生作用的部位不同，合理联用两种药物可起到协同和取长补短的效果。另外，应进行用药知识的教育和宣传，均可降低耐药性的产生。

（2）寻找新药　努力寻找具有新的化学结构的新抗生素和改造现有的抗生素（包括对现有的抗生素产生菌和抗生素的改造），以及新的酶抑制剂。目前半合成抗生素的使用已成为克服耐药性的主要途径。

（3）加强抗药机制的研究　研究抗药机制有助于了解细菌耐药性的本质，以便有针对性地解决耐药菌对人类的危害，有效地控制细菌感染。

第二节　维　生　素

维生素是一类重要的药物，与抗生素、激素一起合称三素，在医疗方面有着众多的用途。如维生素 C 具有抗坏血病效能；维生素 B_2 可治疗 B_2 缺乏症（口角炎、皮炎等）；维生素 B_{12} 治疗恶性贫血、肝炎、神经炎等；维生素 D 治疗佝偻病等。维生素类药物可经化学合成、动植物提取或微生物发酵等方法制成。目前工业上应用发酵法生产的有维生素 C，维生素 B_2、维生素 B_{12}。

一、维生素 C

维生素 C（vitamin C）又称抗坏血酸（ascorbic acid），能参与人体内多种代谢过程，是人体内必需的营养成分，已在医药、食品工业等方面获得广泛应用。

维生素 C 的生产方法有化学合成法、化学合成与生物转化并用的半合成法。化学合成法一般是指莱氏法（Reichstein）。半合成法指的是化学合成中的由 D-山梨醇转化为 L-山梨糖的反应采用弱氧化醋杆菌（*Acetobacter saboxydans*）发酵完成，其他步骤仍是采用化学合成方法。

20 世纪 70 年代，我国为简化工艺，研究成功了采用微生物法使 L-山梨醇转化生成 2-酮-L-古龙酸（2-KLG），然后再酸化生成维生素 C 的方法。这种生产方法即维生素 C 的二步发酵法（图 16-4）。该方法与合成法比较具有工艺简单、设备投资小、成本低、节约大量有毒化工原料和减少"三废"等优点。目前不仅已在国内推广应用，而且已向国外技术转让。

近年来，由于基因工程的迅速发展，科学家们已成功地运用基因工程的手段构建了一种重组菌株，这一菌株可直接将葡萄糖发酵生成 2-KLG，使维生素 C 的生产工艺路线大大改进和简化（图 16-5）。

二、维生素 B_2

维生素 B_2（vitamin B_2）又称核黄素（riboflavinum），在自然界中多数与蛋白质结合成核黄素蛋白。维生素 B_2 是动物发育和许多微生物生长的必需因子，是临床上治疗眼角炎、白内障、结膜炎等的主要药物之一。

能生物合成维生素 B_2 的微生物有某些细菌、酵母菌和真菌。工业生产中目前最常用的为真菌子囊菌亚门中的棉病囊霉（*Ashbia gossypii*）和阿舒假囊酵母（*Eremothecium ashbyii*）。其中阿舒假囊酵母从 1940 年开始应用，产量可达 4000μg / ml 以上；棉病囊霉是寄生在棉桃内

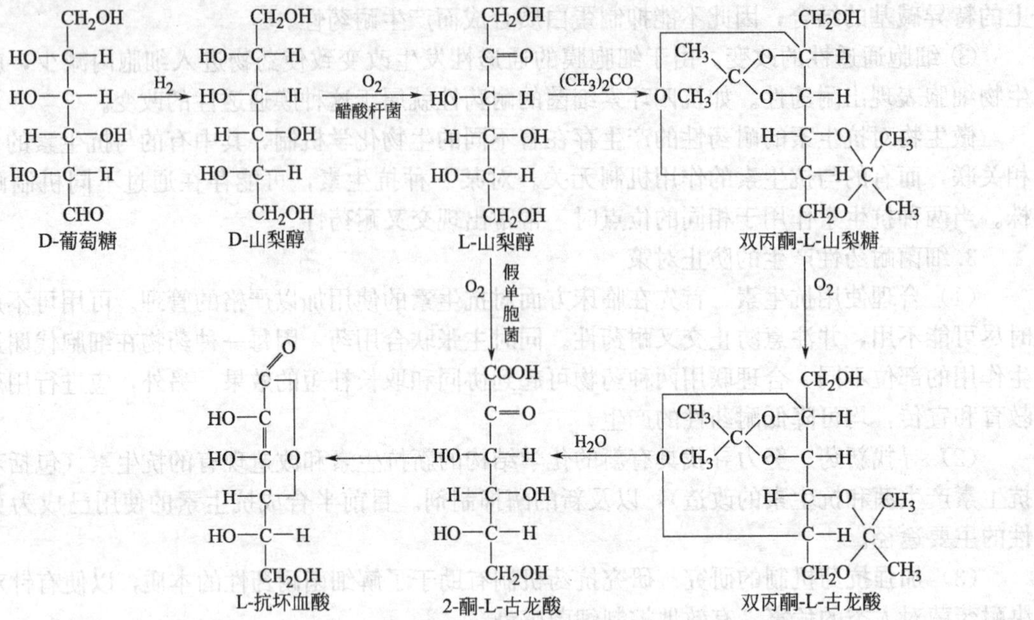

图 16-4　维生素 C 生物合成过程

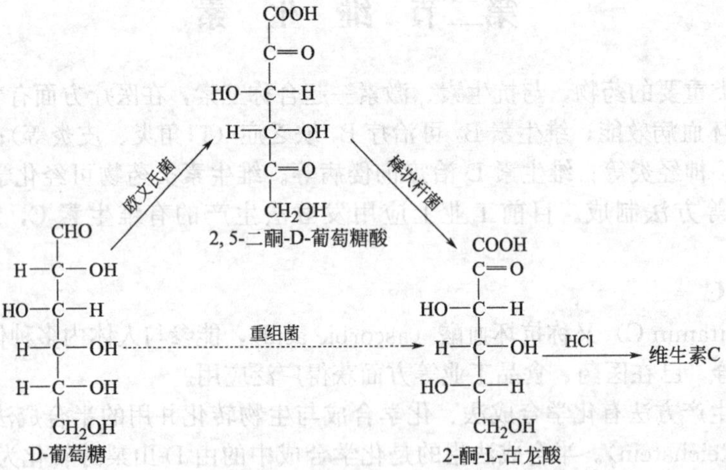

图 16-5　2-酮基-L-古龙酸生物合成途径

的病原菌，现在它的维生素 B_2 产量已达 $4000\sim8000\mu g$ / ml。目前生产的维生素 B_2 主在存在于菌丝中，少部分存在于发酵液中，因此在提取时需将菌丝中的维生素 B_2 用 121℃蒸汽抽提 1h，然后将提取液和发酵液合并在一起浓缩，再离心分离即可。

三、维生素 B_{12}

维生素 B_{12} 是含钴的有机化合物，故又称为钴维生素或钴胺素（cobalamins 或 cobamide），简称钴维生素。维生素 B_{12} 及其类似物参与机体内许多代谢反应，是维持机体正常生长的重要因子，是临床上治疗恶性贫血的首选药物。

维生素 B_{12} 可从肝脏中提取，也可用化学合成法合成，但此两种方法的生产成本太高，不适于工业生产。因而目前主要用微生物来生产。能生产的维生素 B_{12} 微生物有细菌和放线菌，霉菌和酵母菌不具备生物合成维生素 B_{12} 的能力。最初生产维生素 B_{12} 主要是从链霉素、庆大霉素的发酵物进行回收，但产量很低，现在已用丙酸杆菌等来直接进行发酵生产。

现在发现诺卡菌属和分枝杆菌属的某些菌种，在以烷烃作碳源的培养基中能合成较多数量的维生素 B_{12}；还发现以甲烷或甲醇作碳源的细菌合成维生素 B_{12} 的能力也很强。

第三节　氨　基　酸

　　氨基酸是构成蛋白质的基本单位，是人和动物的重要营养物质，具有重要的生理作用，已被广泛地应用于食品、饲料和医药等工业。目前在医药方面使用量最大的是氨基酸输液，它能给手术后或烧伤病人补充大量蛋白质营养，在医疗保健事业上起着重要作用。

　　氨基酸的生产方法有提取法、合成法、发酵法和酶法（表16-2），其中发酵法又可分为直接发酵法和添加前体的发酵法。到目前为止，构成蛋白质的大部分氨基酸均可采用微生物发酵法生产，氨基酸工业也发展成为发酵工业中新兴的重要领域之一。其中产量最大的是谷氨酸和赖氨酸。

表 16-2　主要氨基酸的生产方法

名　　称	生产方式	名　　称	生产方式
L-缬氨酸	发酵法、合成法	甘氨酸	合成法
L-亮氨酸	抽提法、发酵法	D,L-丙氨酸	合成法
L-异亮氨酸	发酵法	L-丙氨酸	发酵法、酶法
L-苏氨酸	发酵法	L-丝氨酸	发酵法
D,L-蛋氨酸	合成法	L-谷氨酸	发酵法
L-蛋氨酸	合成法、酶法	L-谷氨酰胺	发酵法
L-苯丙氨酸	合成法、酶法	L-脯氨酸	发酵法
L-赖氨酸	发酵法、酶法	L-羟脯氨酸	抽提法
L-精氨酸	发酵法、酶法	L-鸟氨酸	发酵法
L-天门冬氨酸	发酵法	L-瓜氨酸	发酵法
L-半胱氨酸	抽提法	L-酪氨酸	抽提法

一、谷氨酸

　　谷氨酸是利用微生物发酵法来生产的第一个氨基酸，目前其年生产量居各种氨基酸之首。谷氨酸产生菌主要是棒状杆菌属（*Corynebacterium* spp.）、短杆菌属（*Brevibacterium*）和黄杆菌属（*Flavobacterium* spp.），我国谷氨酸发酵生产所用的菌种有北京棒状杆菌 AS1. 299、钝齿棒状杆菌 B_9、T_6-13 及 672 等。

　　谷氨酸的生物合成途径大致为葡萄糖经糖酵解（EMP）和己糖磷酸支路（HMP）两种途径生成丙酮酸，再氧化成乙酰辅酶 A，然后进入三羧酸循环，生成 α-酮戊二酸，再经谷氨酸脱氢酶的作用，在 NH_4^+ 的存在下生成 L-谷氨酸（图 16-6）。

　　谷氨酸的发酵过程中，生物素是唯一重要的生长因子，一般需控制在亚适量条件下才能得到高产量的谷氨酸。生物素过量有利于菌体生长，转入乳酸发酵，而不利于谷氨酸的积累，此为完全氧化型。当生物素在亚适量时（$3\sim5\mu g/L$），则异柠檬酸、琥珀酸的氧化以及草酰乙酸和苹果酸变为丙酮酸的脱羧作用均呈停滞状态，同时由于过剩 NH_4^+ 的存在，使柠檬酸变为谷氨酸的反应大量进行，而积累大量谷氨酸，此为谷氨酸的生成型。生物素过少，细菌不生长，谷氨酸的产量降低。生物素的用

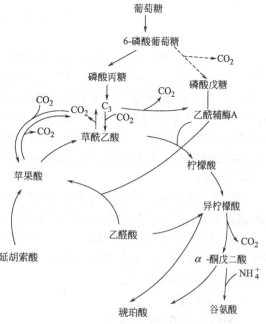

图 16-6　谷氨酸棒状杆菌谷氨酸合成途径

量因菌株、碳氮源浓度的不同而有所变化。另外，细胞膜组成中饱和脂肪酸和不饱和脂肪酸的比例与细胞膜的渗透性有关，生物素的量减少可影响细胞脂肪酸的正常合成与分布，而使膜中脂肪酸的比例改变，从而增加谷氨酸的透过，减少了细胞内谷氨酸的积累，从而消除反馈抑制使谷氨酸的生物合成继续进行。

除生物素外，在谷氨酸发酵时需注意供氧、NH_4^+、磷酸盐浓度及 pH 等因素，前三个主要是对代谢途径的控制作用。供氧充足时生成谷氨酸，供氧不足时则转入乳酸发酵。NH_4^+ 适量时生成谷氨酸，过量时生成谷氨酰胺，缺乏时则生成 α-酮戊二酸。pH 中性或微碱性时生成谷氨酸，酸性时生成乙酰谷氨酰胺。当磷酸盐浓度高时进入缬氨酸发酵。

在谷氨酸发酵的后期，当营养物质耗尽而酸度不再增加时即放罐，发酵终止后可采用等电点法或离子交换树脂法进行提取。我国谷氨酸生产虽然在产量等各方面都有了较大的提高，但和国外相比还有一定的差距，其生产成本高，市场竞争力低。

二、赖氨酸

赖氨酸是人类和动物的必需氨基酸之一，对人体生长发育的影响很大，如缺乏赖氨酸就能影响机体生长发育。赖氨酸作为重要的食品和饲料添加剂，可用于生产面包、儿童营养品以及配制营养注射液等。

目前赖氨酸也由微生物发酵生产。赖氨酸产生菌主要是谷氨酸棒状杆菌、北京棒状杆菌、黄色短杆菌或乳糖发酵短杆菌等谷氨酸产生菌的高丝氨酸营养缺陷型，这是应用代谢调节研究成果的典型例子。由于人为地解除了氨基酸生物合成的代谢控制机制，从而能够大量积累赖氨酸。如采用高丝氨酸营养缺陷型突变型，则天冬氨酸 β-半醛不再转变为苏氨酸。因此，苏氨酸与赖氨酸对天冬氨酸激酶的协同反馈抑制作用被解除，就能形成大量的赖氨酸，发酵结束后，可采用离子交换法进行提取。

目前，对赖氨酸的市场需求量潜力很大，而我国在用微生物法生产赖氨酸的技术上还不够完善，需进一步地进行研究和改进，以进一步地提高赖氨酸的产量，满足日益增长的需要。

20 世纪 80 年代以来，细胞融合、基因工程、微生物细胞或酶的固定化等新技术、新工艺的应用，进一步推动了氨基酸发酵工业的发展，并已取得了许多可喜的成果。一些利用基因工程技术构建的产生氨基酸工程菌已应用于生产。

第四节　酶及抑制剂

酶一般是指生物产生的具有催化能力的蛋白质，是生物进行新陈代谢活动必不可少的生物催化剂。随着某些疾病的发病原因与酶的关系逐渐为人们所认识，酶已作为一类新的药物用来治疗某些疾病，如链激酶等某些酶制剂对溶解血栓有独特效果，可用于心血管疾病的治疗；大肠埃希菌产生的 L-天冬酰胺酶可用于治疗淋巴瘤和白血病。同时对微生物酶的研究直接关系到对微生物规律的了解，达到控制代谢过程的目的，并可用来筛选某些新药物或新产物。另外，酶也可以用作临床诊断试剂，还可应用于其他的一些药物分析中，一些工具酶已成为基因工程中的必不可少的实验材料。

酶的来源有动物、植物和微生物三大类，但以微生物为主要来源。这是因为微生物种类多，酶源蕴藏丰富，而且微生物在人工控制条件下，比较适合于大规模的工业化生产。

由于微生物的多种多样，微生物所产生的酶的种类也很多，目前所开发应用成功的酶以及正在研究之中的酶种类只是很少的一部分，还有许多有待进一步的研究和开发，微生物酶在医药实践中的应用将会越来越广泛。

一、酶制剂

1.临床上常用的微生物酶

（1）链激酶（streptokinase）和链道酶（streptodornase）　主要由乙型溶血性链球菌的某些

菌株所产生。链激酶可用于治疗脑血栓及溶解其他部位的血凝块。链道酶又称链球菌 DNA 酶，可使脱氧核糖核蛋白和 DNA 分解成小分子的片段，在临床上可用于脓胸的治疗。

（2）透明质酸酶（hyaluronidase，HAase）　是一种糖蛋白，又称为扩散因子，1928 年首次被发现，其广泛存在于动物血浆、组织液等体液及肾、肝等器官，也存在于蛇毒等动物毒液中，一些细菌也可产生，如化脓性链球菌、产气荚膜梭菌等。透明质酸酶的作用主要是水解透明质酸，在生命活动中起重要作用。临床上可用于心肌梗死的治疗以及其他一些辅助性治疗。

（3）天冬酰胺酶（asparaginse）　多种细菌都能产生天冬酰胺酶，目前主要是应用大肠埃希菌来生产。其主要作用是水解天冬氨酰胺成为天冬氨酸与氨，在临床上可用于治疗白血病及某些肿瘤。

（4）青霉素酶（penicillinase）　青霉素酶是一种 β-内酰胺酶（β-lactamase），其作用主要是水解青霉素的 β-内酰胺环，使青霉素失活。许多细菌都能产生青霉素酶。在临床上可用于一些含青霉素制剂的无菌检验中。

2.工业上常用的微生物酶

目前药物工业上重要的微生物酶是青霉素酰化酶。青霉素酰化酶能将天然青霉素裂解形成 6-氨基青霉烷酸（6-APA）。6-APA 是各种半合成青霉素合成的母核，如用不同侧链羧酸酯化，即可合成多种广谱、耐酸、耐 β-内酰胺酶的半合成青霉素。青霉素酰化酶存在于真菌、酵母菌、放线菌和细菌中，目前工业上最常用的是大肠埃希菌产生的酰化酶。我国已成功地通过基因工程手段构建了具有高活性青霉素酰化酶基因的工程菌，使 6-APA 的生产又提高到新的水平。

二、酶抑制剂

酶抑制剂主要是指一类具有生理活性的小分子化合物，它们能通过中和抑制或竞争抑制来特异地抑制某些酶的活性，调节人体内某些代谢，增强机体的免疫能力，达到预防和治疗某些疾病的目的，同时也可用于某些耐药性细菌感染的治疗。

目前发现多种由微生物产生的酶抑制剂，如由一种链霉菌产生的抑肽素（pepstatin），它是一种蛋白酶抑制剂，临床上可用于治疗胃溃疡；泛诞菌素（panosialin）是淀粉酶的特异性抑制剂，可用来防止肥胖症、糖尿病等。还有其他多种酶抑制剂，但大多数尚处于研究阶段，其中对 β-内酰胺酶抑制剂研究得比较详细，且国外均早已应用于临床。

克拉维酸（clavulanic acid）又称棒酸，是一种 β-内酰胺酶抑制剂，是由棒状链霉菌产生的，其本身亦是一种广谱抗生素，但抗菌活性弱，对 β-内酰胺酶抑制的特异性很强，是一种很有应用前景的 β-内酰胺酶抑制剂。目前已开发成功克拉维酸与羟氨苄青霉素复合制剂，在治疗由抗青霉素的细菌所引起的感染方面具有明显的疗效，并已应用于临床。如 Augmentin（商品名）即是此种复方制剂。

第五节　其他微生物制剂

一、微生态制剂

微生态制剂是在微生态学理论的指导下，调整生态失调（microdysbiosis）保持微生态平衡（microeubiosis），提高宿主（人、动植物）健康水平或增进健康状态的生理性活菌制品（微生物）及其代谢产物，以及促进这些生理菌群生长繁殖的物质制品。目前国际上已将其分成三种类型，即益生菌（probiotics）、益生元（prebiotics）和合生素（synbiotics）。

目前用于微生态制剂的细菌主要有乳杆菌、双歧杆菌、肠球菌、大肠埃希菌、蜡样芽孢杆菌等。其中双歧杆菌类活菌制剂是目前国内外应用最广的活菌制剂，在临床上主要用于婴幼儿保健、调整肠道菌群失调、治疗肠功能紊乱、慢性腹泻，以及抗癌防衰老等。

国内外对活菌制剂的应用范围逐渐扩大，已从原来的治病过渡到防病健身上来，许多活菌已成为食品添加剂，应用于食品保健方面。

二、核酸制剂

核酸类物质发酵是 1956 年继谷氨酸发酵研究成功后又一新兴的微生物工业。核酸制剂包括嘌呤核苷酸及其衍生物、嘧啶核苷酸及其衍生物。现已用发酵法或酶解法进行研究和生产的有肌苷和肌苷酸（5′-IMP，次黄嘌呤核苷酸）、鸟苷和鸟苷酸（5′-GMP）、黄嘌呤核苷和黄嘌呤核苷酸（5′-XMP）、腺苷和腺苷酸（5′-AMP），乳清酸核苷和乳清酸、腺嘌呤核苷三磷酸（ATP）和辅酶 A(CoA) 等。5′-IMP 和 5′-GMP 是调制"强力味精"的原料，助鲜作用可加强上百倍。许多核酸制剂是重要的药剂。如肌苷和辅酶 A 可治疗心脏病，白细胞、血小板下降及肝病。ATP 可治疗代谢紊乱、肌肉萎缩、心脏病、肝病等。此外，许多碱基、核苷和核苷酸都是重要的生物试剂，在核酸和蛋白质研究中是不可缺少的。

三、生物碱

微生物也能合成生物碱，如麦角碱是由紫麦角菌（*Claviceps purpura*）所产生，目前除采用将紫麦角菌人工接种于黑麦上以制备大量的麦角碱外，还可利用深层培养的方法进行生产。麦角碱在临床上主要用于作为子宫收缩剂。另外，诺卡菌能产生安沙美登素（ansamitocin），其结构与自植物美登木中得到的美登木素很相似。安沙美登素对白血病具有一定的疗效，已受到医药界的重视。

四、螺旋藻

螺旋藻是一种分布在世界各海区及陆地淡、盐水湖中的藻类，呈蓝绿色，含有大量的蛋白质。螺旋藻属于浮游自养型原核生物，其繁殖方式为直接分裂，藻体呈细丝状螺旋形，一般为多细胞。藻体由于含有藻蓝素，而使螺旋藻呈蓝绿色。螺旋藻中含有极为丰富的营养成分和多种生物活性物质，如含有 17 种氨基酸，其中包括种人体必需的氨基酸。因此，把螺旋藻添加到食品、饲料或饵料中，可以起到蛋白质的互补作用，大大改善谷物蛋白质的营养质量。

（叶丹玲）

第十七章　药物制剂的微生物学检验

本章概要

　　药物制剂的微生物学检查是控制和保证药物有效性和安全性的重要手段。本章主要介绍药物的抗菌试验、灭菌药物的无菌检查以及非灭菌药物的微生物限度检查。

　　药物的抗菌试验包括体外法和体内法。体外法常用琼脂扩散法和连续稀释法。灭菌制剂的无菌检验法包括直接接种法和薄膜过滤法。前者适用于非抗菌作用的供试品，后者适用于有抗菌作用的或大容量的供试品。微生物限度检查法是检查非灭菌制剂及其原、辅料受到微生物污染程度，包括染菌量（细菌、霉菌及酵母菌的活菌数量）和控制菌（5 种病原性细菌）的检查，是控制药品卫生质量的重要环节。

第一节　药物的抗菌试验

　　药物的抗菌试验，目的在于检查药物的抗菌效能，分体外试验和体内试验两种。一般先进行体外抗菌试验，若发现有抗菌作用，再进行体内抗菌试验。抗菌试验方法已广泛应用于新药研究和指导临床用药。如抗菌药物的筛选、提取过程的生物追踪、抗菌谱和耐药谱的测定、药敏试验、药物血浓度测定等各个方面。抗菌试验包括抑菌试验和杀菌试验。抑菌即抑制微生物的生长繁殖，但不能杀死微生物，在药物除去后微生物又能生长；杀菌即能杀死微生物，当药物除去后，微生物也不能再生长繁殖。两者并非绝对，只是在一定条件下相对而言。

一、药物的体外抗菌试验

　　体外抗菌试验（antimicrobial test *in vitro*）大多在玻璃器皿中进行，优点是简便、需时短、用药少、不需要动物和特殊设备，主要用于筛选抗菌药物或测定细菌对药物的敏感性，所以也称药敏试验。

　　（一）体外抑菌试验

　　体外抑菌试验是最常用的抗菌试验，常用方法有连续稀释法和琼脂扩散法两种。

　　1. 连续稀释法

　　连续稀释法有液体培养基连续稀释法和固体培养基连续稀释法两种。

　　（1）液体培养基连续稀释法　在一系列试管中，用液体培养基稀释药物，使各管各含一系列递减的浓度，如 20→10→5→2.5→1.25→0.625（μg/ml）……然后在每一管中加定量的试验菌，经培养 24～48h 后用肉眼观察试管浑浊情况，记录能抑制试验菌生长的最低浓度（MIC），也可用分光光度计观察终点。判断抑菌还是杀菌，可进一步将未见细菌生长的各试管内的培养液移种到新鲜的琼脂培养基上，通常各吸取 0.1ml，在规定的温度下培养 18～24h，如重新长出细菌则该浓度只具有抑菌作用；如无菌生长（平板上的菌落数小于 5 个），则认为该浓度具有杀菌作用，记录最低杀菌浓度（MBC）（图 17-1）。药物的抑菌作用或杀菌作用是在一定条件下相对而言

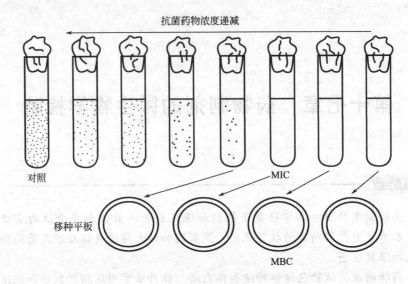

图 17-1 液体培养基连续稀释法

的，这与用药时培养基的组成、温度、pH 及所用的菌种、菌量等因素有关，所以必须严格控制试验菌、培养基等试验条件。

（2）固体培养基连续稀释法

① 平板法。将系列浓度的药物混入琼脂培养基，使制成一批药物浓度呈系列递减的平板，然后用微量加样器或多点接种器（multipoint inoculator）接种试验菌，同时设无药空白平板对照，培养后观察结果。本法可同时测定大批试验菌株的 MIC，且不受药物颜色及浑浊度的影响，适于中药制剂或评定新药的药效（药物的体外抗菌活性测定）试验。

② 斜面法。将不同浓度的药物混入固体培养基中制成斜面，然后在斜面接种一定量试验菌，培养后观察斜面是否有菌生长，判断 MIC 值。本法常用于需长时期培养的试验菌（如结核杆菌）或孢子飞扬易污染环境的霉菌。

2. 琼脂扩散法

琼脂扩散法（agar diffusion test）是利用药物可以在琼脂培养基中扩散的特点，在药物有效浓度的范围内形成抑菌圈或抑菌距离，以抑菌圈直径或抑菌距离的大小来评价药物抗菌作用的强弱。根据不同的加药方式，琼脂扩散法又分以下几种。

（1）滤纸片法 取滤纸片（直径 0.6cm，120℃，灭菌 2h）醮取一定浓度的抗菌药物放置于含菌平板表面，培养后观察结果，若试验菌生长被抑制，则纸片周围出现透明的抑菌圈。本法用于在同一平板上多种药物对同一试验菌的抗菌试验。联合国世界卫生组织（1981 年）曾推荐用 Kirby-Bauer 法（K-B 法）作为标准化的药敏试验，K-B 法基本原理仍是滤纸片法，需用统一的培养基、菌液浓度、纸片质量、纸片含药量以及其他试验条件。结果判断以卡尺精确量取，根据抑菌圈的直径大小判断该菌对该药是抗药、中等敏感或敏感（图 17-2）。

（2）打孔法 与滤纸片法相似，只是以在平板上打孔并注入药液来代替滤纸片。

（3）管碟法 小管（玻璃管、铝管、钢管）放置于含菌平板上，小管内加入药液，根据抑菌圈直径判断抗菌效力。

以上各方法适用于一菌多药的测定。

（4）挖沟法 在无菌平板上挖沟，沟内加入药液，然后在沟两旁接种几种试验菌，经培养后观察细菌的生长情况，根据沟和试验菌之间的抑菌距离长短，来判断该药物对这些细菌的抗菌能力（图 17-3）。该法适用于一药多菌的测定。

琼脂扩散法简单、快速、可同时进行多样品或多菌株的研究。但本法重复性差、干扰因素较多，如药物的扩散性、细菌接种的密度等都对结果有重大影响。因此一般只用于抗菌药物的初

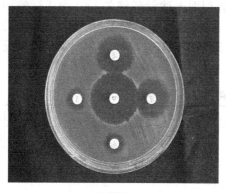

a.结果   b.测量抑菌圈

图 17-2 滤纸片法

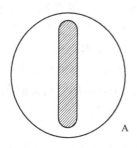 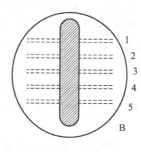 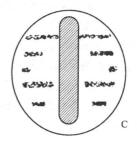

图 17-3 挖沟法

(A：固体培养基内挖沟，沟内加药液；B：沟旁接种 5 种不同的试验菌；C：培养后，根据抑菌距离判断抗菌效力)

筛，每次试验条件尽可能保持一致。滤纸片由于其纸片的药物含量少，所以对于那些抗菌作用不是很强的药物，其抗菌谱初筛时，应用打孔法或挖沟法。

(二) 体外杀菌试验

体外杀菌试验用以评价药物对微生物的致死活性。

1. 最低杀菌浓度 (或最低致死浓度) 的测定

最低杀菌浓度 (MBC) 是指该药物能杀死细菌的最低浓度。从对微生物广义而言，也可称之为最低致死浓度 (minimal lethal concentration，MLC)。一般是将待检药物先以合适的液体培养基在试管内进行连续稀释，每管内再加入一定量的试验菌液，培养后可得该药物的 MIC，取MIC 终点以上未长菌的各管培养液，分别移种于另一无菌平板上 (图 17-1)，培养后凡平板上无菌生长的药物最低浓度即为该药物的 MBC (或 MLC)。

2. 活菌计数法

活菌计数法 (viable counting method) 是在一定浓度的定量药物内加入定量的试验菌，作用一定时间后，取样进行活菌计数，从存活的微生物数计算出药物对微生物的致死率。活菌计数的方法一般是将定量的药物与试验菌作用后的混合液稀释后，混入琼脂培养基，制成平板，培养后计数平板上形成的菌落数，由于一个菌落是由一个细菌繁殖而来的，所以可用菌落数或菌落形成单位 (colony forming unit，CFU) 乘以稀释倍数，计算出混合液中存活的细菌数。

3. 苯酚系数测定法

苯酚系数 (phenol coefficient) 又称酚系数，是以苯酚为标准，将待测的化学消毒剂与酚的杀菌效力相比较，所得杀菌效力的比值。苯酚系数是了解消毒剂杀菌效力的一种方法。

苯酚系数＝消毒剂的杀菌稀释度/苯酚的杀菌稀释度

苯酚系数≥2 为合格。

具体的测定方法举例说明如下。先将苯酚准确稀释成 1∶90，1∶100，1∶110⋯⋯被测化学消毒剂稀释成 1：300，1：325，1：350……分别取上述稀释液各 5ml 加入试管中，再加入经 24h 培养后的菌悬液各 0.5ml，混匀后放入 20℃的水浴中，再第 5、10、15min 时分别以接种环从各管中取混合液移种到另一支 5ml 的肉汤培养基中，37℃培养 24h 记录生长情况（表 17-1）。其中"＋"为细菌生长，"－"为无细菌生长。

表 17-1　苯酚系数测定结果

	稀释度	作用时间/min				稀释度	作用时间/min		
		5	10	15			5	10	15
苯酚	1：90	＋	－	－	被测消毒液	1：350	＋	－	－
	1：100	＋	＋	＋		1：375	＋	＋	－
被测消毒液	1：300	－	－	－		1：400	＋	＋	＋
	1：325	＋							

以 5min 不能杀菌，10min 能杀菌的最大稀释度为标准来计算苯酚系数。从表中得苯酚为 1：90，待检消毒剂为 1：350，则待检消毒剂的酚系数为 350/90＝3.89，表明在相同条件下被检消毒剂的杀菌效力是苯酚的 3.89 倍。酚系数愈大，被检消毒剂的杀菌效力越高。

但是苯酚系数测定法的应用有一定的局限性，主要有以下几点：①有机物存在时消毒剂失去活性；②消毒剂可能对组织有毒性；③温度变化影响测定结果；④只适用于同类消毒剂的杀菌效力测定，对非酚类、季铵盐及不稳定的次氯酸盐等均不能给予正确评价。

（三）联合抗菌试验

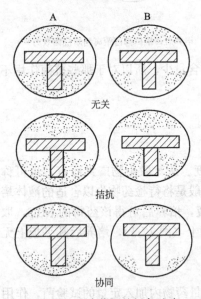

图 17-4　联合作用的纸条试验
（A列：一纸条含抗菌药物；
B列：两纸条含抗菌药物）

在药学工作中，常需要检查 2 种以上抗菌药物在联合应用时的相互作用以及抗菌药物与不同 pH 或不同离子溶液的相互影响。例如，在制药工业中，为了得到抗菌增效的配方，常进行 2 种或 2 种以上的抗菌药物复方制剂的筛选；中成药配方中常有多种抗菌材料。联合用药更重要是在临床应用，如用于尚未确定是由何种细菌引起的急、重症感染的经验治疗及多种细菌引起的混合感染等。

抗菌药物联合应用的效果可以分为四种，如加强药物抗菌作用的为协同（synergism）；减弱药物抗菌作用的为拮抗（antagnism）；作用为两者之和的为累加（addition）；相互无影响的为无关（indifference）。联合抗菌试验的方法很多，以下介绍几种常用的方法。

1.纸条试验

纸条试验（paper strip test）即在已接种试验菌的平板表面垂直放置两条浸有药液的滤纸条，培养后根据抑菌区的加强、减弱或无影响来判断它们在联合应用时的效应（图 17-4）。纸条也可用圆形的滤纸片代替。

2.梯度平板纸条试验

梯度平板纸条试验（paper strip-gradient plate test）是将琼脂培养基倒入平皿，平皿斜放凝固后制成斜面培养基。将平皿放平加入含抗菌药物的琼脂培养基，这样在制成的双层琼脂平板中含有梯度浓度的抗菌药物。要求其最小抑菌浓度的位置约处于平板的一半。然后将试验菌均匀涂布在平板平面。取滤纸条浸透另一待检药液，按梯度平板中药物浓度递减的方向置于平板表面，培养后观察形成的抑菌区的图形以判断两种药物之间的相互作用（图 17-5）。

3.棋盘格法

棋盘格法（check board test）由于在试验时含 2 种不同浓度药物的试管或平板排列呈棋盘状

而得名，具体操作同前的系列稀释法，也可分为液体稀释法和固体稀释法。首先分别测定联合药物（如 A 药和 B 药）各自对被检菌的 MIC，以确定药物联合测定的药物稀释度，一般选择 6～8 个稀释度左右，每种药物最高浓度为其 MIC 的 2 倍，然后分别依次倍比稀释到其 MIC 的 1/8～1/32。根据图 17-6 分别进行联合。

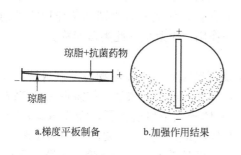

图 17-5　纸条梯度平板试验

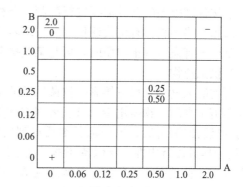

图 17-6　液体棋盘稀释法的药物浓度编排
（A、B 两药浓度以 MIC 的倍数表示）

A 药沿横轴稀释，"＋"为菌生长对照，"－"为空白对照，若药液稀释到 1/16MIC，那么共有 49 支试验管。加菌，培养，确定 A 药和 B 药联用时的 MIC 即 MIC_A 及 MIC_B，可根据 FIC 指数（FIC index）来评价两抗菌药物联合作用时间所产生的效果，FIC 即部分抑菌浓度（fractional inhibitory concentration），指某一药在联合前后所测得的 MIC 比值。

$$FIC(A) = \frac{A 药与 B 药联合试验时 A 药的 MIC}{A 药单独试验时的 MIC}$$

$$FIC(B) = \frac{B 药与 A 药联合试验时 B 药的 MIC}{B 药单独试验时的 MIC}$$

所谓 FIC 指数（FIC index），指二药各自的 FIC 之和，即

$$FIC 指数 = FIC(A) + FIC(B)$$

如 FIC 指数<1，两药有协同作用，即两药联合较单独试验的抑菌作用为强。FIC 指数的值愈小，则联合抗菌作用愈强。表 17-2 所列数据可供分析联合效应参考。

表 17-2　FIC 指数与联合抗菌效应

FIC 指数	联合抗菌效应	FIC 指数	联合抗菌效应
＜0.75	协同	1～2	无关
1	累加	＞2	拮抗

二、药物的体内抗菌试验

药物的体内抗菌试验（antimicrobial tests *in vivo*）一般称为动物试验治疗或保护力试验。由于药物在体内与体液结合能被破坏或转化等种种原因，药物可能不呈现抗菌作用。因此在体外测定药物抗菌作用的同时，需进一步了解药物对试验感染动物是否有疗效，以确定体内抗菌效果。动物试验治疗的方法一般先将临床分离的致病菌注入动物体内或感染外伤部位，使动物感染发病或死亡，选用能引起小鼠全部死亡的最小菌悬液浓度即最小致死量（MID）作为感染剂量；感染后再用欲测药物以不同剂量或不同给药途径进行治疗，同时试验对照组以生理盐水代替药物进行给药。疗效观察可根据试验组与对照组的动物死亡数或动物脏器的含菌数来评定。

三、影响抗菌试验的因素

1.试验菌

常选用细菌、霉菌和酵母菌，必要时也选用其他类群的微生物。一般应包括标准菌株和临床分离菌株。标准菌株来自专门机构，我国是卫生部药品生物制品检定所菌种保藏中心供应。临床

分离菌株须经形态、生化及血清学等方面鉴定。试验用菌株应注意菌株纯度，不得有杂菌污染。不宜用传代多次的菌种，最好从保藏的菌种中重新活化。试验菌必须生长旺盛，应控制适当的培养时间。试验菌接种量的多少应选用适当方法进行计数。

2.培养基

应按各试验菌的营养需要进行配制，严格控制各种原料、成分的质量及培养基的配制过程。要注意当有些药物具有抗代谢作用时，培养基内应不能存在该代谢物，否则抑菌作用将被消除。培养基内含有血清等蛋白质时，可与某些抗菌药物失去作用，应避免含此类营养物。

3.供试药物

药物的浓度和总量直接影响抗菌试验的结果，需要精确配制。固体药物应配制成溶液使用；有些不溶于水的药物需用少量有机溶剂或碱先行溶解，再稀释成合适浓度，如氯霉素及红霉素需先用少量乙醇溶解后，再用稀释剂稀释到所需浓度；液体样品浓度若太稀，需先浓缩；药液的pH值应尽量接近中性，能保持药物的稳定性而又不致影响试验菌生长；要注意中药制剂内往往含有鞣质，且具有特殊色泽，可能影响结果的判断；含菌样品需先除菌再试验，尽量采用薄膜过滤法除菌；在进行杀菌效力测定时，取样移种前应终止抑菌效应，可采用稀释法或加中和剂法。

4.对照试验

为准确判断结果，试验中必须有各种对照试验与抗菌试验同时进行。①试验菌对照：在无药情况下，应能在培养基内正常生长。②已知药物对照：已知抗菌药对标准的敏感菌株应出现预期的抗菌效应，对已知的抗药菌不出现抗菌效应。③溶剂及稀释剂对照：抗菌药物配制时所用的溶剂及稀释剂应无抗菌作用。

第二节 灭菌制剂的无菌检查

无菌检查法系用于检查药典要求无菌的药品、医疗器具、原料、辅料及其他品种是否无菌的一种方法，是作为批无菌产品放行的检验或监管部门对无菌产品质量监督中的一个项目。由于无菌试验检验样本数的局限性，从理论上讲，污染率要比实际产品的污染率低得多。因此，当供试品符合无菌检查法的规定，表明了供试品在该检验条件下未发现微生物污染。也就是无菌试验并不能用于保证产品的无菌性，但是它可用于确定批产品不符合无菌要求。

一、药品无菌检查的意义

由于污染的输液导致患者败血症甚至死亡等惨痛的药难事件，使人们认识到对这类制剂进行无菌检查的重要性。无菌检查法作为药品微生物检验的最早要求，在20世纪20年代就被列为必检项目。新中国第一部药典（1953年版）就收载了无菌检查法，并在每一版药典的修订过程中，无菌检查的范围、方法、检验量及检验材料的质控内容等也在不断的修订，使无菌检查结果更能反映无菌产品的质量。

2005年版《中国药典》的一、二、三部中的无菌检查法，分别用于中药、化学药品和生物制品的无菌检查。中药、化学药品的无菌检查法其内容基本是一致的。由于生物制品的特殊性，所以其无菌检查法的内容与中药、化学药品的有很大的差异。

美国、欧洲和日本三方（ICH）无菌检查法的协调案已进入第六阶段，并已被第27版《美国药典》（USP）和《欧洲药典》（EP）第5版正式收载。方法中重要的方面均取得了一致，极少数未取得一致意见的内容也在各国药典中体现。2005年版《中国药典》的无菌检查法与ICH无菌检查法的主要内容是一致的，基本达到与国际接轨的目的。

二、无菌检验的基本原则

1.严格进行无菌操作

无菌检验最重要的是要严格按无菌操作法，在洁净度100级单向流空气区域内进行，全部过程应严格遵守无菌操作，防止微生物污染。单向流空气区与工作台面必须进行洁净度验证。将被检验的药物分别接种于适合各种微生物生长的不同培养基上，在不同的适宜温度下培养一定的时间，观察有无微生物，以判断被检药物是否无菌。

2.正确进行样品采集

无菌检验是根据对整体中部分样品的检验结果，推断整体的灭菌情况（无菌或染菌），因此，当该批药物中只有少量药物染菌时，无菌检验不能检验出来；另一方面，随着取样量的增加，检出染菌的几率愈大，则该批药物通过无菌检验的几率愈小。因此，无菌检验时取样量及比例必须按药典的规定进行（表 17-3～表 17-5）。

表 17-3　批产品出厂最低检验数量

产　品	批产品量 N/个	每种培养基最低检验数量
注射剂	＜100	10％或最少 4 个（取较多者）
	100＜N≤500	10 个
	＞500	2％或 20 个（取较少者）
大体积注射剂（＞100ml）		2％或 10 个（取较少者）
眼用及其他非注射产品	≤200	5％或 2 个（取较多者）
	＞200	10 个
桶装固体原料	≤4	每个容器
	4＜N≤50	20％或 4 个容器（取较多者）
	＞50	2％或 10 个容器（取较多者）
抗生素原料药（≥5g）		6 个容器
医疗器具	≤100	10％或 4 件（取较多者）
	100＜N≤500	10 件
	＞500	2％或 20 件（取较少者）

表 17-4　上市抽验样品（液体制剂）的最小检验量

供试品装置 V/ml	每支样品接入每管培养基的最少量/ml	最小检验数量/瓶或支
≤1	全量	20[①]
1＜V＜5	半量	10
5≤V＜20	2	10
20≤V＜50	5	10
50≤V＜100	10	10
50≤V＜100（静脉给药）	半量	10
100≤V≤500	半量	6
＞500	500	6

①每种培养基各接种 10 支供试品。

表 17-5　上市抽验样品（固体制剂）的最小检验量

供试品装量 M/(mg/支或瓶)	每支样品接入每管培养基的最少量/mg	最小检验数量/支或瓶
M＜50	全量	20[①]
50≤M＜300	半量	10
300≤M＜5g	150	10
M≥5g	500	10[②]
外科用敷料及纱布	取 100mg 或 1cm×3cm	10
缝合线、一次性医用材料	整个材料[③]	20[①]
带导管的一次性医疗器具（如输液袋）		10
其他医疗器具	整个器具[③]（切碎或拆散开）	20[①]

① 每种培养基各接种 10 支供试品。

② 抗生素粉针剂（≥5g）及抗生素原料药（≥5g）的检验数量为 6 瓶（或支），桶装固体原料的检验数量为 4 个包装。

③ 如果医用器械体积过大，培养基用可在 2000ml 以上，将其完全浸没。

三、培养基及其制备方法

首先按药典规定的处方，配制适合需氧菌、厌氧菌和霉菌生长的培养基，并按药典规定的量分装，在 115℃灭菌 30min 后，进行一定的质量检验，合格后备用。

1. 需氧菌、厌氧菌培养基（硫乙醇酸盐培养基）

满足需氧菌与厌氧菌的生长要求。该培养基具以下特点。①酪胨（胰酶水解）、酵母浸出粉提供氮源以及合成蛋白质必须的各种氨基酸和 B 族维生素。②胱氨酸、硫乙醇酸盐、葡萄糖均有降低氧化还原电位的作用，使深部氧化还原电位适合厌氧菌的生长，同时硫乙醇酸盐有钝化含砷和汞类药物及防腐剂的抑菌作用。③增添刃天青或亚甲蓝作为氧化还原的指示剂。前者有氧时呈红色，后者有氧时呈蓝绿色。由于亚甲蓝的抑菌作用较强，现多用刃天青。④少量琼脂有助于厌氧环境的形成，防止因液体对流而迅速产生氧化。

2. 真菌培养基

含蛋白胨、酵母浸出粉和葡萄糖，适合霉菌和酵母菌生长。

3. 选择性培养基

（1）对氨基苯甲酸（PABA）培养基　用于磺胺类药物的无菌检查。细菌生长需要 PABA 合成嘌呤、嘧啶作为生长因素。PABA 是某些氨基酸的辅酶——叶酸的组成成分，没有叶酸，细菌的核酸和蛋白质合成就无法正常进行。磺胺类药物抗菌作用原理简单来说就是：磺胺与 PABA 结构类似，磺胺与细菌的 PABA 竞争同一酶系统，使 PABA 不能用来合成叶酸，因而细菌的正常代谢受到抑制，细菌停止生长。在磺胺药物的无菌检查中，培养基中过量的 PABA 即可抵消磺胺药物的抗菌作用。

（2）聚山梨酯 80 培养基　用于油剂药品的无菌检查，帮助药物均匀分布于培养基中，有利于检出微生物。

无菌检查用培养基灭菌后应澄清、无沉淀，并需进行无菌检查证实无菌。培养基还应进行灵敏度检查，分别取藤黄微球菌 [*Micrococcus lutea* CMCC（B）28001]、生孢梭菌 [*Clostrdium sporgenes* CMCC（B）64941] 和白色念珠菌 [*Candida albicans* CMCC（F）98001]，用来检测需氧菌、厌氧菌培养基和真菌培养基的灵敏度。

四、阳性对照试验和阴性对照试验

1. 阳性对照试验

药品进行无菌检验时，应同时以同样的培养基，在同样的条件下按药典规定以金黄色葡萄球菌 [*Staphylococcus aureus* CMCC（B）26003] 或藤黄微球菌 [*Micrococcus lutea* CMCC（B）28001]；生孢梭菌 [*Clostrdium sporgenes* CMCC（B）64941]；白色念珠菌 [*Candida albicans* CMCC（F）98001] 分别作为需氧菌、厌氧菌和真菌的阳性对照菌，做阳性对照试验。在规定的培养条件下培养一定的时间，观察结果，以证明微生物确实可在应用的试验条件下生长。因此阳性对照必须长菌。

2. 阴性对照试验

所用的稀释剂和相应溶剂，取相应接种量分别加入需氧菌、厌氧菌培养基和真菌培养基中，做阴性对照。培养温度和时间与检查供试品相同。要求阴性对照必须不长菌。

五、抑细菌和抑真菌试验

在用直接接种无菌检查前，必须测定供试品是否有抑细菌和抑真菌作用。若供试品有抑菌作用，需用稀释法或中和法、薄膜过滤法处理，消除供试品的抑菌性后，方可接种至培养基。

六、无菌检验的基本方法

（一）一般药品的无菌试验

一般药品主要指的是非抗菌剂、无防腐剂及非油剂药物，这类药品无菌检验通常采用直接接种法。注射液、供角膜创伤及手术用的滴眼剂或灭菌溶液，按药典规定量取供试品，混合后可直接加入培养基。供试品为注射用无菌粉末或无菌冻干品，加入无菌水或 0.9％无菌氯化钠溶液，使其溶解成均匀的供试品液，定量接种于培养基中。供试品为无菌外科敷料，取两个包装，以无菌操作拆开包装，于不同部位剪取约 1cm×3cm 的样品，分别接种于培养基中。若供试品为放射性药品，供试品接种量和培养基量均减半。按表 17-6 规定的培养基种类、数量以及培养的温度和时间进行培养，培养后观察结果。

表 17-6　各种培养基种类、数量、培养温度和时间

培养基种类	培养温度/℃	培养时间/d	试验管数/支	阳性对照
需氧培养基	30～35	5	2	2
厌氧培养基	30～35	5	2	2
霉菌培养基	20～25	7	2	2

（二）特殊药品的无菌检查

如果无菌检查中阳性对照管不长菌，则必须进行特殊处理后方可按照一般药品的无菌检查法进行。

1. 油剂药物的无菌试验

因油剂与培养基不混溶，漂浮于培养基表面而影响菌的生长。因此，检验这类药物制剂时，应先在培养基中加入表面活性剂，如吐温 80 等，以帮助药物均匀分布于培养基中，以利于检出微生物。然后将药物定量接种于含表面活性剂的各种培养基中，按表 17-6 的规定进行培养，观察结果。检验时，如果药物黏稠度过大，可用灭菌植物油或灭菌液状石蜡稀释，然后再接种于含表面活性剂的培养基中。

2. 抗菌药物及含防腐剂药物的无菌检验

抗菌药物是指药物由抗菌剂本身或药物制剂中含有部分抗菌剂的药物。因抗菌药、防腐剂能杀死微生物或抑制微生物的生长，所以这两类药物进行无菌检验前必须采用一些方法使抗菌药或防腐剂去除或失效。否则检测结果可出现假阴性，无法确认被检药物是否真正无菌。使被检药物中的抗菌药或防腐剂失效或去除常用的方法有以下几种。

（1）灭活法　在培养基中加入适合的灭活剂，要求灭活剂本身必须对微生物没有毒性；灭活剂与抗菌药物相互作用后的产物对微生物没有毒性；灭活剂的灭活作用必须迅速而完全。如在青霉素的无菌检查时，加入足够使青霉素灭活的无菌青霉素酶溶液，然后再按一般方法进行无菌检查。

（2）微孔滤膜法　采用孔径为 0.22～0.45μm 的微孔滤膜，使药液中的微生物截留在滤膜上，然后在膜滤器中加入无菌生理盐水多次洗涤滤膜，以洗去抗菌物质或防腐剂。再按无菌操作法取下滤膜，分成若干片，分别接种于各种培养基中，按表 17-6 的规定进行培养，观察结果。此法适用范围广，但装置比较复杂，操作较麻烦，需要严格的无菌操作，以免污染外界微生物，影响检验结果。一旦有微生物污染，则检验结果作废。

（3）离子交换树脂法　本法主要应用于一些能在水溶液中呈离子状态的化合物，因而常用于一些碱性水溶性抗生素，如庆大毒素、妥布霉素、阿米卡星等的检验。利用离子交换以除去树脂的交换量，测出抗生素被树脂交换后的残留量。一般应不超过 10μg/ml。在实际应用中所用的树脂量应比理论值多一些，以便使抗生素完全交换。

应用前还需对离子交换树脂进行预处理和灭菌，无菌检验合格后备用。交换方法可采用静止交换法，交换后溶液定量接种在需氧菌、厌氧菌、霉菌生长的培养基中，按表 17-6 的规定培养一定时间，观察结果。

（4）稀释法　在无法采用上述各法时，可采用稀释法。由于药物抗菌必须达到一定的浓度，即必须达到最小抑菌浓度以上。因此，可将药物在培养基中稀释到没有抗菌活性，即最小抑菌浓度以下再进行无菌检验。应用前要先测定被检药物的最小抑菌浓度，然后根据取样量计算出稀释到药物最小抑菌浓度以下所需的培养基量，此量即为培养基的用量。本法常用于新抗生素、酚类、醇类等药物的无菌检验。

七、无菌检验的结果判断

当阳性对照管显浑浊并证实确有菌生长时，阴性对照管呈阴性，可根据观察所得的结果判定：

①需氧菌、厌氧菌及霉菌培养管均为澄清或虽显浑浊但经证明并非有菌生长，均应判定供试品合格；

②需氧菌、厌氧菌及霉菌培养管中任何一管显浑浊并证实确有菌生长，应重新取2倍量供试品，分别依法进行复试；

③需氧菌、厌氧菌、霉菌各管及阳性对照管均无菌生长，可能是供试品中含抗菌物质，应采用合适的灭活方法处理药品后重新检验。

当满足下列至少一个条件时，判试验结果无效：①阴性对照管有菌生长；②供试品管中生长的微生物经鉴定后，确证微生物生长是因无菌试验中所使用的物品和（或）无菌操作技术不当引起的；③对无菌检查试验相关设施的微生物监控数据证明其不符合规定；④对无菌试验过程的回顾，揭示了本操作程序是错误的。

试验若经确认无效，应重试。重试时，重新取同量供试品，依法重试，若无菌生长，判供试品符合规定；若有菌生长，判供试品不符合规定。

第三节　微生物的限度检查

微生物限度检查法系指非规定灭菌制剂及原、辅料受到微生物污染程度的一种检查方法，包括染菌量及控制菌的检查。目前口服及外用药物的微生物学检验主要是微生物限量检验与致病菌的检查。所谓限量检验是指单位质量或体积内微生物的种类和数量需在药典规定允许的种类和数量之下。药品种类、给药途径、医疗目的不同，药典规定的药品染菌数量和种类也不相同。具体的检验项目包括细菌总数测定、霉菌总数测定、控制菌检验（包括大肠埃希菌检验、铜绿假单胞菌检验、金黄色葡萄球菌检验、沙门菌检验、破伤风梭菌检验），以及活螨的检验。判断合格与否的标准是：口服药及外用药中微生物总量须低于规定限量外，并须在口服药物每克或每毫升中不得含有大肠埃希菌、沙门菌；外用药物每克或每毫升中不得含有铜绿假单胞菌、金黄色葡萄球菌和破伤风梭菌；此外均不得含活螨（具体详见附录）。

一、细菌总数的测定

1.目的

细菌总数的测定是检查被检药物在单位质量或体积（每克或每毫升）内所含有的活菌数（实际是需氧菌的活菌数），用以判断药物被细菌污染的程度，是对该药品整个生产过程的卫生学总评价的一个重要依据。

2.方法

细菌总数测定主要采用平皿（板）菌落计数法。取一定量的供试药物，以无菌的生理盐水按比例进行系列稀释（一般为10倍等比稀释），然后分别吸取不同稀释度的稀释液各1ml，置于每一无菌平皿中（每一稀释级做2～3个平皿），再于每一平皿中倾注定量的融化的琼脂培养基混匀，凝固后，37℃培养24～48h，取出后进行菌落计数，报告结果。

3.菌数报告规则

一般宜选取平均平板菌落数在30～300个之间的稀释级，作为菌落数计算依据。

①若有1个稀释级的平均平板菌落数处在30～300个时，将该稀释级的平均平板菌落数乘稀释倍数为报告菌数。

②若有2个稀释级的平均平板菌落数均处在30～300个时，先计算2个稀释级菌落数的比值。

$$比值=\frac{高稀释级的平均平板菌落数×稀释倍数}{低稀释级的平均平板菌落数×稀释倍数}$$

当比值≤2时，以2级菌落数的平均值为报告菌落数；比值＞2时，按低稀释级的平均平板菌落数乘以稀释倍数为报告菌数。

④ 各稀释级的平均平板菌落数均在 300 个以上，按最高的稀释级的平均平板菌落数乘以稀释倍数为报告菌数，或适当增加稀释级，重作测定后报告结果。

⑤ 各稀释级的平均平板菌落数均不足 30 个时，以最低稀释级的平均平板菌落数乘以稀释倍数为报告菌数。

⑥ 如各稀释级平板均无菌落生长，或仅最低稀释级的平均平板菌落数小于 1 个时，则报告菌数为<10 个。

二、霉菌及酵母菌总数的测定

1.目的

霉菌及酵母菌总数测定是检查被检药物在单位质量或体积（每克或每毫升）内所含的活霉菌及酵母菌总数，用以判断药物被真菌污染的程度。

2.方法

霉菌及酵母菌总数测定方法与细菌总数的测定方法基本相同。也采用固体培养基倾注平皿计数法。但培养基采用的是适合霉菌生长的虎红培养基，虎红即四氯四碘荧光素钠盐，能抑制细菌的生长。培养条件为 25～28℃，72h，取出后进行菌落计数，报告结果。

有些霉菌如毛霉、根霉等在固体培养基表面会蔓延生长掩盖其他菌落的计数，在霉菌培养过程中需经常进行观察，菌落形成后，即取出平皿进行计数。

另外，为了避免细菌的干扰，可在培养基中加入适当的抗细菌抗生素，如新霉素、青霉素、链霉素等以控制细菌的生长。

3.菌数报告规则

由于霉菌及酵母菌的菌落较大，所以计数时，应选择菌落在 5～50 个的平板进行计数，否则菌落与菌落连成一片，不易计数。

菌落计数及报告规则参照细菌总数测定。

三、控制菌的检验

（一）大肠埃希菌的检验

大肠埃希菌是人和动物肠道中寄生的正常菌群，当机体抵抗力下降，大肠埃希菌侵入某些器官则成为条件致病菌引起感染。凡由供试品检出大肠埃希菌者，表明该药物已被粪便污染。患者服用后，有被粪便中可能存在的其他肠道病原菌和寄生虫卵感染的危险。因此，大肠埃希菌被列为重要的卫生指标菌，是口服药品的常规必检项目之一。根据规定，口服药品每克或每毫升不得检出大肠埃希菌。取大肠埃希菌［CMCC（B）44102］为对照菌液。

大肠埃希菌的检验程序如下。

1.增菌培养和初步鉴定

由于大肠埃希菌是革兰阴性菌，增菌培养可选用胆盐乳糖（BL）培养基，其中的胆盐（或去氧胆酸钠）具有抑制革兰阳性细菌生长的作用，培养 18～24h 后接种到 MUG 培养基上培养，此培养基中含有的 4-甲基伞形酮葡糖苷酸（4-Methylumbellifery-β-D-Glucuronide，MUG），能被大肠埃希菌含有的 β-葡糖苷酸酶（β-GUD）分解，产生荧光。由于荧光反应的敏感度较颜色反应强千万倍，易被观察。将以上各种试管培养一段时间后，置 365nm 紫外线下观察，有荧光，MUG 阳性；无荧光，MUG 阴性。然后加数滴靛基质试液（Indole）于 MUG 管内，液面呈玫瑰红色为阳性，呈试剂本色者为阴性。同时做阳性对照和阴性对照试验。

当阴性对照呈阴性，阳性对照正常生长，供试液胆盐乳糖培养基培养液澄明，并证明无菌生长，判未检出大肠埃希菌；供试液 MUG 阳性，靛基质阳性，判检出大肠埃希菌；MUG 阴性，靛基质阴性，判未检验出大肠埃希菌。

如果 MUG 阳性、靛基质阴性或 MUG 阴性、靛基质阳性时，均应进行以下的分离培养。

2.分离培养

以接种环醮取 BL 增菌培养液划线于含乳糖的鉴别培养基（麦康凯培养基或曙红亚甲蓝培养基）来分离大肠埃希菌和肠道病原菌。麦康凯培养基（MacC）内含有胆盐、乳糖和中性红指示剂。大肠埃希菌分解乳糖使中性红指示剂呈红色，典型的菌落呈鲜艳的桃红或粉红色。在曙红亚甲蓝（EMB）平板上，大肠埃希菌分解乳糖产酸，使曙红与亚甲蓝结合而呈紫色，典型菌落呈紫黑色，圆形，边缘整齐，表面光滑湿润，常有金属光泽。而其他病原性肠道菌在这些鉴别培养基上不分解乳糖，形成淡红色或无色菌落，故可将大肠埃希菌和其他肠道菌区别开来。

3. 染色镜检

挑取可疑菌落做革兰染色、镜检，大肠埃希菌为革兰阴性短杆菌。

4. 生化反应

挑取可疑菌落做 IMViC 试验，包括靛基质试验（I），甲基红试验（M），VP 试验（Vi）和枸橼酸盐利用试验（C）试验。目的在于区别大肠埃希菌和产气杆菌。因为产气杆菌广泛存在于自然界，无卫生学意义，但其状态、培养特征与大肠埃希菌极其相似，因此必须通过一些生化反应把两者区别开来。结果判断见表 17-7。

表 17-7　大肠埃希菌检查结果判断

MUG-I	曙红亚甲蓝琼脂	IMViC	结　果
＋＋			检出大肠埃希菌
－－			未检出大肠埃希菌
＋－	无菌生长		未检出大肠埃希菌
＋－	无菌生长	－＋－－①	检出大肠埃希菌③
－＋	有菌生长	＋＋－－②	检出大肠埃希菌③

①、②如①出现＋＋－－或②出现－＋－－，均应重新分离菌株，再作 MUG-I 和 IMViC 试验。
③ 革兰阴性杆菌。

（二）沙门菌的检查

沙门菌主要寄生在人体和动物的肠道内，可随粪便的排泄污染水源、食品和药品，能引起人类疾病如伤寒、副伤寒、急性肠胃炎及败血症等。带有此类细菌的人和动物常可直接或间接污染药物的生产环境、工具设备和原辅料以及半成品、成品等，特别是动物脏器制成的药品，污染概率较高，影响患者用药安全。所以规定以动物来源的药物、生物脏器制品除不得检出大肠埃希菌外，同时不得检出沙门菌。

沙门菌的检验程序如下。

1. 增菌培养

用四硫磺酸钠亮绿培养基（TTB），置 $36℃±1℃$，培养 18～24h。

2. 分离培养和初步鉴别

常用乳糖指示系统，沙门菌不分解乳糖，菌落一般为无色或微带培养基浅色，半透明，菌落中等大小，光滑、湿润；大肠埃希菌分解乳糖产酸，使胆盐呈胆酸，析出沉淀且与中性红结合，菌落呈红色。由于多数沙门菌产生 H_2S，在含 H_2S 指示系统如枸橼酸铁的培养基上，菌落中心或整个菌落呈黑褐色；在胆盐硫乳琼脂（DHL）平板上产生的 H_2S 比在沙门、志贺菌属琼脂（SS）平板上明显。故将上述培养物接种在胆盐硫乳琼脂（或沙门氏、志贺菌属琼脂）培养基和麦康凯琼脂或曙红亚甲蓝琼脂培养基平板上培养 18～24h，观察菌落特征。沙门菌的菌落特征见表 17-8。

表 17-8　沙门菌菌落形态特征

培养基	菌落特征
胆盐硫乳琼脂（DHL）	无色至浅橙色，半透明，菌落中心带黑色或全部黑色或无黑色
沙门、志贺菌属琼脂（SS）	无色至淡红色，半透明或不透明，菌落中心有时带黑褐色
曙红亚甲蓝琼脂（EMB）	无色至浅橙色，透明或半透明，光滑湿润的圆形菌落
麦康凯琼脂（MacC）	无色至浅橙色，透明或半透明，菌落中心有时为暗色

如供试品平板生长的菌落特征有与表 17-8 所列菌落形态特征相符或疑似者，均应挑选 2～3 个菌落分别接种于三糖铁（triple sugar iron，TSI）琼脂培养基斜面上，该培养基含三种糖：乳糖、葡萄糖、蔗糖及酚红指示剂和硫酸亚铁化合物。沙门菌只利用含量低的葡萄糖，在上部斜面需氧分解产生的 CO_2 很快逸出，不显酸性，只有底部葡萄糖厌氧分解而显黄色。通常必须在 18～24h 观察结果。此外，沙门菌产生 H_2S，可与 TSI 培养基中的硫酸亚铁化合物形成黑色硫化亚铁。

培养 18～24h 后，阳性对照的斜面应为红色，底层为黄色，硫化氢阳性；而供试品的疑似菌斜面未见红色、底层未见黄色，可判为未检出沙门菌。否则，应继续做以下试验。

3. 染色镜检

应为革兰阴性无芽孢短杆菌。

4. 生化反应

（1）靛基质试验　同大肠埃希菌项下操作并判断结果。

（2）脲酶试验　取可疑菌斜面培养物接种于脲琼脂培养基斜面。沙门菌不产生脲酶，故可借脲酶试验与非致病菌区别。试验原理是产生脲酶的细菌能分解培养基中的尿素形成大量的氨，使培养基 pH 上升，酚红指示剂呈红色为阳性。

（3）氰化钾试验　氰化钾能抑制某些细菌的细胞色素氧化酶和辅基系统，因而抑制细菌呼吸而死亡。沙门菌氰化钾试验应为阴性。

（4）赖氨酸脱羧酶试验　赖氨酸脱羧酶阳性反应呈紫色或紫红色，阴性呈黄色。因赖氨酸脱羧生产胺类和二氧化碳，使 pH 上升，混合指示剂呈紫色或紫红色。沙门菌此试验阳性。

（5）动力试验　穿刺接种于半固体营养琼脂培养基中，沙门菌有鞭毛能运动。

5. 血清凝集试验

用可疑菌作为抗原，沙门菌 A～F"O"多价血清作为抗体进行玻片凝集反应，并以生理盐水做对照试验。试验测出凝集现象表明可能是沙门菌；若凝集试验为阴性，则可将菌液于 100℃ 水浴保温 30min 后再做凝集反应，结合生化反应结果判定（表 17-9）。

表 17-9　沙门菌检查结果判定

序号	血清凝集试验(A～F"O"血清)			生化试验	结　果
	凝集反应	100℃、30min 凝集反应	0.9%氯化钠溶液对照		
1	阳性	阳性	阴性	符合	检出沙门菌
2	阴性	阴性	阴性	符合	检出沙门菌
3	阴性	阳性	阴性	不符合	未检出沙门菌

（三）铜绿假单胞菌的检查

铜绿假单胞菌是革兰阴性无芽孢杆菌，可产生绿色水溶性色素，使菌落及培养基表面呈灰绿色（故又名绿脓杆菌）。铜绿假单胞菌是条件致病菌，它是假单胞菌中唯一能使人类致病的细菌。在大面积烧伤、烫伤、眼科疾病和其他外伤方面，常因继发感染铜绿假单菌使病情加重，引起伤口化脓、菌血症、败血症、眼角膜溃疡，甚至失明，损害病人健康。因此，一般外用药和眼科制剂规定不得检出铜绿单胞菌。

铜绿假单胞菌的检验程序如下。

1. 增菌培养

将被检药物接种在胆盐乳糖培养基中，在 37℃ 培养 18～24h 进行增菌。

2. 分离培养

将上述增菌液薄层菌膜，划线涂抹在十六烷三甲基溴化氨（或明胶十六烷三甲基溴化铵）琼脂平板上，在 37℃ 培养 18～24h。在此培养基上铜绿假单胞菌形成绿色或淡绿色带荧光的菌落，但有时可形成不带色素而表面扁平湿润、边缘不整齐的非典型菌落。

挑取疑似铜绿假单胞菌的菌落，接种在营养琼脂斜面上进行纯培养，做进一步的检验。

3. 染色镜检

为革兰阴性无芽孢杆菌。

4. 生化反应

（1）氧化酶试验　将疑似铜绿假单胞菌的菌苔涂抹在滤纸上，在菌苔上滴加新配制的 1‰ 二甲基对苯二胺盐酸盐试液，在 30s 内呈粉红色，并变为紫红色时，即为氧化酶试验阳性。少数其他革兰阴性菌也能呈现颜色反应，但反应速度慢。

如证实为非革兰阴性无芽孢杆菌或氧化酶试验阴性，均可判为未检出铜绿假单胞菌。否则，应进行绿脓菌素试验。

（2）绿脓菌素试验　绿脓菌素是重要的鉴定指标，因只有铜绿假单胞菌产生绿脓菌素，它可溶于氯仿呈蓝绿色。如转移至盐酸溶液中呈粉红色，即为阳性。绿脓菌素阴性的培养物，应继续做以下试验。

（3）硝酸盐还原产气试验　铜绿假单胞菌能还原硝酸盐成亚硝酸盐，遇萘胺和氨基苯磺酸生成偶氮化合物，显红色；亚硝酸盐继续分解产生氮气，使小倒管出现气泡为阳性。

（4）42℃ 生长试验和明胶液化试验

最后结果判断，当为革兰阴性杆菌、氧化酶阳性，如果绿脓菌素试验阳性，即可报告检出铜绿假单胞菌；如绿脓菌素试验阴性，则硝酸盐还原试验、42℃ 生长试验及明胶液化试验均为阳性时，才可报告检出铜绿假单胞菌。

（四）金黄色葡萄球菌的检查

金黄色葡萄球菌分布广，常可污染药品和食品，是葡萄球菌中致病力最强的一种，能引起人体局部化脓，严重者导致败血症。某些菌株产生耐热性的肠胃毒素，加热到 100℃、30min 毒素不被破坏，有的细菌已被杀死，毒素仍然存在，以至引起急性肠胃炎，是人类食物中毒症的常见病原体之一，因此，目前规定凡外用药和眼科制剂不得检出金黄色葡萄球菌。

金黄色葡萄球菌的检验程序如下。

1. 增菌培养

接种亚碲酸钠肉汤（或营养肉汤）培养基，亚碲酸钠可抑制革兰阴性菌的生长。

2. 分离培养

接种卵黄高盐琼脂平板或甘露醇高盐琼脂平板。卵黄高盐琼脂和甘露醇高盐琼脂均含高浓度氯化钠，能抑制革兰阴性菌生长。培养 18～24h，供试菌在培养基上无菌落生长，或有菌落但不同于表 17-10 所列特征，可判断未检出金黄色葡萄球菌。

表 17-10　金黄色葡萄球菌菌落特征

培　养　基	菌　落　特　征
卵黄高盐琼脂培养基	金黄色,圆形凸起,边缘整齐,外围有磷脂酰胆碱分解的乳浊圈,菌落直径 1～2mm
甘露醇高盐琼脂培养基	金黄色,圆形凸起,边缘整齐,黄色环,菌落直径 0.7～1mm

如有可疑菌落，应挑选 2～3 个菌落分别接种于营养琼脂斜面上，培养 18～24h，取培养物革兰染色，并做血浆凝固酶试验。

3. 血浆凝固酶试验

金黄色葡萄球菌是致病菌，产生血浆凝固酶可使兔和人血浆凝固，是鉴别金黄色葡萄球菌有无致病性的重要指标。用玻片法和试管法测定，出现团块或颗粒状凝块为阳性。

（五）破伤风梭菌的检查

破伤风梭菌广泛分布于泥土和人畜粪便中。以根、茎类植物为原料的药品，常可受到污染。本菌属于专性厌氧芽孢杆菌。有芽孢，抵抗力特别强。当机体受创伤或新生儿接生时用不洁用具剪割脐带时，破伤风梭菌可侵入伤口生长繁殖，产生毒性强的外毒素，选择性地作用于神经系统引起破伤风特有的痉挛、抽搐症状。因此，创伤、溃疡、止血、深部组织及阴道用含原药材粉的制剂，不得检出破伤风梭菌。

破伤风梭菌的检验程序如下。

1.增菌培养

将待检药物加入到葡萄糖疱肉培养基中，在 75～80℃加热 20min，以杀死不带芽孢的细菌。再置于厌氧条件下（厌氧培养箱、厌氧罐、厌氧袋），35～37℃培养 3～5d，进行观察。如有厌氧菌生长，可产生气泡，消化碎肉并变黑，有特殊臭味。

2.分离培养

将上述可疑培养物划线接种在血琼脂平板上，在厌氧条件下进行培养。破伤风梭菌在此平板上形成的菌落常呈云雾状蔓延或细小、中心略突、边缘有细微样延展状态，周围有 β 溶血环。将可疑菌落再接种到葡萄糖疱肉培养基中进行纯培养。

3.革兰染色镜检

应为革兰阳性杆菌，一般培养 24～48h 产生芽孢，带芽孢的菌体呈鼓槌状。有周鞭毛，能运动，不形成荚膜。培养 72h 后，菌体自溶仅存芽孢体，革兰染色多呈阴性。

4.毒力试验

毒力试验用小白鼠进行，在小白鼠后腿内侧肌肉或皮下注射 0.3～0.5ml（培养物），6h 后开始观察发病症状，如至 48h 无发病症状，即认为毒力试验阴性。

为证实小白鼠是由破伤风梭菌外毒素引起的破伤风症状，应同时做破伤风抗毒素保护试验。取稀释后的破伤风抗毒素 0.3～0.5ml 和供试品增菌液 0.3～0.5ml 同时给小白鼠注射或先注射抗毒素，半小时后注射增菌液。如小白鼠无发病症状，可确认被检药品中检出的是破伤风梭菌。

四、活螨的检查

螨（mites）是一种小型的节肢动物，可污染药物制剂，使之变质失效，并可直接危害人类健康，传染疾病，引起皮炎、过敏性疾患或消化道和泌尿道和呼吸系统疾病。

活螨现在不是每种制剂都规定要检查的对象，根据螨的生活特性，对一些含糖的剂型，如密丸、糖浆、合剂等应重点检查活螨。螨不列在剂型项内而以说明提出，即不作为常规检查，如有检出，以作不合格处理的依据。

活螨的检查方法一般有：直检法、漂浮法和分离法三种。

1.直检法

取供试品先用肉眼观察，有无疑似活螨的白点或其他颜色的点状物，再用 5～10 倍放大镜或双筒显微镜检视，有螨者，用解剖针或发丝针或小毛笔挑取活螨，放在滴有 1 滴甘油水的载玻片上，置显微镜下观察。

2.漂浮法

将供试品放在盛有饱和食盐水的三角瓶、扁称量瓶或适宜的容器内搅拌均匀，继续加饱和盐水至瓶中（为防止溢出，下部宜放一培养皿），用载玻片蘸取水面上的漂浮物，置于显微镜下检查。

3.分离法

分离法也称烤螨法。将供试品放在特制的分离漏斗或者普通的漏斗里，利用活螨避光、怕热的习性，在漏斗的广口上面放一个 60～100W 的灯泡，距离药品约 6cm 左右照射 1～2h，活螨可沿着漏斗内的底部细颈内部向下爬，可用小烧杯内装半杯甘油水于细颈处收集爬出来的活螨。

（叶丹玲）

附录一 《中华人民共和国药典》(2005年版)(一部)中的药品微生物限度标准

非无菌药品的微生物限度标准是基于药品的给药途径、对患者健康潜在的危害以及中药的特殊性而制订的。药品的生产、贮存、销售及新药标准制订、进口药品标准复核、考察药品质量、仲裁及辅料等检验中，除另有规定外，其微生物限度均以本标准为依据。

1 制剂通则、品种各论中要求无菌的制剂及标示无菌的制剂 应符合无菌检查法规定。

2 口服给药制剂

2.1 不含药材原粉的制剂

细菌数：每1g不得过1000个，每1ml不得过100个。

霉菌数及酵母菌数：每1g或1ml不得过100个。

大肠埃希菌：每1g或1ml不得检出。

2.2 含药材原粉的制剂

细菌数：每1g不得过10000个（丸剂每1g不得过30000个），每1ml不得过500个。

霉菌数及酵母菌数：每1g或1ml不得过100个。

大肠埃希菌：每1g或1ml不得检出。

大肠菌群：每1g应少于100个，每1ml应少于10个。

2.3 含豆豉、神曲等发酵成分的制剂

细菌数：每1g不得过10000个，每1ml不得过1000个。

霉菌数及酵母菌数：每1g或1ml不得过500个。

大肠埃希菌：每1g或1ml不得检出。

大肠菌群：每1g应少于100个，每1ml应少于10个。

3 局部给药制剂

3.1 用于手术、烧伤及严重创伤的局部给药制剂 应符合无菌检查法规定。

3.2 用于表皮或黏膜不完整的含药材原粉的局部给药制剂

细菌数：每1g或10cm^{2}不得过1000个，每1ml不得过100个。

霉菌数及酵母菌数：每1g、1ml或10cm^{2}不得过100个。

金黄色葡萄球菌、铜绿假单胞菌：每1g、1ml或10cm^{2}不得检出。

3.3 用于表皮或黏膜完整的含药材原粉的局部给药制剂

细菌数：每1g或10cm^{2}不得过10000个，每1ml不得过100个。

霉菌数及酵母菌数：每1g、1ml或10cm^{2}不得过100个。

金黄色葡萄球菌、铜绿假单胞菌：每1g、1ml或10cm^{2}不得检出。

3.4 眼部给药制剂

细菌数：每1g或每1ml不得过10个。

霉菌数及酵母菌数：每1g或每1ml不得检出。

金黄色葡萄球菌、铜绿假单胞菌、大肠埃希菌：每1g或每1ml不得检出。

3.5 耳、鼻及呼吸道吸入给药制剂

细菌数：每1g、1ml或10cm^{2}不得过100个。

霉菌数及酵母菌数：每1g、1ml或10cm^{2}不得过10个。

金黄色葡萄球菌、铜绿假单胞菌：每1g、1ml或10cm^{2}不得检出。

大肠埃希菌：鼻及呼吸道给药的制剂：每1g、1ml或10cm^{2}不得检出。

3.6 阴道、尿道给药的制剂

细菌数：每 1g 或 1ml 不得过 100 个。

霉菌数及酵母菌数：每 1g 或 1ml 不得过 10 个。

金黄色葡萄球菌、铜绿假单胞菌、梭菌：每 1g 或 1ml 不得检出。

3.7 直肠给药制剂

细菌数：每 1g 或 1ml 不得过 100 个。

霉菌数及酵母菌数：每 1g 或 1ml 不得过 100 个。

金黄色葡萄球菌、铜绿假单胞菌、大肠埃希菌：每 1g 或 1ml 不得检出。

3.8 其他局部给药制剂

细菌数：每 1g、1ml 或 10cm^2 不得过 100 个。

霉菌数及酵母菌数：每 1g、1ml 或 10cm^2 不得过 100 个。

金黄色葡萄球菌、铜绿假单胞菌：每 1g、1ml 或 10cm^2 不得检出。

4 含动物组织（包括提取物）及动物类原药材粉（蜂蜜、王浆、动物角、阿胶除外）的口服给药制剂 每 10g 或 10ml 不得检出沙门菌。

5 有兼用途径的制剂 应符合各给药途径的标准。

6 霉变、长螨者 以不合格论。

7 中药提取物及辅料 参照相应制剂的微生物限度标准执行。

附录二　《中华人民共和国药典》（2005年版）（二部）中的药品微生物限度标准

非无菌药品的微生物限度标准是基于药品的给药途径、对患者健康潜在的以及中药的特殊性而制订的。药品的生产、贮存、销售及新药标准制订、进口药品标准复核、考察药品质量、仲裁及辅料等检验中，除另有规定外，其微生物限度均以本标准为依据。

1　制剂通则、品种各论中要求无菌的制剂及标示无菌的制剂　应符合无菌检查法规定。

2　口服给药制剂

细菌数：每1g不得过1000个，每1ml不得过100个。

霉菌数及酵母菌数：每1g或1ml不得过100个。

大肠埃希菌：每1g或1ml不得检出。

3　局部给药制剂

3.1　用于手术、烧伤及严重创伤的局部给药制剂　应符合无菌检查法规定。

3.2　眼部给药制剂

细菌数：每1g或每1ml不得过10个。

霉菌数及酵母菌数：每1g或每1ml不得检出。

金黄色葡萄球菌、铜绿假单胞菌、大肠埃希菌：每1g或每1ml不得检出。

3.3　耳、鼻及呼吸道吸入给药制剂

细菌数：每1g、1ml或10cm^{2}不得过100个。

霉菌数及酵母菌数：每1g、1ml或10cm^{2}不得过10个。

金黄色葡萄球菌、铜绿假单胞菌：每1g、1ml或10cm^{2}不得检出。

大肠埃希菌：鼻及呼吸道给药的制剂：每1g、1ml或10cm^{2}不得检出。

3.4　阴道、尿道给药的制剂

细菌数：每1g或1ml不得过100个。

霉菌数及酵母菌数：每1g或1ml不得过10个。

金黄色葡萄球菌、铜绿假单胞菌：每1g或1ml不得检出。

3.5　直肠给药制剂

细菌数：每1g或1ml不得过1000个，每1ml不得过100个。

霉菌数及酵母菌数：每1g或1ml不得过100个。

金黄色葡萄球菌、铜绿假单胞菌：每1g或1ml不得检出。

3.6　其他局部给药制剂

细菌数：每1g、1ml或10cm^{2}不得过100个。

霉菌数及酵母菌数：每1g、1ml或10cm^{2}不得过100个。

金黄色葡萄球菌、铜绿假单胞菌：每1g、1ml或10cm^{2}不得检出。

4　含动物组织（包括提取物）的口服给药制剂　每10g或10ml不得检出沙门菌。

5　有兼用途径的制剂　应符合各给药途径的标准。

6　霉变、长螨者　以不合格论。

7　原料及辅料　参照相应制剂的微生物限度标准执行。

参 考 文 献

[1] 沈关心. 微生物学与免疫学 [M]. 第 5 版. 北京：人民卫生出版社，2006.
[2] 邵传森，周丽萍. 医学免疫学 [M]. 杭州：浙江大学出版社，2003.
[3] P. M. 利迪亚德等著. 免疫学 [M]. 林慰慈等译. 北京：科学出版社，2001.
[4] 高晓明. 医学免疫学基础 [M]. 北京：北京医科大学出版社，2001.
[5] 刘晶星. 医学微生物学与免疫学 [M]. 北京：人民卫生出版社，2002.
[6] 龙振洲. 医学免疫学 [M]. 第 2 版. 北京：人民卫生出版社，1996.
[7] [德] 吕特曼著. 免疫学 [M]. 北京：科学出版社，2007.
[8] 李明丞. 微生物学与免疫学 [M]. 第 4 版. 北京：人民卫生出版社，2000.
[9] 查永喜. 微生物学与基础免疫学 [M]. 南京：东南大学出版社，2002.
[10] 陈慰峰. 医学免疫学 [M]. 北京：人民卫生出版社. 2006.
[11] 李明远. 微生物与免疫学 [M]. 北京：人民卫生出版社，2000.
[12] 杨贵贞. 医学免疫学 [M]. 第 2 版. 长春：吉林科学技术出版社，1997.
[13] 陆德源. 现代免疫学 [M]. 上海：上海科学技术出版社，1995.
[14] 何球藻，吴厚生. 医学免疫学 [M]. 上海：上海医科大学出版社，1998.
[15] 毕爱华. 免疫学 [M]. 北京：人民军医出版社，1996.
[16] 杨苏声，周俊初. 微生物生物学 [M]. 北京：科学出版社，2004.
[17] 蔡凤. 微生物学 [M]. 北京：科学出版社，2004.
[18] 韦革宏，王卫卫. 微生物学 [M]. 北京：科学出版社，2008.
[19] 张青，葛菁萍. 微生物学 [M]. 北京：科学出版社，2004.
[20] 闵航. 微生物学 [M]. 杭州：浙江大学出版社，2004.
[21] 唐珊熙. 微生物学 [M]. 北京：中国医药科技出版社，2004.
[22] 沈萍，陈向东. 微生物学 [M]. 第 2 版. 北京：高等教育出版社，2006.
[23] 周德庆. 微生物学教程 [M]. 第 2 版. 北京：高等教育出版社，2002.
[24] 张培强. 微生物学 [M]. 郑州：河南大学出版社，2004.
[25] 钱海伦. 微生物学 [M]. 北京：中国医药科技出版社，2000.
[26] 杨黎青. 免疫学基础与病原生物学 [M]. 第 2 版. 北京：中国中医药出版社，2007.
[27] 陆德源. 医学微生物学 [M]. 第 5 版. 北京：人民卫生出版社，2001.
[28] 钱利生. 医学微生物学 [M]. 第 2 版. 上海：复旦大学出版社，2003.
[29] J. Nicklin，K. Graeme-Cook，T. Paget & R. Killington 著. 微生物学 [M]. 林稚兰等译. 北京：科学
      出版社，2005.
[30] [美] I. E. 阿喀莫著. 微生物学 [M]. 林稚兰等译. 北京：科学出版社，2002.
[31] 邢来君，李明春. 普通真菌学 [M]. 北京：高等教育出版社，2001.
[32] 崔涛. 细菌遗传学 [M]. 合肥：中国科学技术大学出版社，1991.
[33] 张文治. 微生物学 [M]. 北京：高等教育出版社，2005.
[34] 戴芳澜. 真菌的形态与分类 [M]. 北京：科学出版社，1987.
[35] 李玉. 药用菌物学 [M]. 长春：吉林科学技术出版社，1996.
[36] 廖万清，吴绍熙. 病原真菌生物学研究与应用 [M]. 北京：化学工业出版社，2006.
[37] 盛祖嘉. 微生物遗传学 [M]. 第 3 版. 北京：科学出版社，2007.